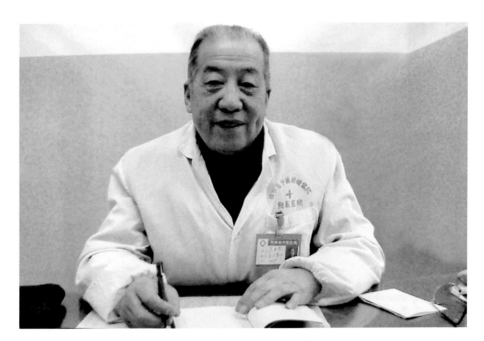

陕西省名中医苏亚秦

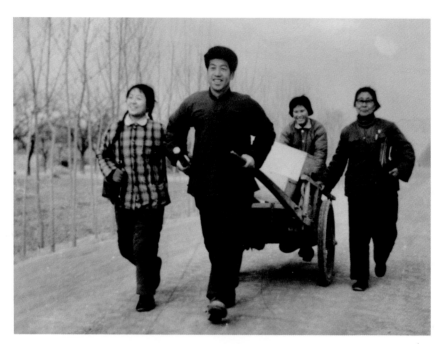

在基层工作期间拉车送医疗器械药品上门

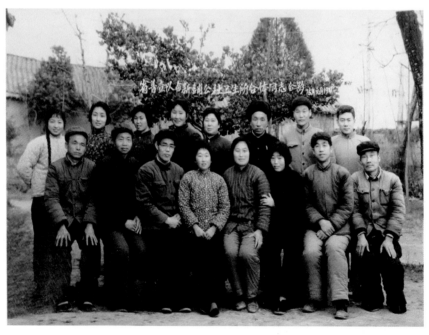

1975年汉中地区宫颈癌普查时与当地卫生站同志合影(前排右二)

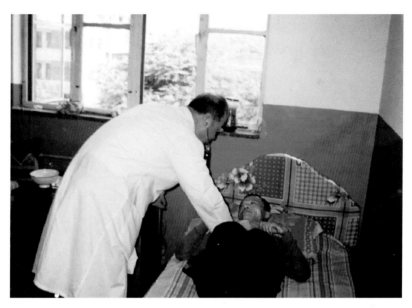

临床详查患者

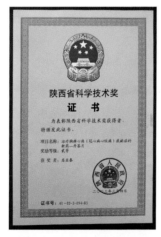
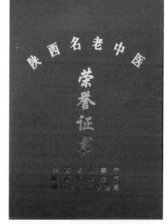
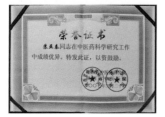
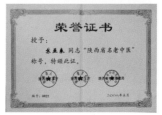

获奖证书

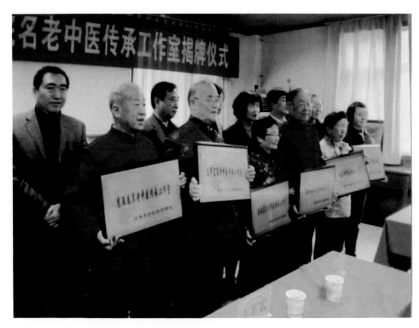

陕西省名老中医传承工作室揭牌仪式

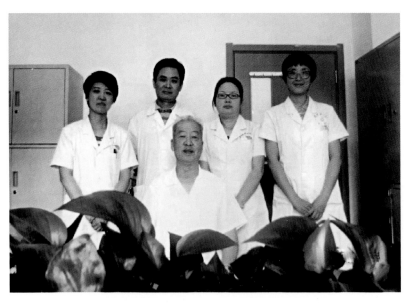

苏亚秦名老中医传承工作室成员合影

（左起：高安、张笑峥、张军茹、艾颖娜）

"十四五"时期国家重点出版物出版专项规划项目

陕西省名中医学术经验集

苏亚秦名中医学术经验集

◎ 艾颖娜 主编

陕西新华出版传媒集团
陕西科学技术出版社
Shaanxi Science and Technology Press
—— 西安

图书在版编目(CIP)数据

苏亚秦名中医学术经验集／艾颖娜主编. — 西安：
陕西科学技术出版社，2022.12
(陕西省名中医学术经验集)
ISBN 978-7-5369-8567-4

Ⅰ. ①苏… Ⅱ. ①艾… Ⅲ. ①中医临床-经验-中国
-现代 Ⅳ. ①R249.7

中国版本图书馆 CIP 数据核字(2022)第 181588 号

陕西省名中医学术经验集·苏亚琴名中医学术经验集
SHAANXISHENG MINGZHONGYI XUESHU JINGYANJI SUYAQIN MINGZHONGYI XUESHU JINGYANJI

艾颖娜 主编

责任编辑	马 莹 耿 奕
封面设计	朵云文化

出 版 者 陕西新华出版传媒集团 陕西科学技术出版社
西安市曲江新区登高路 1388 号 陕西新华出版传媒产业大厦 B 座
电话 (029)81205187 传真 (029) 81205155 邮编 710061
http：//www. snstp. com

发 行 者 陕西新华出版传媒集团 陕西科学技术出版社
电话(029)81205180 81206809

印 刷 中煤地西安地图制印有限公司
规 格 787mm×1092mm 16 开
印 张 17.25 插页 4
字 数 248 千字
版 次 2022 年 12 月第 1 版
2022 年 12 月第 1 次印刷
书 号 ISBN 978-7-5369-8567-4
定 价 76.00 元

序一

《陕西省名中医学术经验集》丛书几经绸缪，即将面世。这是陕西中医界的一桩盛事，也是全省中医药界的骄傲。

陕西是中医药的重要发祥地，素有"秦地无闲草""自古多名医"之美誉。传说中的神农氏和他的族人早先就生活在姜水（今陕西岐水）流域，关中的高天厚土养育了他们，孕育了医学，也推动了《神农本草经》的问世。春秋时期秦国著名医家医缓、医和先后入晋为晋国国君治病，反映了当时秦地医学较其他地区的明显优势。汉代的楼护、韩康，隋唐的孙思邈、王焘，宋代的石泰，明代的王履、武之望以及清代的小儿痘疹专家刘企向等，是陕西中医药的集大成者，为祖国中医药学的进步和发展做出了重要贡献。

中华人民共和国成立后，在毛主席"中国医药学是一个伟大的宝库，应当努力发掘，加以提高"精神的指引下，中医药学进入了日新月异的发展时代，不仅为人民群众提供了方便的中医药诊治途径，也更大幅提升了其理论和技术水平。近年来，习近平总书记对中医药发展做出一系列重要指示，强调"中医药是中华民族的瑰宝，一定要保护好、发掘好、发展好、传承好"，要"遵循中医药发展规律，传承精华，守正创新"。

我省中医药事业在省委省政府的坚强领导下迅速发展，服务体系不断健全、服务能力不断提高，为人民群众"看中医""用中药"提供了更多的途径。

相对于现代医学，中医是很讲究"名医"的，名医绝大多数是德艺双馨的，也是经验丰富的。在临床实践中，"经验"极其关键。在中医领域，几乎所有的经验都是临床积累，或是世代传承而来的。

中医药学是必然要向前发展的,新的技术方法也是会不断融合进来的,但中医大约永远都不会离开"经验"。传承精华、守正创新,这是新时代中医药发展的核心与关键。

此前,陕西省中医药管理局曾先后出版过 6 辑《陕西省名老中医经验荟萃》,不仅医生需要,患者也很是欢迎,这些书籍为中医药传承发展起到了重大作用。为进一步挖掘、整理、继承名中医的学术经验,提高全省中医药学术水平,他们开展新一轮《陕西省名中医学术经验集》丛书的编纂工作,这其中既有郭诚杰、杨震等国医大师,又有姚树锦、全俐功等一批陕西省名老中医,涉及中医内科、外科、针灸等多个专业,覆盖面广,专业水平高。希望通过《陕西省名中医学术经验集》丛书将名老中医的经验传承下去,并为年轻的中医人提高医术提供更多的机缘。更重要的是,通过这种代代相传的模式来不断延续中医的"经验",必将为中医药学术理论的研究打开新的思路,使中医药学在发展中不断地提升,并造福于万万千千的群众。

《陕西省名中医学术经验集》丛书编委会

2022 年 6 月

序二

拿到《陕西省名中医学术经验集·苏亚秦名中医学术经验集》书稿后,我非常高兴。本书对陕西省中医医院主任医师苏亚秦先生60余年来的医学思想与临床实践做了较为全面的总结,这对中国中医学界来说无疑是一件很有意义的事情。我认真地通读了这部书稿,感觉内容丰富、逻辑严密、研究方法得当,对苏老师的医学思想的提炼与总结是准确到位的,尤其对苏老师医学思想的形成过程通过多种方式予以全面展现,对现在的青年医生职业道路的发展具有重要的参考与借鉴意义,弥足珍贵。我认为这些正是本书最大的现实价值。苏老师是我的前辈,自从我进入陕西省中医医院工作后就认识了,对他的人品、医品、医学思想和诊疗技术,我是非常钦佩的。在长期的共同工作和彼此交往中,我认为苏老师有3个方面的优秀品质尤其值得医学界同仁,特别是年轻医师们学习。

其一是立大医之志,治病救人。古语说得好:"志不强者智不达。"一个人要成就一番事业,必先树立远大的志向。苏老师这一代人出生于20世纪30年代,那时候国弱民贫,社会动荡,医学人才少,医疗条件极差,人民生活水平和生存状况非常恶劣。苏老师与同时代的大多数人一样,在这样的状况下度过了童年和青少年时期,有过"求医之难,永世难忘"的深切体会。正是在这样的困苦环境下,他从小就立志做一名能解救群众病患痛苦的好医生。他秉持这样的朴素观念,坚定地选择了学医的人生之路,并随着其后的求学历程和临床实践,愈来愈坚定当初的志向。几十年如一日,他不避艰难险阻,以满腔热情投入伟大的救死扶伤事业中。他的经历充分说明,只有坚定志向,一个人才能在专业道路上不断发展,最终为社会做出贡献。

其二是习名医之技,精益求精。"医之为道,非精不能明其理,非博不能至其约"。不断学习、终身学习是苏老师最可贵的职业追求和品质。医学是不断发展变化的学科，须臾离不开继续学习、钻研和创新。苏老师非常自觉地做到了这一点。他从西医起家，又专研中医，在多个地方学习过、对多个病种研究过，将其仁心赋予仁术之中。深入开展临床实践和理论研究，是苏老师走上名医道路的法宝和动力。他早年对克山病、肺病、肿瘤等疾病都进行过专门的研究与实践，最终他将研究重点聚焦于心病，至今已40余年。他紧追学科前沿，注重调查研究，遵循实事求是的原则，经常对患者施以针对性治疗，取得上佳疗效。他先后参与了多项流行病学、中草药单味及复方研究工作并产生了积极的影响。他谦虚好学，团结同志，为人诚恳，淡泊名利，不管在什么地方、什么岗位上，大家对他的评价都是一致的，都认为他是一个以医学为生命的、纯粹的医者。这一点也是他取得众多成绩的最重要的基础。

其三是开拓中医学之路，老而弥坚。在长期的医疗实践中，苏老师逐渐形成了紧密围绕临床实践、以提高疗效为出发点和落脚点的诊疗风格和学术观点。例如：他主张的"以通为顺，以活为法，以变为治"，即在心系疾病的治疗上要遵循"血气流通为贵"，血脉通则心气旺，活血化瘀为要，且兼顾脑力体力活动，是为活法。在辨证施治的基础上，要依据患者实际情况的变化而变通，甚至药物的煎服法也要调变。例如：在心衰患者的治疗过程中，因胃肠道瘀血服用汤药时感脘腹胀满欲呕，此时可浓煎药汁，先嘱患者舔服，待病情稍好后改为频服。"通、活、变"是围绕心病的中医临床治疗方法，真可谓医家三昧。再如：他提出"以脑髓为脏、三焦为腑的六脏六腑说"，从"脑为髓之海，脑为诸神之会"理念出发，思考脑髓具有"藏而不泻，实而不满"的脏之特点，故归脑髓属脏，以配三焦为腑而成六脏六腑说。

此外，苏老师对舌诊、孙络脉系、母子方等中医诊治心病的适宜方法都有深入的理论与实践研究。早在20世纪70年代末期，苏老师就在临床实践中发现且研究了舌下静脉瘀血与心血管疾病诊治的相关性,并于1984年10月撰写《舌脉初探》一文,详细探讨了舌下静脉的分度及其病理变化。苏老师提出了孙络脉系以自律性运动为动力,完成了第二次调节供血,而成为第二循环的学术主张,还指出心络瘀阻证在治疗上不仅要活血化瘀,而且需重视祛瘀通络,以促进微循环的改善和侧支循环的建立。苏老师善于运用母子方治疗冠心病。他从痰瘀互结的病因,心脉痹阻、气机不畅的病位病机,以及胸闷、胸痛的症状3方面着手,创制了九味冠心灵,并以此作为母方,还根据合并疾病的症状或痰瘀气血的轻重缓急而灵活调用四味子方,如四黄汤、四红汤、补气饮等,临床收效良好。上述这些诊疗思想,大多未以系统的研究论文或论著形式出现,而是以小文章来阐发,具有极大的现实作用。

中国的传统医学发展面临着继承、创新、现代化和国际化等一系列问题。苏老师对此有着深刻的思考和认识。多年来,他勤于收集和研究民间验方,拓展中草药的应用范围,发掘新药,老药新用。例如以泻下为法,自创通腑汤、温下饮等方,攻补兼施,以治疗老年心系疾病合并胃肠腑实证者,并应用于临床诊治,每奏良效。可见,苏老师将继承和创新有机结合,对祖国传统医学的拓展做出了自己的贡献。

党的十九大提出"健康中国战略",中医药事业遇到了历史上最好的机遇。作为一名坚定的中医学工作者,我诚心希望当代中医药工作者,尤其是青年一代,能够继承老一辈医务工作者的优秀品质,不忘医家初心,志存高远,青出于蓝而胜于蓝,为人民健康事业做出中医界独有的贡献。

2022年12月

目 录

第一章　成才之路

第一节　少年立志

　　苏老师出生在 1934 年 12 月的一个寒冷的冬日。他的家乡苏三村位于陕西省咸阳市北塬,北塬古称北邙山,又称毕郢塬。那里原属于黄土高原干旱缺水地区,夏季酷热,冬季严寒,气候条件恶劣,但苏老师的家乡恰巧位于渭河两岸的山谷之中,地势背山面水、山环水抱,是一块风水宝地,周围遍布帝王将相陵墓。东有周代文武成康辈子孙的墓地群;南有汉武帝、霍去病、霍光、汉平帝等陵墓,一字排开,长达 25km 左右;北有唐代墓群,唐太宗李世民、一代女皇武则天等均安葬于此。其间小的峁墓更是不计其数、星罗遍布,故有"东方帝王谷"之美称。

　　那时,家里生活艰苦,而苏老师幼年体弱多病,先后患过麻疹、肺炎、腹泻等疾病。旧社会农村专业医生匮缺,医疗条件极差,由于缺医少药,只能请村内年长的婆婆用掐、刮、推、拿、放血等土法来治疗,幼时有次发热用瓷片割治,至今在上腹部还留有瘢痕。

　　苏老师 7 岁那年,其父生了一场大病,高热不退,昏迷不醒,头大如斗,俗称"大头瘟"。家人不知如何是好,最后决定去请大夫诊治。在旧社会有个不成文的规矩,必须最亲的人去请大夫,而且还要有坐骑(马)前往,目的是图个吉利。苏老师是唯一的儿子,但是因为年龄太小，只好由五叔父陪同前往。去前首先要借全村唯一的一匹马，前一天要给马添草加料，第二天，天黑蒙蒙时就得起来。苏老师回忆当时迷迷糊糊被叫醒，喝了一口水，就跟着五叔父上路了。叔父牵着马让他骑，他不敢骑，就跟着跑，出了村，天上月明星稀，荒郊野外特别寒冷，旷野里经常有狼狐出没。紧赶慢赶走了大约3km，来到方圆十几里都有名的中医王大夫家门口，已有邻村的2家人在等待。叔父拴好马，他们就蹲在墙角下避风处，冷得不行了，就跑一跑、跳一跳，等天亮时，头发和眉毛都挂上了霜花，变成了"白头翁"。直到太阳出来好高了，才听到王大夫的咳嗽吐痰声、哼哼哈欠声，还要喝茶、抽烟、伸懒腰，慢悠悠地才走出大门，查问要请看病人家的村名方向，画路线、看坐骑，每天只能看2~3个病人，幸好那天他们是第一家，王大夫骑上马，后面跟着其他2家。大夫到家后，先不看病，而是被请到一个安静处，要有一个能说会道的人陪伴，吸大烟，然后安排吃饭，吃饭时要有肉有菜甚至有酒好生招待，等到这一切办妥，才给病人诊脉看病、开方，让家属去取药。在离开时，还得给大夫送红包（称封礼），礼轻礼重决定了下次好请不好请。一切办完后，才乘上第二家的坐骑而去。这只是家中请大夫多次中的一次，但给苏老师留下了深刻的印象，这正是"求医之难，永世难忘！"

苏老师在周陵中学就读初中，距家有10km左右之遥，每周去上学都要自带干粮，而最困难的就是喝水。学校亦属旱塬缺水地区，井深约60m，每次需两三人方能搅上水，然后将水担到开水房，倒入大铁锅里烧开。每日开水在中午或下午吃饭时间供应。大锅建在一个高台上，年龄小、个子矮的学生经常抢不上开水，只能在大个子学生的帮助下，抢得一杯水。天热时还可以，天冷时一杯开水到了宿舍时，已经变凉，只得用凉开水泡着干馍吞食，仅用辣椒做菜伴食。住校学生们睡的是通铺，卫生条件很差，窗户没有玻璃，是用纸糊的。冬季里宿舍像冰窖一样寒冷，冻得实在受不了的，同学们就一起拾柴火，到教室点燃取暖御寒。那时苏老师虽然未患大病，但皮肤顽疾不断,苦不堪言。每逢冬季,常因冻疮致手脚溃疡,不能抓笔写字,有时鞋袜和脚冻在一起,只知麻痛,没有其他知觉,甚至腿部疖疮脓血外溢,与裤子粘在一起,疼痛穿心。因为卫生条件差,往往一人患疥,人人必得,又不能及时医治,导致病情迁延难愈。那时夜间照明也有困难,学校条件差,没有电灯,只能从家里带一个自做的玻璃罩灯,点燃棉籽油灯芯照明,同学间打趣,称之为"气死风"。条件虽然艰苦,但苏老师他们学习劲头十足,常常挑灯夜读至天蒙。正是苏老师少年时期对这些疾病所留存的深刻记忆,坚定了他日后走上医学之路的决心,成为他始终刻苦学习的强大动力。

第二节 刻苦求学

1951年,苏老师以平均分数93的高分被保送到陕西省西安高级中学(西安东厅门)。1954年秋,他又以优异的成绩考入西北医学院医疗系学习(现西安交通大学医学院)。尽管上学期间经过反右、拔白旗、三面红旗、"大跃进"等社会运动,但苏老师始终认真投入每门课程以及实验实习等各个学习环节。苏老师是班里的学习委员,以身作则,学习异常刻苦认真,并结合自身实际情况,总结出了"三环套学习法",这套方法被形象地比喻为"笨鸟先飞、鲸吞虎咽、老牛反刍"。

所谓"笨鸟先飞",是指多下苦功夫,他人一,我之十,他人十,我之百,课前积极预习,课堂认真听讲,课后扎实复习。在上解剖课时,经常要见习,见习时因班上同学多,白天在解剖实验室有时看不清、学不透,苏老师认为自己是学习委员,一定要带头认真学习,于是就晚上去解剖室实习。夜深人静,解剖实验室位于解剖楼地下室内,教室四周的墙壁上均悬挂有颅脑、肢体等局部标本,旁边大约20m²的标本池中,以福尔马林溶液浸泡有不同年龄、性别的或完整或残缺的人体标本，每个标本上面挂一个编号小牌，称这些为仪器，供同学解剖实习用。解剖实验室中根据解剖课的进度表进行标本放置，如今天见习坐骨神经，则室内4个解剖台上均放置一具神经标本，在台前弧光灯的照射下，已被分离的坐骨神经清清楚楚地展现于眼前，如坐骨神经的起始及分支、伴随的动静脉血管与前后左右肌肉的关系。苏老师是晚上去解剖实验室次数最多的人，他认为夜深人静才是学习的好时机，有时学到凌晨一两点钟，以至熄灯铃后只得摸黑上床。有了扎实的人体解剖知识才能为以后学习局部解剖打下坚实的基础，将来临床进行手术时，更易理解人体的解剖组织关系。所谓"鲸吞虎咽"，是指处处留心皆学问，广泛阅览，兼收并蓄，开阔眼界，孜孜不倦，持之以恒，不懂就求师、问友及查书，直到明白为止。所谓"老牛反刍"，是指每过一段时间，就要把前面学习的知识总结、归纳及整理，通过不断温故知新和思索探讨，达到知其味、晓其髓的目的。

在学好理论知识的同时，苏老师非常重视通过实习对知识进行消化。他先后在传染病院、精神病院、结核病院和综合性医院实习，遇到了许多书本上没有讲过的情况，感受了医务工作者救死扶伤的精神，学习了灵活的医疗技术。尤其是在传染病院实习期间，适逢麻疹流行，合并肺炎的儿童极多，苏老师与其他医护人员一起昼夜不停地工作，在工作中学习，边学边实践，极大地增进了对传染病的认识，提高了传染病的综合诊治能力。在综合性医院实习期间，苏老师认真学习上级医师处理门诊病人和管理住院病人的方法，紧跟上级医师查房会诊，积极讨论病案，追索死亡病例，从中吸收经验教训。

苏老师通过自身的实习经验，总结出实习八法，即眼明、手快、勤思、好问。眼明指擦亮眼睛仔细观察老师的言传身教以及患者的临床表现；手快指积极主动地帮助带教老师干好力所能及的一切事务，写好每日实习笔记、写好单病种实习笔记，最后写好科室实习总结;勤思指将所见所闻铭记在心,反复思考琢磨,与书本知识联系对比,分析异同,包括疾病的异同、学科的异同,注意分析同种疾病不同患者的临床表现和治疗差异;好问指经过勤思后仍不解的疑问要积极主动请教老师,及时消化。苏老师还建议实习医师需随身携带诸如《实习医师手册》《住院医师手册》等综合性便携式参考书,以便遇到问题可以随时翻书寻求答案。苏老师指出,除了通过实习明确疾病的诊断和治疗,还应该从生理、病理层面对疾病进行回顾剖析,做到知其然、知其所以然,加深对疾病本质的认识。如此日积月累方能从实习中真正学到知识,转化为自己的经验。

实习是由一名医学生成长为一名合格医生的必经之路,是将课堂知识与临床实践相结合的初步过程,这一过程既面临着思想的转变,又面临着学习方法的转变。苏老师对西医理论知识的刻苦钻研以及对临床技能的深入实践,为日后顺利从事各项医疗工作打下了坚实的基础。

第三节　参加工作

1959 年秋,苏老师从西北医学院毕业,被分配到渭南地区蒲城县医院工作(时为蒲城、白水、澄城三县合一)。当时到县级医院来工作的大学生非常少,此次县医院一下子来了 2 名大学生(苏老师和吴守志老师),一时之间轰动县城,传为佳话。苏老师刚刚走出校门,独立面对患者,缺乏工作经验,医疗任务却非常繁重:白天上门诊、管病房、值急诊班,晚上协助外科医生做手术等,可以说除产科外,几乎担任了全科医生的所有职责,来什么病人就看什么病,连牙痛、流鼻血的患者,来了也要接诊。因为是大学生,苏老师被单位寄予厚望,有时还需要协助高年资医师完成县级领导的保健任务,甚至需要配合公、检、法机关人员侦破案件,协助完成部分法医工作。

每2个月要为全县医务人员上大课1次,向同行传授诊疗技术,共同探讨医学进展等。此外,还要不定期地下乡巡回医疗、兵役体检等。全年除春节回家探亲外,常年无休息日,连洗衣服都要抢时间,整日忙得团团转。在这样的情况下,苏老师始终极端负责、认真投入,以积极的态度对待每一项工作,虽然忙得不可开交,但心情非常愉快。

当时整个县医院的软硬件条件较差,主要医护人员只有3名西医、2名中医、1名外科医生、2名助产士,其余人员包括苏老师和吴守志老师在内大多是新参加工作的学生。医院硬件设备甚至仅有一台30mA的X线机。依靠这样的人员和设备,一般的内科疾病还可勉强应付,外科仅能处理一些包扎缝合类的伤病,整个医院相当于今天一个社区门诊部的诊治水平。若是遇到较大较急的病症或就医人数较多时,医院就显得非常忙乱,医护人员明显力不从心。因此,为了提高医疗水平、提升医疗服务人员的诊疗能力,医院决定扩建病房,增加床位,建立手术室,以更好地满足人民群众的医疗需要。扩建的任务就落到了刚刚参加工作不久的苏老师和吴守志老师肩上。他们全凭一腔热情,夜以继日地加班加点,最终在所有人的共同努力下,按期完成了建设任务。同时,还建立完善了病历书写、三级查房、科间会诊等一系列医疗规章制度。在短短1年多的时间内,蒲城县医院的医疗技术突飞猛进,外科腹部手术得以顺利开展,内科诊疗水平明显提高,门诊量和住院病人猛增,病房常常出现加床排队的现象。

除了门诊和住院部的工作外,苏老师和同事们还坚持进行下乡巡回医疗服务。那个时代的农村尚贫困,农民群众大多靠劳动挣工分养家糊口,医疗条件贫瘠,往往靠当地赤脚医生支持,常常处于缺医少药的境地,加之交通不便,许多农民群众小病总扛着、病重也拖着,不到万不得已不去医院就诊。因此,下乡巡回医疗服务机会就显得十分宝贵,苏老师和同事们常常徒步走村串户,披星戴月,不畏寒暑,免费为农民群众诊察疾病,坚持送医送药上门,并讲解防病保健卫生知识。例如在第一次下乡巡回的首日即遇到一名65岁的男性患者,长期喘息不得平卧,因家中贫困一直无钱医治,经苏老师及同事详查后考虑为肺心病合并心衰失代偿,当即免费予以强心、利尿、抗感染等治疗措施,并日夜守护了5天5夜,待患者症状消失、病情平稳后方离开,离开前还反复叮嘱了生活饮食调摄及复诊等注意事项。类似的事例还有很多,苏老师和同事们心怀劳动人民,深入诊治农民疾苦,日久早已亲如兄弟。许多年后的今天,苏老师提及那时的巡回医疗经历,常饱含深情地说道:"农民兄弟很辛苦,他们整日面朝黄土背朝天地劳作,是真正创造社会财富的一类人,是他们养育了我们,下乡巡回医疗虽然奔波劳累,总与风尘仆仆相伴,但每多诊治一名农民兄弟,我们就觉得多报了一份恩情。"

除了临床水平的提高,苏老师在蒲城县医院工作期间的另一个重要的收获是有幸同当地名老中医刘慎之、鲁国臣等老师共事,并和他们志同道合,相处非常融洽。这些老中医医德高尚,在诊疗过程中一切为患者着想,医患关系和谐,临床疗效显著。尤其对于一些病症的治疗,中医治法简捷、费用低廉、疗效好,深受老百姓的欢迎,与西医相比显现出很大的优势。苏老师以前接受的是正规的西医教育,通过与老中医和患者的深入交往,了解到了中医的奥妙和神奇,他对中医一无所知到逐渐对中医产生了极大的兴趣,正是这一点,促使苏老师改变了自己以后的学习和职业发展道路。

第四节　救死扶伤

苏老师在蒲城县医院工作期间,救治了许多病人,从理论到实践,完成了从医学生到医师的转变。尤其是工作的第二年,发生了2件令苏老师终生难忘的事情。

那是1960年的开春时节,蒲城县医院的腹部手术刚开展不久,有一天从县北边高阳地区送来一位病人,是当地兴修水利的民工,一个20岁左右的小伙,经诊断为肠伤寒合并肠穿孔。病人日久失治,体质很差,病势危重。经全院各科医生会诊讨论后,决定一方面积极对症处理,应用抗生素控制病情进展;另一方面紧急配血,为肠穿孔修补手术做准备。在院领导的支持下,开展了全院术前病案讨论会,诊断为肠穿孔引起的急性腹膜炎,首要的是剖腹探查修补穿孔,但病人由于病程较久,体质太差,需做好输血吸氧等抢救措施。麻醉方式采取腰麻加局麻,并准备好全麻预案。一切就位后,准备开始手术,晚上11点左右进入手术室,临进门前苏老师一抬头,那一晚满天星斗甚为璀璨,深深印在了苏老师的脑海中。手术在紧张的气氛中进行,主刀的是吴守志医师和一位老军医李忠医师,苏老师是第一助手又是麻醉师,另有2位手术护士,这就是手术组的全部人员。刚一打开腹腔,在场的人全都震惊了,只见腹膜如同豆腐渣一样和肠壁粘连在一起,手术钳一夹即脱落一片,肠子亦粘连成一片。为寻找穿孔之处,只得用手指裹着单层纱布一点一点地分离剥脱,而剥过之处又有渗血,待找到一处穿孔修补好,第二处穿孔又出现在视野里,短短一段即有3处穿孔,只得放弃修补,采用肠截除手术。这时病人的血压突然测不到了,只得暂停手术,用热纱布垫覆盖创口,紧急抢救。类似这样的突发情况有六七次之多,刚处理一处,又发现一处,病人的情况非常不好,血压下降、心律不齐,术中反复抢救病人,手术做做停停。等腹腔内的问题处理完,缝合腹部时又出了问题。因为手术时间进行过长,肠管暴露时间过久,出现了肠胀气现象,腹壁关不住,又只得给肠壁插一大针头,周边做荷包缝合排气,这样的排气就做了多次。因腹膜已腐,缝合一两针时,若一放手,腹膜即被撕裂,在没有上级医师的指导又无经验的情况下,苏老师他们只得采用了间断减压法,即用粗线将皮肤腹直肌及腹膜隔段先缝起来,以减其压力,然后再在其间进行二次缝合,最后勉强关闭了腹腔,包扎后才算手术结束。等手术完成走出手术室时,苏老师一抬头,又见满天星斗,原来已过去了一天两夜。手术中的全神贯注,使得苏老师和同事们忘记了时间、忘记了饥饿,他们仅仅喝了些水,吃了点面条。

数十年后的今天,每当苏老师回忆起这件事时,都有些心跳胆寒,感叹真是冒险闯过来了。在那种情况下,没有上级医师指导,他们又都是新手,缺乏经验,只有硬着头皮干,边干边讨论,各想其法,克服各种难关,总算将病人平安送下了手术台。但正是从这一台手术过程中,他们学到了不少知识,尤其是书本上没讲但在实际工作中却出现了的问题,面对这些问题,只能在实践中去探索、去总结,才能挽救病人的生命。

还是那一年的春三月,蒲城县白水公社高阳地区正在兴修水利,汇集了全县各地区民工。当时条件很差,居住的是窑洞,天寒又冷,窑洞无门,晚上工人们只好用玉米秆遮风挡雨,有一晚不知何故失了火,洞内有30余人被不同程度地烧伤,县上立即组织人员将伤员抬到白水公社医院内的广场上紧急救治。一方有难,八方支援,渭南地区的医护人员也闻讯赶来参与救援,又特请了四医大烧伤科专家进行会诊。当时苏老师身为该县的医师一马当先地投入战斗,因患者过多,每天数次来回诊治护理,除短暂的进餐、饮水外,根本无法休息,甚至二便都要抢时间。就这样整整坚持了四天四夜不曾合眼,待患者伤势稳定,重者转到渭南及西安医院进行后续治疗,轻者基本康复回家,所有患者都妥善安排后,苏老师和同志们才得以休息。

事隔半个世纪后的今天,每回忆此段经历,苏老师仍感到自豪和宽慰,一是自己所学的知识在实践中得到了充分应用及提高,为以后的医学道路打下了坚固的基础;二是圆了自己为老百姓解除病痛的心愿。

第五节 初涉中医

1961 年年底,苏老师被推荐参加陕西中医学院举办的为期 3 年的"高级西医离职学习中医第二期培训班"(简称中二班)。当时,正处于国家三年严重困难时期,粮食匮乏,整日饥肠辘辘,但苏老师以坚强的毅力克服困难,专心致志,如饥似渴,争分夺秒地学习。他凭借扎实的西医基础及丰富的工作经验,很快就总结出了学习中医的窍门,即"重点须精读,名言名句须背诵,泛读作品须会意",立志"寻幽探微必有成果"。

苏老师刻苦研读了《黄帝内经》《难经》等经典医籍,充分掌握了内科疾病的病因病机及诊治原则,在此基础上自行分类研学,如认识到汉代张仲景的《伤寒论》以六经来概括外感热病,《金匮要略》以脏腑病机概括内伤杂病,创建了以理、法、方、药在内的辨证理论体系,为中医内科学奠定了理论基础。苏老师在学习中还对经典原文做到了熟记和名句背诵。他泛读了隋代巢元方的《诸病源候论》,该书是最早的中医病因病理学专著,提出某些病与水土、情志、饮食不当及不洁有关;唐代孙思邈的《千金要方》对医德、医范提出了明确的要求,其记录方药包括救急、食疗、养生等内容。苏老师亦熟知金元四大家各立其论:刘元素的火热学说主张寒凉之法;张从正治病主攻邪,创汗、吐、下三法;李东垣的脾胃内伤说主补脾升阳法;朱丹溪创"阳有余,阴不足"之说,以滋阴降火为治。明代《景岳全书》对阴阳学说、命门学说进行了深入的阐发。苏老师熟知清代温病四大家各具特点:叶天士首创卫气营血辨证,奠定了温病学基础;薛生白对湿热病证治发挥,充实了温病学说的内容;吴鞠通提出三焦辨证,完善了热病学说体系;王孟英补充发展伏气瘟病学说,完善了对时疫霍乱的认识。苏老师还对清代的其他医学论著,如以内科书为主的《图书集成医部全录》《张氏医通》《医宗金鉴》《沈氏遵生》等书进行了挑阅,对临床实用的《医学心悟》《血证论》《医学实在易》《医林改错》等书进行了泛读。苏老师也涉猎了施今墨、冉雪峰、朱良春、丁甘仁、张伯臾、程门雪等现代名家的医学著作。诸位医家各有其长、各具特色,苏老师经过学习总结,使其概括化、规律化,这些对其中医理论与实践水平的提高起到了重要的作用。

苏老师经过理论学习后就进入了临床实习阶段,他被分配到甘肃省中医医院实习。他有幸跟随当时有"东刘西张"之称的全国名中医张汉祥院长学习,张老师精通《伤寒论》《金匮要略》等著作内容,善用经方出奇制胜,每年都赴京为中央领导进行保健,曾以桂枝汤加防风治愈某领导久治不愈的过敏性鼻炎,又以葛根汤加附子治愈另一领导常年不愈的背寒剧痛。张老师生活简朴,虽配有专车,但常以自行车代步。张老师乐善好施,常年资助多位贫寒子弟上学求知,现在陕西中医学院工作的一名教师就是当年他资助过的学生之一。张老师带教非常严谨而耐心,对学生有问必答。他从不以貌取人,待人无贫富之分、地位之别,对患者更是一视同仁。张老师的医德风范堪称楷模,其言传身教使弟子终生难忘。苏老师常说,张汉祥老师教给他们的不仅仅是医术,更重要的是如何做人,毛主席曾有意留张老师在北京,被他托故婉言谢绝。每年张老师来西安为省领导保健时,苏老师必定去看望他,师徒二人彻夜长谈,谈的是诊治技巧,讲的是做人原则。"文革"后张老师患中风而辞世,苏老师每忆此情,甚感痛惜。

苏老师的门诊带教老师是《中医入门》的作者王寿山老先生。王老先生理论高超,经验丰富,博学多才,带教严谨。他善用清淡之品治疗疑难怪症,如以紫苏蝉衣汤化裁治疗顽固性荨麻疹、皮肤瘙痒症、红斑狼疮等病。

此外,苏老师还跟随了有"张半斤、黄三分"之称的甘肃名中医张忠选、黄蕴生2位老师学习。他们用药分量虽各异,但均有较高的临床疗效,知其贵在药物的配伍。实习结束后苏老师返回西安,又跟随贾堃老师学习了肿瘤的诊治方法。

经过在甘肃、陕西两地3年多的中医临床实习,苏老师感觉深受启发、受益匪浅,这段经历为他今后投身中医事业奠定了坚实的基础。1964年5月,苏老师学习中医结束后,受省卫生厅委托,与桂丽君同学一道到宝鸡中医学校用3个月时间完成了中医学的教学大纲及教学规范的编纂。任务结束后,同年8月苏老师被调到陕西省中医研究所(陕西省中医药研究院的前身)工作。

第六节 防治克山

1964年9月,苏老师到陕西省中医研究所工作伊始,就被医院选派到克山病防治组参与省内克山病的防治工作。

克山病是一种地方性心肌病,起病急骤,发病人多,死亡率高,每次发病多以心源性休克和急性心力衰竭为特点。据史载,黑龙江省克山县张云辅屯(今光荣村)在1935年冬因克山病死亡70余人。1941年,此病在克山县北部各村蔓延,致死近300人。当时由于原因不明,人们便因此地命名为"克山病"。其实这种病不仅限于克山县,全国多个省市农村地区均有此病发生。老百姓俗称它是"快当病""羊毛疔""攻心翻",患者发病时多有呕吐黄水,故也称"吐黄水病"。患者多是青壮年男女和家中的顶梁柱,孕妇、儿童等基础代谢高的人群也有部分患病,年老患者反倒少,所以便有了"一人得病全家穷""一人得病全家愁""一年病、二年重、三年就送命"等谚语,甚至全家数人因病而亡,病情严重的地区十村九空,因此亦叫"窝子病"。当时提起此病可谓人心惶惶,该病危害之大,可想而知。克山病起病急、病情重,又多发生在山区和半丘陵地带,地广人稀,交通不便,因此死亡率极高。20世纪五六十年代病区年发病率每10万人超过 50 人,病死率达 98%,对病区人民生命与健康造成了极大的危害。当时克山病的病因尚未阐明,医学界说法不一,有一氧化碳中毒说、营养缺乏说、微量元素硒缺乏说等不同观点。因此,控制和消灭克山病,在当时还是一项新课题。

苏老师参加的防治组首先去的是陕北富县病区。克山病患者多为重危病人,急性发作时多表现为心源性休克,痨型克山病则多为心衰见症。抢救病人是第一位的,在吴禹鼎主任的领导下,苏老师和吴永贤、张居船、李保才、居建民、樊昕等同道,采取中药为主、中西医结合的治疗方法,冒着随时被传染的风险整日忙碌在抢救生命的第一线上。其间,苏老师多次感受到抢救病人失败后的痛心,也体会到了救治成功时的欣慰。每逢天寒地冻之季,恰逢年关之时,正是克山病高发的时候,因而春节时防治组均是在病区忙碌中度过,直到 1965 年 4 月春暖花开时方返回西安。苏老师在随后开展的全省防治克山病的多项学术活动中应邀发言,介绍了陕西省克山病的发病情况以及所在防治组应用中西医结合的方法治疗克山病的实践经验。同时,还在省卫生厅开办的"西学中班""中医提高班"上担任主讲,一时间任务繁重,分身乏术,忙个不停。

1965 年冬,防治组转移到永寿县监军镇,主要成员有吴禹鼎主任、吴永贤医师和苏老师,另有李云庆、姜海亮、谢允文、李兴民等医师同行。这次的主要任务是在县医院开门诊、设病床,由苏老师主管病房,先后成功救治 46 人。

中草药防治克山病由于投药途径限制,一开始效果未能彰显。此病来势凶猛,急、危为其特点,防治中先以静脉推注西药如大剂量维生素 C、毛花苷 C、毒 K 等,并辅以针灸、推拿等中医治法,以解其急。在此期间,苏老师重逢了 2 位恩师王世臣教授及谢景奎教授,他们都是苏老师上大学时的授课老师,他们与众多同事在多年克山病防治研究中探索出以注射大剂量维生素 C 为主的治疗方法,挽救了无数患者的生命,并推广到全国,使黑龙江及全国其他地区急性克山病的病死率陡然下降,在此方面2位老师功不可没。苏老师同吴永贤等人摸索出静脉注射仙鹤草素治疗缓慢性心律失常疗效较佳,挽救了不少生命,并撰写了《静注仙鹤草素抢救克山病引起完全性房室传导阻滞初步观察(附6例报告)》一文,发表于《黑龙江中医药》1966年第2期。待病情缓解,再酌情选用独参汤、参附汤、四逆汤等以增强患者抵抗力,帮助疾病向愈。经过大量的临床实践,苏老师所在防治组逐渐摸索形成了对于克山病紧急时先以西药为主抢救,缓解后配以中医药调理恢复,并尽量使有条件者脱离病区,争取更好康复环境的"一救、二调、三脱离"的三部曲治疗法。这一提法是在克山病防治过程自然形成的行之有效的方法。

后来随着国家对克山病防治工作投入力度的不断加大,先后实行了免费防治、综合治理、变水换粮、改灶建房等有效措施,极大控制了克山病的发生和发展。随着科学的进步、生活环境的改善以及医疗水平的提高,目前该病年发病率已降至0.07/10万以下,发病类型由以前的急型、亚急型为多转变为以潜在型和慢型为主,基本被医学界所征服。时隔数十年后的今天,许多医生甚至不知道克山病的名称,但对苏老师这些亲身经历的人来说,却是终生难忘的。

附1:静注仙鹤草素抢救克山病引起完全性房室传导阻滞初步观察

陕西省中医研究所克山病防治组　苏亚秦　吴永贤

据《实用内科学》《克山病诊断WS/T210—2011》分为急型、亚急型、慢型、潜在型。急型克山病并发完全性房室传导阻滞,临床上最为多见,据统计占急型克山病异常心电图的10.8%。王氏报告211例急重型克山病中约有1/4的病人并发完全性房室传导阻滞,其中近半数(45%)可伴发阿-斯(Adams-Stokes)综合征。目前在治疗上,尚无特效疗法,为克山病死亡的主要原因之一。贺氏报告克山病引起的51例完全性房室传导阻滞,有38例死亡,病死率为74.5%。本文6例试用仙鹤草素治疗,根据初步观察,发现有一定的作用。兹报告如下。

一、诊断根据

克山病诊断:依据1961年9月全国地方病经验交流会议通过的诊断指标为准。本文6例中,有急型重症3例。痨型克山病急性发作3例。所有病例皆伴有不同程度的心力衰竭,其中4例休克比较严重。

完全性房室传导阻滞诊断:有3例经心电图检查证实,3例由于条件限制未做心电图检查,其诊断主要依据:①心率缓慢,每分钟常在40次以下;②第一心音强弱不等,常可听到开炮音;③可见与心脏无关的颈静脉搏动;④发作性晕厥与抽搐。

二、治疗方法

在诊断确定之后,即以仙鹤草素5～10mL加入25%～50%的葡萄糖20～40mL内直接静脉注射。注射时必须缓慢。每次注射时间不得少于10min,每日3～4次,如遇紧急情况,必要时可每隔3～4h重复应用。

三、治疗结果

本文6例中有4例经治疗后转为窦性心律,均经心电图检查证实,患者临床症状迅速得到改善,有2例无效,以后改用其他方法。

病例1

男,35岁,饲养员,住院治疗2年6个月。患者于1964年12月20日清晨起床后突然感觉头晕、乏力、恶心,呕吐黄水,据检查血压95/70mmHg,心率65次/min,节律不齐,有期前收缩,心音弱,当地诊断急型克山病,经注射大量维生素C、镇静剂后病情好转。翌日清晨又感心脏难受、恶心、心悸、头晕。面色灰暗、口唇发绀、有濒死感、精神异常紧张、四肢冷、脉沉细,体温36.5℃,血压70/50mmHg,心界不大,心音弱,节律不齐,心率 38 次/min,第一心音强弱不等,可见与心脏搏动无关的颈静脉搏动。两肺清晰,肝脾未扪及。

临床诊断:

急型重症克山病伴发完全性房室传导阻滞,即以维生素 C 7g 加 50% 的葡萄糖 40mL 静注,阿托品 1 支,镇静、保温,但仅收到一时效果,随后心率更慢,并突然发生抽搐、心脏停搏,经拳击心前区、胸外按压 45s,心跳恢复,神志清楚。随后抽搐频繁发生。麻黄素、阿托品单独或合并使用,但仍无效果。以后试用仙鹤草素 3 支加 50% 的葡萄糖静脉注射,竟获得意外效果。抽搐迅速被控制,心跳增快,血压上升,患者自觉好转,次日入院心电检查示:窦性心律,完全性右束支传导阻滞,心肌损伤。

病例 2

男,52 岁,勤杂工,住院治疗 3 年,1965 年 3 月 15 日就诊。患者 1 个月前有急型克山病发作史,经抢救后好转,仍感乏力、心悸、气短,2d 前由于过劳、受凉,气短加重,今晨起床后忽感心脏难受、恶心、呕吐,据检查血压 80/70mmHg,心跳缓慢,每分钟 57 次,心律不齐,心音弱,体温 35.8℃,当时曾给维生素 C 7g、尼可刹米 1 支,随后又给 50% 的葡萄糖 40mL 加毒毛花苷 K 0.25mg 静注,复方氯丙嗪 50mg,用药后患者安静入睡,至上午 12 时患者又感恶心、心脏难受,头晕剧烈,并发生短暂的癫痫样抽搐,每次间歇 10～20min,当时又给葡萄糖维生素 C 60mL、樟脑 1 支,但其病情无好转。下午 1 时会诊,患者极度衰竭,面色灰暗,表情淡漠,冷汗,体温 35℃,脉搏血压均测不出,手足厥冷,口唇发绀,心界扩大,心率 28 次/min,心音极度微弱,A2(主动脉瓣第二心音)听不清,第一心音强弱不等,有炮击声,可见与心脏搏动无关的颈静脉搏动,两肺底部呼吸音减弱,腹部柔软,肝于右肋弓下可扪及 3cm,质中等硬度,有压疼,腹部有移动性浊音,下肢有压陷性水肿。

临床诊断:

痨型克山病急性发作伴发完全性房室传导阻滞。立即以仙鹤草素 2 支加 50% 的葡萄糖 40mL 静注。注射完后心率已增至 45 次/min，病人自觉头晕及心脏难受减轻，脉搏渐可触及，2h 后心率已为 110 次/min，血压上升，以后为防止再发又给仙鹤草素 2 支，其他未做任何处理，次日入院。心电检查提示：窦性心律，心肌劳损，完全性右束支传导阻滞。

病例 3

男，50 岁，住院治疗 3 年，农民。主诉心慌、头晕 5d。于 1965 年元月 25 日入院。

患者入院前 5d，因受寒而忽感头晕、心慌、乏力、恶心，据当地检查诊断急型克山病，经静注大量维生素 C、高渗葡萄糖、阿托品等，治疗无明显好转入院。

体格检查：脉细弱，体温 37℃，血压 90/70mmHg，精神萎靡，面色灰暗，口唇发绀，舌苔白滑，可见与心脏无关的颈静脉搏动，心界扩大，心率缓慢，48 次/min，两肺清晰，肝脾未扪及，下肢不肿，心电图示：完全性房室传导阻滞，当即给仙鹤草素 2 支加 50% 的葡萄糖 40mL，3 次/d。27 日清晨查房，心率已增快，心电检查提示：窦性心律，完全性右束支传导阻滞。

四、讨论

仙鹤草属于蔷薇科植物，药用其全草，《救荒本草》记载主治吐血、咯血、瘰疬、肠风下血。近代从仙鹤草中提出红褐色仙鹤草素，据报告有缩短凝血时间作用，临床用其片剂或注射液治疗各种出血。用仙鹤草素治疗克山病引起的完全性房室传导阻滞尚未见报告。笔者 1962 年在黄龙县防治克山病时，曾听说某农村有一位保健员在抢救克山病引起阿-斯综合征时，曾试注 1 支仙鹤草素后使其病人缓解得救。1964 年冬，我们遇到 2 例急型克山病并发完全性房室传导阻滞引起阿-斯综合征频繁发作，病势危笃，用多种方法无效，试用仙鹤草素静脉注射获得意外效果。以后我们继续观察几例,发现仙鹤草素对解除克山病引起的完全性房室传导阻滞有一定作用,但因例数不多,目前尚难肯定该药的疗效。

关于用量与副作用问题:本文报告的6例当中,最多的一次用了3支(15mL),最大剂量曾在2h内注射过6支(30mL),但根据临床观察未发现任何副作用与中毒症状。因此究竟一次注射多少剂量为最适当的治疗剂量,目前尚无成熟意见。

对于作用机制问题,根据房室传导阻滞的发生,除少数病例为痨型克山病由于心肌多次反复坏死、损伤、传导系统遗留瘢痕形成所谓永久性房室传导阻滞外,急性期多系心肌突然遭受急剧的心肌损伤,传导功能减低,此外迷走神经兴奋对传导阻滞的产生起重要作用。通过我们临床与治疗后的一系列心电图观察,认为仙鹤草素治疗克山病引起的完全性房室传导阻滞,主要是通过解除迷走神经抑制,使心率增快而起作用的,对心肌损伤的修复、改善心肌代谢的作用不很明显。

(本文心电图描记由姜海亮同志协助操作,谨致感谢)

第七节　专攻内科

那是1966年冬,苏老师在永寿永平镇工作过程中,由于过度劳累再感风寒,不幸患上了急性克山病,生命危在旦夕,防治组成员迅速施治,将他从死神手中夺回,待急性期症状缓解后,他返回西安继续治疗。3个月后病情得到完全控制,只留下一点后遗症,就是偶发室早,每遇过劳,即有心悸不舒之感。这一经历使得苏老师更加深切地感受到他所从事的工作对于广大人民群众身体健康的重要意义。

1967年年初,苏老师回到陕西省中医医院内科综合住院部上班。夏季冬病夏治期间,苏老师积极参加痰饮病组的工作。他参与了肺气肿及喘证患者的白芥子膏贴敷疗法及痰饮丸的观察随访,其间数次进工厂出学校,走街串巷,详细回访病人了解病情和用药后的疗效。1968 年"文革"期间,医院正常工作受到严重影响,病房一度被迫关闭,门诊只留痰饮病诊室,仅留 3 位医生应诊,苏老师就是其中之一。除参加单位规定的集体活动外,苏老师始终坚守在工作岗位上,除节假日外没停止工作过一天,直到"文化大革命"结束。

　　1970～1974 年医院成立了肿瘤防治组,苏老师担任组长,组员有谢远明、刘建勋、张允让、常世安等。防治组开设了门诊和病房,主治食管癌、胃癌等消化道肿瘤,收治了大量患者,进行了中医药及中西医结合治疗肿瘤的临床研究(文章请见附 2:中草药治疗食管癌51 例观察小结;附 3:中西医结合中草药治疗食管癌、贲门癌 33 例临床初步观察;附 4:中西医结合治疗 4 例晚期胃癌的临床初步观察)。防治组同时深入各地开展肿瘤调查工作。1972 年 8 月,防治组在西安北郊六村堡公社开展肿瘤普查工作,为 12610 名群众(10 岁以上)进行了普查,普查率达 77.27%,并建立了疾病档案,参加人员有陈选平、张惠云等。1974 年冬,防治组前往汉中地区新沟桥、龙江、光明 3 个公社对育龄妇女进行了宫颈癌的普查摸底,参加人员有张允让、甄棣、李惠芳、鲍亚莉等。防治组同时收集肿瘤治疗的单方验方及治法,采集了七叶一枝花、半边莲等中草药进行实验研究,开展了扎实的研究工作,收集了大量第一手资料,撰写了总结报告,为防治癌症做出了贡献。本次普查对每一位受检者均系统询问健康状况,有针对性地询问有无常见肿瘤症状。对疑似消化道肿瘤患者进行钡餐透视、拍片及食道细胞学检查,对疑似肝癌患者做肝功及肝扫描检查,对疑似乳腺癌患者进行同位素检查以助诊断。对已婚妇女均进行妇科检查,发现宫颈Ⅱ度糜烂者做宫颈刮片检查,对刮片提示间变者进行活组织病理检查,力求诊断做到准确,避免误诊、漏诊。

　　受那个年代的医疗条件和对疾病的认识所限,内科综合住院部尚未细化分科,相当于现在的全科住院部,因此接诊的患者所患病种繁杂。且相比较基层医院而言,求诊于上级医院的病患往往病情复杂,病势疑难危重。在这种情况下,苏老师常常白天诊病,晚上查阅资料,刨根究底,既明确西医诊断,又辨识中医病机,积极寻求有效治疗方法,以求最大限度地解除患者病痛。苏老师时常回忆当年的自己不是待在病房,就是在单位图书馆。世上无难事,只要肯攀登,正是当年那特殊年代的特殊环境,进一步锻炼了苏老师奋发图强攻克难关的意志力和能力。医院的图书馆收藏有大量中西医期刊、书籍,苏老师带着问题去查找文献,对所借阅文献无论篇幅长短,均从头阅读,认真撰写读书笔记及心得体会,积极主动地联系临床实际病例,不忽略一丝一毫帮助患者病情好转的机会,这也是多年来苏老师一直坚持的阅读习惯。苏老师常说当年最令他难忘的是图书馆的孙贞一老师,每次去图书馆,她总会第一时间将最新的医学刊物推荐给苏老师阅读学习。苏老师很感谢当年孙老师所给予的关怀,也一直对米伯让、吴禹鼎、贺本绪、薛诚、李紫莹、朱兴恭等各科前辈的悉心指导心怀感激。前辈们各有所长,倾囊相授,苏老师在诸位老师的经验基础上不断潜心钻研、取长补短,总结积累经验,为后期个人学术主张和经验的形成、特色理论体系的构建打下了坚实的基础。

附2:中草药治疗食管癌51例观察小结

内科研究室肿瘤组 苏亚秦

食管癌是一种常见的多发的消化道恶性肿瘤,严重危害着人民的健康,治疗宜早发现、早诊断、早治疗。除手术、放疗、化疗外,亦应积极运用中草药治疗。笔者收集了51例食管癌病例,由于病例少、观察时间短、资料欠全,故仅作参考,不妥之处,请批评指正。

一、资料来源

51例全系1971~1972年本组收治住院病人,治疗观察在1个月以上者方列入小结之内。

二、诊断及治疗

全部病例均经本组门诊或外院经食道钡餐、拍片等检查,并符合本组所拟治疗方案之诊断标准者,才能诊断为食管癌,再收住入院做系统治疗观察。51 例中除 1 例经反复检查未能确诊外,其余 50 例均系中、晚期患者。中医分为肝郁气滞、血瘀、脾胃虚寒、湿热、肝肾阴虚 5 型。其治法以各型的基本方剂随症加减施治(其中 11 例系在制订方案前施治,其方剂基本类似方案),并分别配用本所自制的"701""甘遂""三黄""蟾蜍""生半夏"等注射及放射疗法。在开关问题上,曾试用针灸、"626"疗法等。

1. 疗效分析

51 例中近愈 2 例(2.92%)、显效 4 例(5.84%)、好转 18 例(35.28%)、无变化 14 例(27.44%)、恶化 13 例(21.56%),其中包括死亡 4 例,总有效率 47.04%。

2. 疗效与年龄的关系

从本文来看,年龄的大小与疗效的高低没有明显的关系,但可看出多发年龄在 40～70 岁之间,尤其是 50～70 岁之间最多,占 40 例(78.40%),而 70 岁以上发病率反而下降,此情况大致符合国内各地文献报道(见表 1)。

表 1　年龄与疗效关系

年龄	有效例数			无效例数			占比/%
	近愈	显效	好转	无变化	恶化	合计	
41 岁以下		1		1		2	2.92
41～50 岁			4	1	3	8	15.68
51～60 岁	1	1	8	7	6	23	45.08
61～70 岁	1	2	5	4	4	16	33.32
71 岁以上			1	1		2	1.96

表1(续表)

年龄	有效例数			无效例数			占比/%
	近愈	显效	好转	无变化	恶化	合计	
合计	2	4	18	14	13*		
占比/%	2.92	5.84	26.26	20.44	18.98		100

*:其中包括死亡者4例。

3. 疗效与分型的关系

除1例系在制订临床分型以前治疗观察未作统计外,其余50例以血瘀型占优势,其中近愈1例、显效3例、好转7例、无变化及恶化者有18例之多。由表2初步显示,疗效与临床分型对临床没有明显的指导意义,尚待进一步探索。

表2 疗效与临床分型

分型	有效例数			无效例数			占比/%
	近愈	显效	好转	无变化	恶化	总计	
肝郁气滞			5	1		6	12
血瘀	1	3	7	10	8	29	58
脾胃虚寒	1		4		3	8	16
湿热		1	1	2	2	6	12
肝肾阴虚			1			1	2
合计	2	4	18	13	13	50	
占比/%	2	8	36	26	26		100

4. 对发病条件及原因的探讨

(1)性别、年龄与发病的关系:其发病与年龄的关系如表1所示,其中男性为43例(84.32%),女性为8例(15.68%),男女之比为5.37:1,远超河南林县1960年普查中男女1.14:1之比数,其原因是病例太少,不能代表本地区发病的男女比例,尚待进一步普查核对。

（2）职业与发病的关系：51 例中工人占 13 例（25.48%），农民占 26 例（50.96%），其他职业占 12 例（23.52%）。仅就其本文来看，农民患者居多，此可能与其生活习惯、环境条件有关，究竟二者之间有何联系，尚需进一步探索。

（3）饮食与发病的关系：51 例中经常以细粮为主食的 34 例，占 66.68%；以粗粮为主食的 17 例，占 33.32%，由此可见粮食的粗细对本病的发病意义不大，相反粗比细的比例为小。此与河南林县调查中提出的主食制作粗糙，粮食的含沙量较对照区高出 4 倍；山东调查 43 例食管癌患者饮食粗糙者占 97.8%，硬食者占 84.4% 的提法并无矛盾，主食的粗、细并不意味着含沙量的多少及食物制作的软硬，其原因可能与吃时不细咀嚼、吞咽较快，长期对食道的物理性刺激有关。我们统计的 51 例中 31 例有经常进食过快史，占 60.76%；经常喜进热食的有 38 例，占 74.48%，可见进食过快及久进过热饮食是食管癌的病因之一。山西晋中地区调查 92 例患者中，好热食者占 72.5%；山东调查 54 例中好热食者占 84.4%；本文统计与其近似。51 例中经常饮烈性酒类者有 30 例，占 58.8%，而其中 23 例中酒量每次可达 250g 以上，1 例每次可达 2kg 之多。本文比山东 1959 年普查 126 例中有饮酒习惯者占 46%，另一调查报道 303 例中有饮酒史者占 44.2%，天津市普查 330 例中有 40% 有饮酒习惯的比例数均高，可见经常饮烈性酒类对食道黏膜有一定的物理刺激，足以引起我们的重视。

三、小结

（1）本文对 1971～1972 年肿瘤病房用中草药治疗观察的 51 例食管癌患者做了疗效小结。总有效率为 47.04%。

（2）本文全部病例均有 X 线食道钡餐、拍片及住院反复检查的资料,除 1 例不能确诊外,50 例均确诊为中、晚期食管癌。

(3)治疗以中医辨证施治为基础,适当服用抗癌草药,在分型的相应方剂上加减变用。51 例中 4 例配合放疗,效果尚好,其中 1 例近愈、1 例显效、2 例好转,为我们今后的治疗提供了新的途径。但配合应用争光霉素者 4 例,有 3 例并发食道气管瘘,是病变的巧合还是药物的作用,提示我们今后进一步探讨和注意。在开关问题上,用了"626"及针灸疗法,尚有一定的效果,但还需进一步观察。自制的"701""三黄""生半夏""蟾蜍"等注射液,均有不同的效果,但还有一定的副作用,尚待进一步改进和观察。

(4)在对 51 例患者的询问中,对该病的发病条件及诱因作了粗略的讨论,尚待进一步探讨。

附 3:中西医结合中草药治疗食管癌、贲门癌 33 例临床初步观察

陕西省中医研究所肿瘤组　苏亚秦

我组自 1973 年元月到 1973 年 11 月底,共收治食管癌、贲门癌患者 43 例。除 10 例因治疗不足 1 个疗程及资料不全外,现将所治疗 33 例临床资料汇报如下:

一、病例选择

全部病例均为我组门诊或外院经食管癌钡透拍片等方法反复检查,并符合我组所拟观察方案之诊断标准者,选收观察。

二、临床资料

病种:食管癌 29 例、贲门癌 4 例,共 33 例。

性别:男性 30 例、女性 3 例,患者性别比为 10:1。

病程:最短 6 个月,最长为 2 年 6 个月,大多数为 1~2 年。

病变部位:以胸中段、胸下段为最多,占 25/33,见表 1。

表1　癌变部位与例数

部　位	颈段	上段	中段	下段	贲门部
例　数	1	3	15	10	4

病变长度:最长为 11cm,最短为 3cm,其中 5~8cm 占 18 例,见表2。

表2　病变长度与例数

病变长度	2~3cm	3~5cm	5~7cm	7~9cm	9cm 以上
例　数	1	3	10	8	3
备　注	其中 8 例病变长度记载不详,未列入				

主要症状及体征:吞咽困难(28 例)、吐白黏物(17 例)、胸背部痛(21 例)、消瘦(16 例)、乏力(15 例)、锁骨上淋巴转移(13 例)、声音嘶哑(2 例)、纳呆(12 例)、脘腹胀满(11 例)、大便秘结(13 例)。

客观检查:全部病例均经过食道钡餐透视、拍片检查。

食道镜检:5 例。

病理活检:4 例报告为食道鳞癌,1 例报告为食道上皮明显增生间变。

食道脱落细胞检查:3 例均未检出癌细胞。

治疗过程:询问治疗经过,33 例中除 2 例未经治疗外(其中 1 例属早期),其余均经他法长期治疗无效或病情反复不定,而来求治。

三、中医辨证论治

根据祖国医学辨证论治的原则,将食管癌、贲门癌归纳为:肝郁气滞、血瘀气结、脾胃虚寒、湿热瘀毒、气血双亏 5 个证型。兹将脉证方药简述如下:

(一)肝郁气滞证

症见:噫气、呃逆、胸胁胀满、纳呆脘胀,舌淡,苔薄白,脉弦细。

治则:疏肝理气、和胃抗癌。

方剂:逍遥散加减、柴平汤加减。

常用药物:当归、杭芍、白术、柴胡、元胡、云苓、瓜蒌、急性子、黄药子等。

(二) 血瘀气结证

症见:吞咽困难、胸背剧痛不移、消瘦,舌质紫、有瘀斑、脉弦。

治则:活血化瘀、止痛抗癌。

方剂:膈下逐瘀汤加减、桃红四物汤加减。

常用药物:桃仁、红花、赤芍、川芎、归尾、丹参、三棱、莪术、水蛭、蜈蚣、夏枯草、三七等。

(三) 脾胃虚寒证

症见:嗳气梗塞,吐大量白色黏物,消瘦或面肢浮肿,乏力,纳呆脘胀,舌淡,苔薄白或苔心厚腻,脉弦滑。

治则:温中健脾、除湿抗癌。

方剂:枳朴六君子汤加减、理中汤加减。

常用药物:枳壳、厚朴、党参、白术、半夏、陈皮、干姜、云苓、蛇舌草、生薏苡仁、瓜蒌、代赭、旋覆花、良姜等。

(四) 湿热瘀毒证

症见:吞咽困难较甚,口渴唇燥,午后发热,胸脘烧热,大便秘结,小便短赤,舌赤,苔黄燥或苔腻,脉弦数。

治则:清热凉血、滋阴抗癌。

方剂:黄连解毒汤加减、甘露饮加减。

常用药物:黄连、黄芩、生石膏、生地、麦冬、双花、山豆根、连翘、板蓝根、半枝莲、忍冬藤、败酱草等。

（五）气血双亏证

症见:吞咽梗阻更甚,呕吐黏物,唇淡面㿠白,消瘦乏力,舌淡,苔薄白或苔脱,脉细弱。

治则:补气益血、健脾抗癌。

方剂:十全大补汤加减、八珍汤加减。

常用药物:人参、黄芪、当归、白芍、白术、云苓、冬虫夏草、白花蛇、重楼等。

本组病例中医证型中,以血瘀气结证为最多,脾胃虚寒证次之,见表3。

表3　证型与例数

证型	肝郁气滞	血瘀气结	脾胃虚寒	湿热瘀毒	气血双亏
例　数	6	14	9	4	2
备　注		其中2例原为血瘀气结证,后转化为脾胃虚寒证			

四、治疗方法

对本组病例,我们充分利用我组现有的技术及设备条件,尽力做到中西医结合治疗,对适应于其他疗法(指放疗、化疗及手术)治疗的患者,我们尽力而为。我组无放疗条件,联系外院承担:

(1)中医中草药辨证施治,每日1剂,每7d停药1次,30d为1个疗程。

(2)化学疗法:争先霉素30mg配生理盐水40mL,静注,隔日1次,总量达300~450mg为1个疗程。

(3)放射疗法:钴60,600cGy至700cGy为1个疗程。

(4)三黄注射液,每次2mL,肌注,每日1次,30次为1个疗程。

(5)701注射液,每次2mL,肌注,每日1次,30次为1个疗程。

除此以外,根据病情进行输血、输液、针灸等对症处理。本组病例,中西医治法配合情况见表4。

表4 中西医结合治疗情况

治法	中草药	化疗	放疗	手术	三黄	701
例数	33	8	4	1	4	2
备注		其中1例为1个半疗程,1例为半个疗程	其中 1 例接受700cGy,1例接受200cGy		最多1例达4个疗程	

注:未注明者均为1~2个疗程。

五、疗效标准及结果

(一)疗效标准

根据治疗前后的临床症状与X线检查结果,参照全国抗癌药物经验交流学习班拟定的中西医药物治疗食管癌疗效标准而判定。

(二)统计分析

表5 症状及X线片的改变　　　　　　　　单位:例

症状及检查	改变			
	消失	改善	不变	加重
进食情况	3	8	12	10
吐白黏物	6	9	12	4
胸背痛	5	7	4	2
上肢痛	2			2
噫气呃逆	1	9	10	3
X线改变		2	5	12

注:X线检查一项中,部分病例因故未拍片对照,部分拍照不清,故未统计。

表5所示,症状与X线的改善,两者并非一致,症状改善的X线

检查不一定都有改善,而 X 线改善或恢复正常的,症状一般都有改善。本组疗效较好的 2 例随着 X 线改善及好转的同时,症状持续改善直至消失。相反,X 线改善不明显或恶化时,虽有一段时间的症状改善,亦易反复。据不完全追访,在仅有症状改善的病例中,有 5 例在出院后 3~5 个月内死亡,余者均不同程度地带肿痛生存。

表6　辨证分型与疗效的关系　　　　　　　　单位:例

分型	治疗效果			
	近愈	显效	有效	无效
肝郁气滞		1	3	2
血瘀气结	1		4	7
脾胃虚寒			4	5
湿热瘀毒				4
气血双亏				2

表6示疗效较好的是肝郁气滞证及血瘀气结证。一般而言,肝郁气滞多属早期,正气尚盛,抗癌能力尚强,多经疏肝解郁、健脾和胃后,进食改善而精神随之好转;血瘀气结证病邪虽深,但辨证属实,体质未衰,经以活血化瘀、清热止痛之剂,多可奏效。疗效差的湿热瘀毒证及气血双亏证,多属晚期,脾胃失职,中焦运化阻滞,失去生化之源,即使健脾培胃大补气血,也多难挽回危局。

再者,辨证分型也并非一成不变,而是随着病情的发展而转化,本组病例中,有 2 例原系为血瘀气结证,而后转化为脾胃虚寒证。

表7　疗效与疗法的关系

疗　效	例数	备注
近　愈	1(3级)*	
显　效	1(3级)	配合放疗(接受600cGy)
有　效	11	其中配合放疗1例,化疗4例,手术1例
无　效	20	其中配合放疗2例,化疗4例

*:先后住院 2 次。

从疗效结果来看是不够理想的,有效率仅为12/33,其中中西医结合在疗效上没有明显的提高,显效1例虽系中草药配合放疗获效,但近愈1例却是仅单服中药取得的。但有一点必须提出,凡边服用中草药边放疗或化疗的患者,一般副反应是轻微的,即使有较重的反应,若能即时停止放疗或化疗,中草药继续辨证施治,一般2~3d即可恢复。

六、几点体会

1. 肯定成效,寻找差距

本组病例疗效虽然不高,但必须肯定中医中药对肿瘤病的防治作用,仍属一种有前途及有价值的疗法,它作用于整体,能调整机体由于肿瘤所造成的损害和失调,能弥补和修复人体因放疗、化疗、手术所产生的副反应,有些药物有直接抑制癌肿生长的作用,通过辨证论治、调节阴阳,可以增强机体的抗癌力和免疫力,对晚期病人,在减轻痛苦、改善症状、延长寿命方面有一定的效果。但是该疗法也有弱点,就是对局部癌肿的消除能力较差,作用缓慢,对生长迅速的肿瘤,常多不能控制,另外给药途径较窄,一旦不能口服,常多束手无策,尽管剂型有所改进,但仍不能满足临床要求。

在中西医结合治疗的13例患者中,疗效并未明显提高,其原因我们考虑有以下几点:

(1)本组病例绝大多数属于晚期,正虚邪盛,攻伐稍强,多不能接受。

(2)观察时间较短,一般为1~2个疗程,即使有效,亦多难在短时间内巩固下来。

(3)对西药应用的适应证选择不严,给药的剂量、途径和时机在技术上还存在着一些问题,有待进一步提高。

2. 明确要领,持之以恒

在中草药治疗过程中,由于我们急于求成,曾一度未坚持辨证论治的原则,仅偏重一方一药的验证,只图走捷径,用一些偏方、经验方,不分年龄之大小、体质之强弱、病情之盛衰、病程之长短,一味施药,均多无效。如某食管癌患者,4年前曾以枳朴六君子汤化裁施治,取得了显著的效果,除自觉症状全部消失外,X线复查多次,均显示正常,并恢复工作,2年多后再次复发,继用原方服用多剂,并无效果,终归死亡,可见同人同病同一治法,其时机不同,结果不一。我组又曾用血府逐瘀汤化裁治愈1例食管癌患者,对其他患者施用,效果每多不著。从以上类似的临床验证中,我们体会到,要充分显示出中草药的疗效,就必须坚持中医辨证论治这一基本法则。对症下药,持之以恒,方可收效。

3. 征服肿瘤,必须走中西医结合的道路

从中草药治疗癌肿的优缺点来看,想应用单一中草药征服癌肿是有一定的困难的,国内有关文献也证实了这一点。只有中西医相互配合起来,才能各取其长,各补其短。虽然近年来我们对这一工作重视不够,经验不足,效果也差,但是日常的临床实践中却呈现出许多有价值的启示,为今后中西医结合征服癌肿奠定了基础。

征服肿瘤和打仗一样,要根据敌情,采取不同的战略战术,有时宜攻,置敌于死地,有时宜守,充实实力,以备再战。因此,我们要采用攻补兼施,标本兼治,各有侧重的原则,充分发挥各种疗法的长处。在消除主要局部病灶时,应集中优势兵力,用西医的手术、放疗等法进行猛攻,然后用抗癌的中草药进行全身治疗,以增强抗癌力,从而消灭残存的癌细胞,对所产生的副作用和引起的机体损伤,应以中草药为主,中西医结合,予以及时的培补和调整。对手术病例,术前若能以中医辨证处理及增强机体抗力,将有助手术的顺利进行和术后的较快恢复,对放疗、化疗所引起的热性反应和骨髓抑制现象,中医的清热养阴和补气益血办法常可纠正。对一些晚期病人,主要依靠中医中草药的治疗。除此之外,治疗肿瘤还需标本兼治,不能认为攻下癌肿就万事大吉,而应从整体观念出发,对出现的各种症状,应给予及时处理。要注意到,解除病人的一分痛苦,就增加了一分抗癌的有利因素,就可减少病人由于痛苦而降低抗癌能力。只有采用中西医的长处,综合应用,构成一个完整的医学体系,才是征服肿瘤的唯一途径。

七、小结

(1)本文小结了我组 1973 年运用中西医结合且以中草药为主的治疗方法观察的食管癌、贲门癌 33 例,有效率为 12/33。

(2)简略地介绍了治疗方法及观察情况。

(3)在体会中对中草药治疗肿瘤的方法做了初步评价,并对本组病例中西医结合疗效不高的原因提出了看法。

(4)继续坚持中医辨证施治法则,走中西医结合的道路是征服肿瘤的唯一途径。

附4:中西医结合治疗 4 例晚期胃癌的临床初步观察

肿瘤组　苏亚秦

在 1973 年,我组先后收治 4 例晚期胃癌患者,经中西医结合治疗,收到了一定效果。现将临床观察情况汇报如下:

一、病例诊断

4 例治疗观察病例均按全国抗癌药物学习班制订的标准确诊。同时均经外院剖腹,证实为广泛转移的晚期患者。

二、临床资料

4 例均为男性,1 例术前确诊,其余 3 例中,2 例诊为幽门梗阻可疑新生物所致,1 例诊为胃溃疡,经剖腹后均证实为胃癌并广泛转移。术后 2 例接受少量化疗后效果不著,2 例未经治疗,均先后收入我组,以中草药治疗为主,根据病情,配合部分化疗进行观察。

三、治疗方法

1. 中医疗法

根据中医辨证论治法则,以下为基础化裁治疗:

证型1:纳呆脘胀,呃逆嗳气,肢倦乏力,面肢浮肿,大便溏,脉虚弱,舌淡,苔薄白。此为胃肠功能紊乱之征象,宜健脾和胃,扶正祛邪。方用香砂六君子汤或枳朴六君子汤化裁。

证型2:纳则脘痛牵及胸背,纳呆腹满,消瘦乏力,脉弦紧,舌绀有瘀斑。此属血瘀气结之征象,宜活血化瘀,理气健脾。方用血府逐瘀汤,或202(丹参、瓜蒌、桃仁、枳壳、川牛膝、当归)化裁。

加减法:胃寒者加干姜、良姜,甚则加附子、肉桂等;脘胀者加青皮、枳实、莱菔子、玉片等;痛甚者加三七、元胡、没药、乳香等;纳呆者加鸡内金、炒三仙等;恶心者加代赭石、旋覆花、半夏、生姜等。抗癌片系我所自拟配制饮片。

2. 化学疗法

丝裂霉素(mitomyin c):0.08mg/kg;

氟尿嘧啶(5-Fu):10mg/kg;

阿糖胞苷(Gytosise Qrabinosiol):0.8mg/kg;

5%的葡萄糖液:250mL。

混合静点,每周1次,8次为1个疗程。根据情况,可配合输液、输血等支持疗法。

四、治疗结果

1例近愈,2例有效,1例无效。

五、体会

唯物辩证法认为"外因是变化的条件,内因是变化的根据,外因通过内因而起作用"。我们体会到,治疗癌症患者首先要做好患者的思想工作,使他们坚树抗癌信心,充分发挥患者的主观能动性,从思想上彻底清除"肿瘤不治之症"论,树立正确的人生观、生死观。要清除悲观失望、软弱无力、消极等死的情绪,使整个机体在正确思想的支配下,通过神经体液的调节就能直接或间接地焕发身体各部器官组织的旺盛机能,调动和增强人体内部的抗癌能力。本组4例患者中,例1与例4形成明显的对比。例1术中证明为一广泛转移的晚期患者,病灶未动,仅做胃空肠吻合术,以求缓解症状,但该患者在术后能正确对待疾病,树立了正确的生死观,住院期间能同医护配合,服从治疗,坚持同疾病做斗争,身为患者组长去说服其他患者,经常以焦裕禄、王德明同志为榜样,在病情稍有好转时,就要求参加轻微工作,以高度乐观精神对待肿瘤,带癌生存3年之久。相反的例4,病程短,病灶已大部分切除,症状轻,但由于思想负担重、情绪悲观,虽在积极的治疗及思想开导下,症状有一段时间的缓解,但思想问题还未彻底解决,尤其在出院后负担更甚,病情日转恶化,3个月后即死亡。

必须走中西医结合的道路,本组4例均经手术证实为广泛转移的晚期胃癌,2例做部分病灶切除,2例病灶未动,但经术后中草药辨证施治及化疗配治后,均收到了不同程度的疗效。这一实践提示,中西医结合是征服晚期肿瘤的唯一途径。

通过4例晚期胃癌的临床实践,使我们感到中草药治疗晚期肿瘤副反应少,且有一定的疗效。例2患者在术后坚持单服中草药,即使出院后也能坚持服用抗癌片,其症状全消,体重增加,状如常人,并能参加日常工作,由此可见中草药对术后机体功能的恢复和体内抗癌能力的增强有着明显的作用。

胃癌男性患者较多,设想其机理可能与性激素有关,因此在例1治疗期间,曾先后给予雌激素治疗,以企图改变机体内环境,使其不利于肿瘤细胞生长,而提高其他疗法的疗效。但鉴于病例太少,无法得出结论,有待今后进一步探索。

4 例患者,术后除例 2 未用化疗外,其余 3 例均先后用了不同的化学药物,在应用过程中,化学药物攻伐之力较强、副反应大,对术后体弱患者应慎重选用,其量宜小,隔时宜长,仅使癌细胞生长条件受到干扰延长其病程。待机体功能恢复后,再可全力攻伐。例 1 由于用量小、隔时长,副反应就小,例 3、例 4 用量较大,隔时较短,每多因副反应大而停用,尤其例 4,此可能与其精神状态有关。

六、小结

(1)本文将我组 1973 年度收治的 4 例晚期胃癌的治疗情况做了粗略的汇报,1 例近愈,2 例有效,1 例无效。

(2)通过临床实践,中草药对术后晚期胃癌有一定的效果,中西医结合治疗晚期肿瘤是唯一途径。

(3)提示晚期肿瘤的化学疗法,量宜小,隔时宜长。

(4)治疗肿瘤必须做好患者的思想工作,帮助树立战胜疾病的信心,使患者能正确对待疾病,保持乐观的心态及树立正确的生死观,此与疗效有直接的关系。

第八节　精研心病

1975 年春,由于工作需要,苏老师被调至大内科心血管组(时分呼吸组、心血管组、消化组、肝病组),组内有党俊民、雷忠义,先后又调来代淑芬、吴亚兰、金美瑄、王莎萍、孙毓明、陈国庆、陈选平等同志。除完成门诊工作外,苏老师的工作重点是在病房分管病人,包括诊断、治疗、会诊、疑难病案讨论、死亡病案讨论等,有时也参与院外会诊或省市领导的会诊保健工作。20 世纪 80 年代起,苏老师在心内科病房率先开展了心电监护工作,建立了体外反搏机治疗室,这些措施的引进反映了当时医学的最新进展,为心血管危重患者的及时救治提供了有力的诊断和治疗条件。

冠心病、高血压病是心血管系统的常见病、多发病,积极开展防治研究是医疗卫生战线上的一件大事。为遵照毛主席"预防为主"和"把医疗卫生工作重点放到农村去"的指示,进一步探索冠心病、高血压病在不同人群中的发病率和发病规律,1972 年医院组织医疗队深入农村,上山下乡,在陕西关中地区(大荔、三原、凤翔)3 个县对农民进行冠心病、高血压发病率与发病因素的调查及防治。

苏老师在完成好门诊和病房的工作基础上,1975 年春节过后又深入耀县下高埝地区巡回医疗站蹲点,建立了冠心病、高血压病防治点并全面主持工作。联合下高埝公社白家、肖家、中西 3 个大队的当地医务人员及赤脚医生共同组成普查小组,对 4 个自然村、7 个生产大队的 921 人进行了冠心病、高血压病及其他心血管病的普查,完成了《耀县下高埝公社农民冠心病、高血压病调查报告》(文章请见附 5)。1976 年元月,苏老师和鲍亚莉、李秋贤来到三原陵前公社地段医院、陵前大寨合作医疗站、大荔县双泉公社南北龙池大队合作医疗站,开设家庭病床,对普查出的 86 例农村患者进行治疗,送药上门历时 3 个月,苏老师作为冠心病研究组成员撰写论文(文章见附 6:草药羊红膻的药理作用及复方羊红膻片的临床疗效观察;附 7:《舒心宁片治疗农民冠心病 86 例疗效观察》,发表于《陕西新医药》1976 年第 4 期)。

同年 6 月突发唐山大地震,各地分批分点接收、治疗伤员,在此紧要关头苏老师和医疗队部分同志又被抽调到咸阳陕西中医学院附院。当时要求每个医生要收治四五名伤员,医护包干,除治疗外,主要是心理疏导,安抚情绪。前后历时 3 个多月,待轻伤员陆续返回、重伤员移交当地医院继续治疗后,他们又返回下高埝继续工作。

1977 年 6 月,苏老师又肩负起本院研究的心血管新药舒心宁(复方羊红膻片)的临床观察工作。1963 年在克山病防治期间,苏老师与吴禹鼎、吴永贤等人在陕北黄龙山区发现了草药羊红膻,当地有谚语"家有羊红膻,老牛老马拴满圈",当地群众将羊红膻用以防治老年牲畜脱毛、少食、乏力等病态。后经杨文儒及刘寿山的大力推荐,陕西省中医研究所心血管组、生药组、药理药化组对该药进行了大量研究,发现其具有降压、降脂及改善冠脉血流等作用,在此基础上加入黄芪、葛根、决明子等药,即制成新药舒心宁(复方羊红膻片)。

苏老师在完成对128例冠心病患者的临床研究后,又先后邀约了庆安医院等8个兄弟单位联合进行临床研究[文章请见附8:复方羊红膻片(舒心宁)对128例冠心病的临床观察]。1977~1980年,先后用单味羊红膻片剂临床验证观察288例冠心病、高血压患者(文章请见附9:单味羊红膻片的临床观察)。苏老师作为临床观察负责人,既要设计临床方案,还要安排观察随访,同时各点均派人驻点巡回,指导服药及解决临时发现的问题。其间冒寒暑、历雨雪,交通不便就骑自行车或步行,西至凤翔东到大荔,所到之处横跨关中地区4县8个生产队2个酒厂。同时,在西安及周边地区的兴平145职工医院、陕西中医学院附院、阎良公司职工541医院、红旗机械厂职工医院、庆安公司职工医院、西电公司职工医院、西安铁路职工医院、西安农械厂卫生科、重型机械厂职工医院、纺织职工医院、国棉三厂卫生所、国棉五厂卫生所、黄河职工医院、秦川职工医院、西安金属结构厂卫生科、国营朝阳仪器厂医院等单位设立观察点,为研制新药的临床观察打下了坚实的基础。经过各阶段扎实的工作,在新药研制的临床观察中才有了结论清晰、条理清楚、资料翔实的总结报告,其后苏老师撰写了《对82例农民冠心病的随访观察》(文章请见附10),1979年以《舒心宁的临床疗效观察及药理研究》荣获陕西省科研成果二等奖。

1978年,苏老师协同王树梓教授研制完成"扩管速"应用于临床。1982年9月,研究组对关中地区的凤翔、三原、大荔3个县的6个大队2个酒厂(凤翔东风酒厂、西凤酒厂)的农民中高血压病患者进行了一次 10 年随访性的调查报告（文章请见附 11：对关中部分地区农民高血压病的 10 年随访调查报告）。

附 5：耀县下高埝公社农民冠心病、高血压病调查报告

内科研究室心血管病组

1975 年 4 月 3 日，工作组深入耀县下高埝地区建立冠心病、高血压病防治点及面的工作，并于 5 月 11 日至 6 月 9 日在下高埝公社肖家、白家及中西 3 个大队与当地医务人员、赤脚医生组成普查小组，对 4 个自然村、7 个生产队的 921 人进行了冠心病、高血压病及其他心血管病的普查，初步结果如下：

一、调查方法和内容

（1）普查对象：冠心病普查组：随机普查 30 岁以上的男女农民。高血压普查组：在冠心病普查组的基础上选定 1 个大队（3 个生产队）随机普查 14 岁以上至 30 岁以下的人群。

（2）调查的方法：依据 1974 年（北京）全国冠心病、高血压病普查预防座谈会所拟定的 1975 年关于冠心病和急性心肌梗死、高血压和急性脑血管病的流行病学调查及预防工作规划（草案）精神及统一表格，包括询问病史、生活史、家族史、体格检查、血压测定、心电图检查、眼底检查，同时还做血脂测定及膳食营养调查。心电图检查均为休息心电图，取标准导联及单极加压肢体导联、胸导联 V_1、V_3、V_4、V_5 共 10 个导联。一般做二级梯双倍运动试验，对年老和行动不便或不适于做运动试验的人群，一律改做葡萄糖负荷试验或饱餐试验。另外，对年轻女性，临床无冠心病症状或疑有自主神经功能紊乱者进行了心得安试验。对个别年轻女性运动试验阳性者，为了排除由于缺乏运动素养而致的假阳性，在相距一定时间后又做了葡萄糖负荷试验。

（3）诊断标准：根据 1974 年全国冠心病、高血压病座谈会议修订冠心病诊断参考标准。

二、调查结果

1. 患病率

本组所调查的 542 名 30 岁以上农民中符合上述标准的,确诊为冠心病者 35 人,患病率为 6.46%;可疑冠心病 45 人,占总检查人数的 8.3%;确诊为心肌梗死者 2 例,患病率为 0.37%,占确诊冠心病的 5.71%。

调查 14 岁以上的农村人口 511 人中,符合前述标准确诊为高血压病者 35 人,患病率为 6.85%。

2. 与发病有关的因素

(1)性别与年龄的影响:冠心病普查组 542 人中,男性 229 人,女性 313 人,男女受检人数之比为 1∶1.32,从调查结果可以看出,冠心病的发生与年龄有密切关系,年龄越大,发病率愈高,其中男性发病最高组为 60~69 岁和 70 岁以上的人群,女性组亦基本如此。对 30~49 岁的女性运动试验心电图有问题,又有明显自主神经功能失调者或年龄较轻而临床无任何症状者,进行了心安得试验、葡萄糖耐量试验,排除了一些假阳性患者。但这 2 个年龄组,特别是 40 岁以上的年龄组患病率明显高于 50 和 60 岁的年龄组,本组男性患病率为 3.49%,女性患病率为 8.63%,男女之比 1∶2.47,女性患病率比男性显著高(见表 1,$\chi^2 = 4.97$,$0.05 > P > 0.01$)。高血压病普查组年龄、性别因素见表 2。

表 1　冠心病患病率与性别、年龄的关系

年龄/岁	男　性			女　性			共　计		
	受检人数	冠心病人数	患病率/%	受检人数	冠心病人数	患病率/%	受检人数	冠心病人数	患病率/%
30~39	71	0	0	111	6	5.45	182	6	3.3
40~49	62	0	0	90	12	13.33	152	12	7.89
50~59	52	21	3.85	69	5	7.25	121	7	5.79

表1(续表)

年龄/岁	男　性			女　性			共　计		
	受检人数	冠心病人数	患病率/%	受检人数	冠心病人数	患病率/%	受检人数	冠心病人数	患病率/%
60~69	35	4	11.43	31	1	3.23	66	5	7.58
70岁以上	9	2	22.22	12	3	25	21	5	23.9
合计	229	27	3.49	313	27	8.63	542	35	6.46

表2　高血压患病率与性别、年龄的关系

年龄/岁	男　性			女　性			共　计		
	受检人数	高血压病人数	患病率/%	受检人数	高血压病人数	患病率/%	受检人数	高血压病人数	患病率/%
14~29	132	1	0.76	132	0	0	264	1	0.38
30~39	31	1	3.23	48	4	8.33	79	5	6.33
40~49	29	1	3.45	44	3	6.82	73	4	5.48
50~59	26	3	11.54	33	11	33.33	59	14	23.73
60~69	20	3	15	10	5	50	30	8	26.67
70岁以上	3	2	66.67	3	1	33.33	6	3	50
合计	241	11	4.56	270	24	8.89	511	35	6.85

从表2可以看出高血压病在男女两性中,女性发病率为8.89%,男性为4.56%,男女之比为1:1.95,女性高于男性。男女两性患病率均随年龄而递增。

(2)高血压对冠心病的影响:本组冠心病普查对象542例全部有血压记录,确诊为高血压病者64例,占11.81%,其中确诊合并有冠心病者9例,占13.64%;血压正常者478例中,确诊冠心病者26例,占5.46%。而确诊冠心病的35例中,兼有高血压病的就有9例,占25.71%;冠心病普查组除去冠心病者35例以外的507例中有高血压病人55例,占10.8%。

(3)饮食与生活嗜好对患病的影响:本组所查农民的膳食,皆为植物油(棉籽油、菜油),主食为小麦、玉米、小米,粗细粮搭配,但缺乏蔬菜,而冠心病患病率并不比其他人群低。吸烟者 187 人,而冠心病人中只有 6 人吸烟,占吸烟人数的 3.2%,这可能和冠心病人中女性居多有关。饮酒者为 213 人(皆为偶饮)。尚看不出饮食、吸烟及饮酒对冠心病发病有何影响。

(4)胆固醇、甘油三酯对患病率的影响:本组共有 317 人接受胆固醇检查,245 人接受甘油三酯检查,但多数均在国内规定正常范围。从检查结果来看(参考表 3),高血压组、可疑冠心病组及冠心病组胆固醇皆高于健康组($P<0.01$)。4 组甘油三酯差别不显著($P>0.05$)。表 3 中数值、单位均为多年前的调查分析结果。

表3　高血压组、冠心病组与健康组血脂比较

组别	胆固醇			甘油三酯		
	例数	含量/(mg/dL) 均值±SD	P 值	例数	含量/(mg/dL) 均值±SD	P 值
健康组	213	150±106.3		169	78±18.6	
高血压病组	42	186±40.6	<0.01	32	80±18.9	> 0.05
可疑冠心病组	31	166±54.8	<0.01	21	79±31.5	>0.05
冠心病组	31	185±7.5	<0.01	23	85±5.4	>0.05
总数	317			245		

注:甘油三酯:1mg/dL=0.0113mmol/L

　　胆固醇:1mg/dL=0.0259mmol/L

(5)冠心病患者的体重与体型的分布:从表 4 中可以粗略看出冠心病患者的体重、体型多分布在正力型及标准体重(身长-105)±5kg 的范围及体重过重的人。

表4　冠心病患者的体重与体型的分布　　　　　　单位:例

体型	确诊	疑诊
超力型	4	4
正力型	26	31
无力型	5	5

表 4(续表)

体重差范围/kg	确诊	疑诊
-10 以上	1	2
-5 以上	2	0
±5	16	23
+5 以上	10	8
+10 以上	6	7

三、讨论

(1)患病率:本组 30 岁以上的 542 名农民中,冠心病的患病率为 6.46%,较我们 1972 年所普查 40 岁以上的 1801 名农民的调查结果患病率 5.83% 稍高,经统计学处理,差别不显著($x^2 = 0.1858, P > 0.1$),仍未超出国内报告的 0.74% ~9.46% 的范围。由于本次普查的年龄组提前了 10 岁,而冠心病的患病率却有增加,且其年龄组有年龄下移的倾向,在 30 岁年龄组中共有 182 名农民受检,检出冠心病患者 6 名,占该年龄组的 3.3%,说明冠心病的防治研究工作不但对于保护老年人,而且对保护主要劳动人群是非常重要的。

高血压病组 14 岁以上的 511 名农民中,高血压的患病率为 6.85%,其中 30 岁以下的患者只有 1 名,占 0.2%;而 30 岁以上的人群有高血压 34 人,占 6.65%,其比例随年龄递增。其中 30 岁以下年龄组较其他省市的报告为 3% ~5% 为低,30 岁以后亦低于 10% ~15% 但却未超出 3.95% ~23.4% 的范围。另有 3 名患者过去曾发生脑血管病。

2 例未参加查体,不包括在 511 人之内。这里值得提出的是,我们对冠心组和高血压组的人群随机进行眼底检查 633 人,眼底有 I ~III 级动脉硬化改变者 176 人,占被检查人数的 27.80%。最严重的是随机检查的 112 名 30 岁以下的人群,其中 20 岁以下的青少年有动脉硬化且眼底改变的竟达 11 人,其中 1 例 14 岁女学生,身体健康状况尚好,而眼底改变竟达到 II 级动脉硬化水平,说明动脉硬化防治研究工作是非常重要的。

（2）发病因素：根据我们调查分析，冠心病、高血压病的发生首先和年龄有密切关系，随年龄而递增，年龄愈大患病率愈高，此倾向在男女两性中略有差异。在性别上，两组女性发病率均高于男性，冠心组为 1:2.47，高血压组为 1:1.95，两组似有某种相互关系，但经统计学处理，关系并不显著。至于女性为什么发病率较男性为高，可能的原因是：①农村女性家务负担较重，精神经常处于紧张状态易激动；②与更年期内分泌紊乱有关；③女性重体力活动较少。

关于饮食与发病的关系，文献强调长期摄入过量动物脂肪，可能与本病的发生有密切的关系。本组普查的 921 名农民喜吃素食，而冠心病与高血压病的患病率也并不很低，其他省市也有同样报告，说明在我国一般膳食营养条件下，动物脂肪摄入的多少，在冠心病及高血压的发病因素上，并不显得非常重要。吸烟、饮酒等嗜好在本组病例中尚看不出与本病发生有明显关系。但对冠心病患者仍应强调低脂饮食、禁饮烈性酒、禁烟。

关于血脂与本病的关系，文献报告有密切关系，我们普查中对 317 例对象随机进行胆固醇检查后发现冠心组及高血压组的胆固醇水平都非常显著地高于健康组（$P<0.01$），说明血清胆固醇水平与发病密切相关。另外，我们同时测定了甘油三酯，经统计学处理，与健康组差别不显著，可能与当地农民以碳水化合物为主的饮食有关，其次由于操作过程比较烦琐，方法学方面的问题也难能分开，有待今后继续改进。

关于体重、体型与发病的关系：从本次普查发现的 35 名冠心病患者的体重、体型分布来看，以正力型及标准体重±5kg 这个范围的和超力型的人患病居多，此点与广州、南昌等地报告相吻合，提示我们要改变传统观念，体重要保持适度为好。

附6：草药羊红膻的药理作用及复方羊红膻片的临床疗效观察

陕西省中医研究所内科研究室心血管病组　苏亚秦

草药羊红膻系伞形科茴芹属植物缺刻叶茴芹，学名为 *Pimpinella*

Thellugiane Wolff,药用根或全草。本药是从民间发掘的草药,民间有句谚语:"家有羊红膻,老牛老马拴满圈",兽医用它治疗牲口倒毛、乏力、消瘦等。在这里,"老牛老马"的"老"字很重要,使我们受到启示,即它能防治老牲畜的病,有可能也对防治人类的老年病有益。另外,从中医的观点来看,人的衰老和肾密切相关,羊红膻具有补肾壮元阳的作用,延安市黄龙县用羊红膻治疗克山病有效。

我所药物研究室药理学组经初步药理实验证明:以羊红膻全草制剂(相当于生药量 0.25g/kg)静脉给药,能扩张豚鼠及狗的冠状动脉,降低冠脉阻力,予给药 1min 和 60min 最为显著。心肌耗氧量逐步降低,以 60min 为显著,同时减慢心率;能增加脑血流量,一般于注射后 10min 脑血流量开始增加,20min 为最高,到 60min 仍维持在较高水平;脑血管阻力于给药后 10min 开始降低,到 60min 仍维持在较低水平。实验还证明:羊红膻对肾血流量和肾血管阻力亦有同样的作用。

羊红膻对狗血压的影响:以羊红膻静脉给药(剂量同前)后,血压明显下降,降压幅度平均为原水平的 42.4%,维持时间为 30s 至 3min,经统计学处理 $P < 0.01$,同时做快速耐受性试验,说明无明显的耐受性。其降压机制似与 M-胆碱反应系统、肾上腺能反应系统、神经节、内感受器均无关,也不抑制心脏,可能与血管扩张、降低血管阻力,释放组织胺有关。

实验还提示:它能非常显著地延长小白鼠的游泳时间,提高小白鼠耐常压缺氧的能力。实验结果还表明:羊红膻能显著预防甘油三酯升高,有减轻肝脏脂肪变的作用,对谷丙转氨酶、血色素、胆固醇、体重等无明显的影响。连续给药 1 个月后,做上述检查,处死动物后经肉眼观察及组织学检查,心、肺、肝、脾、肾与对照组无差别。

急性、毒性实验:大量给药组给药后立即出现俯卧不动,后肢松弛,5~15min 后出现举尾,挣扎,反射消失,呼吸加深、加快,最后呼吸抑制死亡。其他组均出现程度不等的腹泻,后肢松弛,活动减少,

72h 内的死亡率按 Kavbev 氏法计算：$LD_{50}=24.63g/kg$ 体重。这个剂量比常规用量 $0.25g/kg$ 要大得多，而在常规用量时，是没有什么毒性作用的。

以上药理提示：羊红膻可能是防治高血压、冠心病的一种有效药物，值得进一步分离提纯，进行药理和临床验证。

根据以上药理研究结果，经研究组成以羊红膻为主的复方片剂——舒心宁，并在农村科研点上对 86 例农民冠心病患者进行治疗观察，现将口服"舒心宁"片临床疗效总结如下：

一、一般情况

86 例患者均系本所历年普查中新发现的农民患者，其中男性 22 人，女性 64 人，男女之比为 1∶2.91，发病年龄最小者为 31 岁，最大者为 84 岁。男性组以 60～69 岁者为多，女性组以 50～59 岁为多。这些患者常年生活在农村，从事体力劳动，以小麦、玉米为主食，基本是低脂、低胆固醇饮食，男性患者多有吸烟及饮酒的嗜好，女性则无。

二、诊断

病情分级及疗效评定均按 1974 年北京全国防治冠心病、高血压病座谈会修订标准进行判定。

三、舒心宁片药味组成

由羊红膻、决明子、葛根、黄芪、槐米、陈皮、维生素 C、首乌等中西药物组成。由本所药房浓缩提取制成糖衣片剂。

本方的组成出发点是根据冠心病是一种老年病，这种病人多伴有脂质代谢紊乱的高脂血症、高血压病等，临床上多见劳力性、发作性胸痛、胸闷、心悸、气短、头晕，舌体胖大有齿痕、脉弦等症状特点，结合临床探索自拟。

四、治疗及观察方法

所有病例均采用口服"舒心宁"片,每日服 3 次,每次服 4 片,一般在饭前服用。凡服本药患者,一律停服其他中西药,个别病例偶含硝酸甘油片。20d 为 1 疗程,服 2 个疗程,中间停药 5~7d。病人休息、劳动、生活未做硬性规定,但观察时期恰是农忙季节,劳动强度一般较大。病人在服药前后,做常规的心电图、血脂、肝功、血尿常规、血压、查体等进行对照,所有病例每 3d 随访,登记症状、体征、血压、脉象、舌苔等各 1 次,进行动态观察。

五、观察结果

临床疗效:本组患者多数为隐性冠心病,患者服药后一般症状如胸痛、胸闷、心悸、气短、头晕、肢麻等都有改善,食欲增加,精神变好。症状明显改善的计 47 例,症状改善的 30 例,总有效 77 例。

心电图疗效:本组患者有 7 例在治疗前后心电图稳定正常。另外有 79 例治疗前心电图不正常,经治疗显效 17 例,改善 43 例,无效 17 例,恶化 2 例,总有效病例 60 例。

86 例患者中有心绞痛及可疑心绞痛者 35 例,经治疗,30 例为显效或改善。

另外,我们观察到本药对高血压病患者亦有一定的治疗作用,36 例兼有高血压患者显效 12 例,有效 14 例;另有 5 例明显的脑动脉硬化患者或并发脑血管意外后遗症的患者服药后肢麻、头晕、项强等有一定程度的改善,握力肢体功能也有一定程度的恢复。

表1　治疗后胆固醇变化情况表　　　　　单位:例

波动范围/（mg/dL）	治疗后胆固醇下降的患者例数					治疗后胆固醇上升的患者例数	
	>200	151~200	101~150	51~100	0~50	0~50	50以上
原正常例	0	1	0	4	7	16	4

表1(续表)

波动范围/(mg/dL)	治疗后胆固醇下降的患者例数					治疗后胆固醇上升的患者例数	
	>200	151~200	101~150	51~100	0~50	0~50	50以上
原不正常例	0	2	7	14	8	6	2
合计例	0	3	7	18	15	22	6

关于血脂,从表1可以看出71例治疗前后均查胆固醇的病人,胆固醇下降50mg/dL以上者28例,治疗前71人的胆固醇均数为(216.0±63.5)mg/dL,治疗后的均数为(170.3±54.8)mg/dL,经统计学处理$P<0.001$,有显著的差异。另外也查了甘油三酯,治疗前共查77例,平均数值为59.9mg/dL,服药后查了54例,平均数为77.5mg/dL,均在正常范围,这个数值较正常人为低,可能与方法学问题有关。

六、副作用

在观察过程中,绝大部分病人未发现有明显的副作用,只有2个病人反映空腹服药后胸部稍有烧灼感,改为饭后服药即不再出现上述现象。2例在服药3~5d时有腹泻现象,停药1d即自行恢复,可能与首乌、决明子有关;另一名患者开始服药的头几天有点头昏,坚持服药一段时间后,头昏即自行消失。另外我们对服药的所有患者进行了服药前后血、尿常规及肝功检查,未发现药物对血、尿及肝功有什么影响。

七、讨论

1.舒心宁作用的可能途径

从祖国医学观点来看,冠心病、心绞痛多与七情内伤、劳累过度、饮食失节、气候骤变有关,当这些因素长期作用时,便破坏了心脏阴阳相对平衡,可导致心阴不足或心阳不振,进而影响血液循环之流畅,特别是后者,即所谓"气为血之帅""气行则血行,气滞则血凝"。而心阳又靠肾阳之温养,心肾相交,水火既济。肾气亏虚,则悸动而喘。肺主气,朝百脉与血脉之循环关系极为密切。肝藏血,主筋,主疏泄,喜条达,说明肝有疏通血管的作用,营血不足,疏通失职,则气血运行不畅,可见冠心病与心、肺、肝、肾的关系极为密切。本方主药羊红膻是从民间发掘出来的中草药,其味辛膻,性温,有强身、壮元阳、益气补血之作用,民间用以治疗阳痿不育症,克山病区人民用以防治克山病,还用于治疗老年性慢性气管炎等。

葛根解肌解痉,和胃生津;黄芪补气以辅助羊红膻之作用;陈皮疏理气机,芳香健胃;决明子咸平无毒,清肝益肾,明目化痰,疗唇口青,久服益精轻身,其子润泽,以防羊红膻之燥性;首乌能止心痛,益血气,合用则有益气养血,壮元阳,活血化瘀,抗衰老之功能,这和前述病人临床症状的改善,体力增进是相一致的。

从现代科学观点来看:如前所述,羊红膻有扩张冠脉及脑、肾动脉,降低心肌耗氧量,同时有一定的降压作用和降血脂的作用,这点和临床观察基本一致。又葛根能扩张冠脉及脑动脉,改善心脑的供血;黄芪具有扩张血管、强心、利尿及降压作用,以加强羊红膻在这两方面的作用;首乌、决明子具有降血脂作用,并有一定的降压作用;槐米、陈皮、维生素 C 等都有一定的改善血脂代谢与降压作用。舒心宁片的临床疗效及心电图疗效在一定程度上证实了上述药物的协同作用。舒心宁片对冠心病患者的心电图疗效及血脂疗效是明显的,疗效一般出现在第 2 个疗程后,有 32 例病人是在服完药以后 7~10d 才开始复查,疗效仍较为满意,说明它不像单纯的速效冠脉扩张剂,而与改善脂质代谢、降低血压、促进侧支循环等多种因素有关。但其是否对已经形成的粥样硬化斑块及病人的高凝体质有影响,有待进一步证实。

2.疗效与中医证型之间的关系

临床疗效主要以气滞血瘀证及胸阳痹阻证为较好。心电图疗效以胸阳痹阻证为较好。

3.影响疗效的可能因素

（1）从心电图变化情况看,本药对束支传导阻滞、房颤等影响不大。

（2）一组病人中,患慢性肝病者或既往有肝病史者颇多,病人面部有色素沉着,食欲不振,舌边尖有瘀点者较多,如能在方中加入既能活血化瘀又兼有护肝作用的药物,如丹参、山楂兼治并发症则疗效可能会有改善。

（3）寒冷季节因素。

（4）疗程短。由于观察时间较短、病例基数较少,方法也欠全面,因此尽管我们在事前对诊断标准及疗效判定方法等进行了学习和统一认识,但在具体工作中各防治点在掌握应用时,仍可能有差异,所有这些都有待在今后的扩大验证工作中加以改进提高。

以上摘要,如有不妥之处,请批评指正。

协助单位:本所基础科药理组、生化组、药房、心电图室,耀县下高埝公社肖家、白家及中西大队合作医疗站,三原陵前公社地段医院及陵前、大寨合作医疗站,大荔县双泉公社南、北龙池大队合作医疗站。

附7:舒心宁片治疗农民冠心病86例疗效观察

陕西省中医研究所内科冠心病研究组　苏亚秦

善于实践并反复验证才能获得确切的临床疗效,提高临床疗效才是硬道理。现将1975～1976年对关中部分地区农民86例冠心病口服舒心宁片的临床疗效总结如下:

一、一般情况

86例患者均系本所历年普查中新发现的农民患者,其中男性22例,女性64例,男女之比为1:2.91;发病年龄最小者为31岁,最高者为84岁。男性组以60～69岁者为多,女性组以40～59岁及60～

69 岁为最多(见表 1)。这些患者常年生活在农村,从事体力劳动,以小麦、玉米为主食,基本都是低脂、低胆固醇饮食,男性患者多有吸烟及偶尔饮酒的嗜好,女性则无。

表 1 不同年龄、性别的例数分布

年龄/岁	男性例数	女性例数	合计例数
30～39	1	6	7
40～49	1	22	23
50～59	4	22	26
60～69	11	12	23
70～79	4	2	6
80 岁以上	1	0	1
合　计	22	64	86

二、诊断

病情分级及疗效评定均按 1974 年北京全国防治冠心病、高血压病座谈会修订标准进行判定。

三、治疗及观察方法

所有病例均采用口服舒心宁片,每日服 3 次,每次服 4 片,一般在饭前服用,凡服本药患者,一律停服其他中西药,个别病例偶含硝酸甘油片,20d 为 1 个疗程,服 2 个疗程,2 个疗程中间停药 5～7d。病人休息、劳动、生活未做硬性规定,但观察时期,恰是农忙季节,劳动强度一般较大。病人在服药前后,做常规的心电图、血脂、肝功、血尿常规、血压、查体等进行对照,所有病例每 3d 随访登记症状、体征、血压、脉象、舌苔进行动态观察。

四、舒心宁片药味组成

由羊红膻、决明子、葛根、黄芪、槐米、陈皮、维生素 C 共 7 种中西药物组成,由本所药房浓缩提取制成糖衣片剂。

本方的组成出发点是根据冠心病是一种老年病,这种病人多伴有脂质代谢紊乱的高脂血症、高血压病等,临床上多见劳力性、发作性胸痛、胸闷、心悸、气短、头晕,舌体胖大,边有齿痕,脉弦等症状特点,结合临床探索自拟。

五、观察结果

临床疗效:本组患者多数为隐性冠心病。患者服药后一般症状如胸痛、胸闷、心悸、气短、头晕、肢麻等都有改善。食欲增加,精神变好。症状明显改善的计 47 例,占 54.65%;症状改善的有 30 例,占 34.88%;总有效率为 89.53%。心电图疗效显著者 27 例,占 31.40%;好转者 43 例,占 50%;总有效率为 81.40%(见表2、表3)。

86 例患者中有心绞痛及可疑心绞痛者为 35 例。经治疗,30 例为显效,显效率为 88.89%,见表4。

表2　心电图变化情况表　　　　单位:例

项目	治疗前									治疗后									治疗效果			
	休息			运动			葡试			休息			运动			葡试			显效	改善	无变化	恶化
	-	±	+	-	±	+	-	±	+	-	±	+	-	±	+	-	±	+				
多发多源 VPS		1				2				1				1	1				1	2		
多发 VPS		2								1				1					1	1	0	
窦房传导阻滞						1								1						1		
RBBB+LAH		1										1										1
TV1>TV5			3							3										3		
左右室肥厚		1										1										1
ST段 水平↓0.05mV	5	4	3	15		2				7		1	14	4	1		1	1	14	13	2	
ST段 水平↓0.075mV				2		5							1	1	5				3	3	1	
ST段 水平↓0.1mV				1		1							1		1					2		

表2(续表)

		治疗前									治疗后									治疗效果			
		休息			运动			葡试			休息			运动			葡试			显效	改善	无变化	恶化
		-	±	+	-	±	+	-	±	+	-	±	+	-	±	+	-	±	+				
T波	低平		10		2	4				1	4	5	2	2	2	1		1		3	9	5	
	双向																						
	切迹																						
	倒置	1	5				6				1	2	3	3	3					3	6	2	1
房颤			1									1											1
陈旧心肌梗死			2									1			1					1	1		
并行节律			1									1											
病窦			1									1											1
RBBB			1									1											1
房速								1								1							
窦缓			1									1										1	
合计		5	1	37	3	2	35	1	2	20	9	13	27	12	2	1		2		27	43	15	1

表3　临床疗效与心电图疗效相关表

临床疗效	心电图例数					
	显效	好转	无变化	加重	合计	占比/%
显效	17	21	9		47	54.65
改善	7	19	4		30	34.88
基本无效	3	3	1	1	8	9.30
恶化			1		1	1.16
合计	27	43	15	1	86	
占比/%	81.40	50	17.44	1.16		

表4　心绞痛疗效　　　　　　　　　　单位:例

疗效	男性例数	女性例数	合计
显效	6	24	30
有效	0	0	0
无效	1	3	4
加重	1	0	1
合计	8	27	35

另外,我们观察到本药对高血压病患者亦有一定的治疗作用(见表5),36 例兼有高血压患者中显效 12 例,有效 14 例,有效率为72.22%;另有 5 例明显的脑动脉硬化或并发脑血管意外后遗症的患者服药后肢麻、头晕、项强等有一定程度的改善,肢体握力肢体功能也有一定程度的恢复。

表5　血压变化情况表　　　　　　　　　　　　　单位:例

项　目	男性例数	女性例数	合计
舒张压下降 10mmHg 并达正常范围者	6	6	12
舒张压虽未下降正常但下降 20mmHg 以上者	0	0	0
舒张压下降不及 10mmHg 但达正常范围者	0	0	0
舒张压较治疗前下降 10～19mmHg 未正常者		6	6
收缩压较治疗前下降 30mmHg 以上者	1	7	8
无　　　效	5	5	10
合　　　计	12	24	36

关于血脂:从表6可以看出,71 例治疗前后均查胆固醇的病人,胆固醇下降 50mg/dL 以上者 28 人,占 39.44%,治疗前 71 人的胆固醇均数为(216.0±63.5)mg/dL;治疗后的均数为(170.3±54.8)mg/dL,经统计学处理 $P<0.001$,有非常显著的差异。另外甘油三酯治疗前共查 77 人,平均数值为 59.9mg/dL,服药后复查了 54 人平均数为77.5mg/dL,表 6 中的数值、单位均为多年前调查、分析结果。均在正常范围,这个数值较正常人为低,可能与方法学问题有关。

表6　治疗后胆固醇变化情况表　　　　　　　　　　单位:例

波动范围/ (mg/dL)	治疗后胆固醇下降的患者例数					治疗后胆固醇上升的患者例数	
	>200	151～200	101～150	51～100	0～50	0～50	50以上
原正常	0	1	0	4	7	16	4
原不正常	0	2	7	14	8	6	2
合　计	0	3	7	18	15	22	6

注:胆固醇:1mg/dL=0.0259mmol/L

六、副作用

在观察过程中,绝大部分病人未发现有明显的副作用,只有 2 个病人反映空腹服药后胸脘稍有烧灼感,改为饭后服药后即不再出现上述现象。前述 2 人中的 1 名患者为脑血管意外后遗症,另 1 名为脑血管意外后遗症的老人,在服药 3～5d 后有腹泻现象,停药 1d 即自行恢复,可能与决明子有关。另 1 名兼有高血压的患者开始服药的头几天有点头昏,坚持服药一段时间后,头昏即自行消失。另外我们对服药的所有患者进行了服药前后血、尿常规及肝功检查,未发现药物对血、尿及肝功有什么影响,并对肝功进行了统计学处理($T<2$ 无显著性)。

七、讨论

1. 舒心宁作用的可能途径

从祖国医学观点来看,冠心病、心绞痛多与七情内伤、劳累过度、饮食失节、气候骤变有关,当这些因素长期作用时,会破坏心脏阴阳的相对平衡,可导致心阴不足或心阳不振,进而影响血液循环之流畅,特别是后者,即所谓"气为血之帅""气行则血行,气滞则血凝"。而心阳又靠肾阳之温养,心肾相交,水火既济。肾气亏虚,则悸动而喘。肺主气,朝百脉与血脉之循环关系极为密切。肝藏血,主筋,主疏泄,喜条达,说明肝有疏通血管之作用,营血不足,疏通失职,则气血运行不畅,可见冠心病与心、肺、肝、肾的关系极为密切。本方主药羊红膻是从民间发掘出来的中草药,其味辛膻、性温,有强身、壮元阳、益气补血之作用,民间用以治疗阳痿不育症,克山病区人民用以防治克山病,还用于治疗老年性慢性气管炎等;兽医用以治牲口倒毛、伤力、乏瘦,更有"家有羊红膻,牲口拴满圈"的民间谚语。

葛根解肌解痉、和胃生津;黄芪补气以辅助羊红膻之作用;陈皮疏理气机,芳香健胃;决明子咸平无毒,清肝益肾,明目化瘀,疗唇口青,久服益精轻身,其子润泽以防羊红膻之燥性,合用则有益气养血、壮元阳、活血化瘀、抗衰老之功能,这和前述病人临床症状的改善,体力增进是相一致的。

从现代科学观点来看,本所药物研究室药理组经过动物实验证实羊红膻有扩张冠脉、改善冠脉血流的作用,尤其能降低心肌耗氧量,同时有一定的降压作用和降血脂的作用,这点和临床观察基本一致。又葛根能扩张冠脉及脑动脉,改善心脑的供血;黄芪具有降低心肌耗氧量及降压作用,以加强羊红膻在这两方面的作用;决明子具有明显的降血脂作用,并有一定的降压作用;槐米、陈皮、维生素 C 等都有一定的改善血脂代谢与降压作用。舒心宁片的临床疗效及心电图疗效在一定程度上证实了上述药的协同作用。舒心宁对冠心病患者的心电图疗效及血脂疗效是明显的,疗效一般出现在第 2 个疗程后,有 32 例病人在服完药后 7 ~ 10d 才开始复查,心电图疗效仍较为满意,说明它不像单纯的速效冠脉扩张剂,而似与改善脂质代谢、降低血压、促进侧支循环等多种因素有关。但其是否对已经形成的粥样硬化斑块及病人的高凝体质有影响,有待进一步证实。

2. 疗效与中医证型之间的关系

从表 7 可以看出:临床疗效主要以气滞血瘀证及胸阳痹阻证为最佳。从表 8 可以看出,心电图疗效以胸阳痹阻证为较好,而这两种证型主要表现为有心绞痛或可疑心绞痛的患者或为发作性胸闷的患者。

3. 影响疗效的可能因素

(1)从心电图变化情况看,本药对束支传导阻滞、房颤等影响不大,可能与服药时间较短有关。

(2)患者若同时患有慢性肝病或既往有肝病史,病人面部有色素沉着,食欲不振,舌边尖、有瘀点者颇多,如能在方中加入既能活血化瘀又兼有护肝作用的药物,如丹参、山楂则疗效可能会有改善。

(3)寒冷季节因素。

八、小结

本文总结了我们在关中地区的 3 个普查点,对查出的 86 例农村病人开设家庭病床,送药上门,运用舒心宁进行治疗的临床疗效,从临床、心电图、血脂、血压等方面来看,有一定的苗头,但由于观察时间较短、病历基数较少,以及方法欠全面等,都有待于在今后的扩大验证工作中加以改进提高。

表 7　中医分型与临床疗效的关系

中医分型	例数	治疗结果(临床)/例				显效率/%	有效率/%
		显效	改善	无效	恶化		
阴阳两虚	13	7	4	2	0	53.85	30.76
阴虚阳亢	19	7	8	4	0	86.84	42.11
肝气郁结	8	5	2	1	0	62.50	25.00
胸阳痹阻	16	10	6	0	0	62.50	37.50
气滞血瘀	19	10	8	0	1	52.10	42.11
血虚心悸	3	3	0	0	0	100.00	0

表 8　中医分型与心电图疗效的关系

中医分型	例数	治疗结果(心电图)/例				显效率/%	有效率/%
		显效	改善	无效	恶化		
阴阳两虚	13	4	8	1		30.77	61.54
阴虚阳亢	19	9	6	4		47.37	31.58
肝气郁结	8	4	2	2		50.00	25.00
胸阳痹阻	16	3	12	1		18.75	75.00
气滞血瘀	19	7	7	5		30.84	36.84
血虚心悸	3	2	1	0		66.67	33.33
脾肾阳虚	2	0	2	0		0	100.00
未定型	6	0	4	2		0	66.67

协作单位:本所基础科药理组、生化组、药房、心电图室,耀县下高埝公社肖家、白家及中西大队合作医疗站,三原陵前公社地段医院及陵前、大寨合作医疗站,大荔县双泉公社南、北龙池大队合作医疗站。

附8:复方羊红膻片(舒心宁)对128例冠心病的临床观察

内科研究室心血病组　苏亚秦　雷忠义　吴亚兰

复方羊红膻片(舒心宁)是一种中草药复方片剂,我组曾用该药观察了86例冠心病,具有一定疗效,继之于1977年6~11月,先后邀约庆安等8个兄弟单位,共选病员160例进行扩大验证,现将资料完整的128例验证结果汇报如下:

一、病例选择及一般情况

1.病例选择标准

诊断及疗效判定均依1974年全国"冠心病、高血压病普查预防座谈会"标准为准。

2.一般情况

(1)性别、年龄及职业。

性别:男性84例,女性44例。

年龄:30~39岁者11例;40~49岁者63例;50~59岁者42例;60~69岁者7例;70岁以上者5例。其中以40~59岁者居多,最小31岁,最大77岁。

职业:干部66例,工人53例,家属8例,军人1例。

(2)临床类型:心绞痛58例,隐性冠心病32例,心肌梗死(陈旧性)13例,心律失常22例,慢性心力衰竭3例(见表1)。

表1　年龄、性别及临床类型

病型	总例数	男性例数	女性例数	不同年龄段例数				
				30~39	40~49	50~59	60~69	70
心绞痛	58	37	21	4	24	28	1	1
隐性冠心病	32	21	11	2	23	6		
心肌梗死	13*	8	5	2	6	1	3	1
心律失常	22**	17	5	3	10	5	2	2
心力衰竭	3	1	2				2	1
合　计	128	84	44	11	63	42	7	5

*:其中合并心绞痛8例;**:其中合并心绞痛3例。

(3)病程:1年内者16例,1~5年者62例,5~10年者38例,10年以上者12例。

(4)并发症:高血压62例,糖尿病1例,肥胖症2例。慢性肝炎4例,早期肝硬化1例。

二、药物组成及诊治方法

1.组成

由羊红膻、决明子、葛根、黄芪、槐米、陈皮、首乌、维生素C等药组成,由本所药房制成糖衣片剂。

2.诊查

治疗前对病例均进行病史询问;理学诊断;心电图检查(平静及二阶梯运动试验);血脂蛋白测定(胆固醇、甘油三酯);肝功能,血、尿常规,眼底检查,胸部透视。治疗后重查各项以资对比。

3.治疗

(1)要求:均在门诊治疗观察,对患者工作、学习、劳动、生活饮食等方面不作任何限制;疗程中要求停服其他中西药,尤其是长效抗心绞痛药及降脂降压药物,对个别病情严重者可临时应用少量西药(如硝酸甘油片、硫酸镁及降压灵等)以缓其急,但需做好记录,以供评定疗效时参考。

(2)药物用法:均为口服,每次4片,每日3次,饭前服。

(3)观察方法:每疗程20d,共2个疗程,疗程间停药5~7d,疗程中每隔3~5d查询病情1次,以做动态观察。

三、疗效结果及副作用

(一)疗效结果

1.对心绞痛的疗效

58例心绞痛患者中,疼痛多缓解或消失,多出现于服药后5~

15d,有效率为74.13%(见表2)。

表2　心绞痛疗效表

程度	例数	显效		改善		基本无效		加重	
		例数	%	例数	%	例数	%	例数	%
轻	41	16		12		13			
中	12	4		6		1		1	
重	5	2		3					
合计	58	22	37.93	21	36.20	14	24.13	1	1.72

2. 对一般临床症状的疗效

临床自觉症状服药后多有改善,其中症状消失占比28.69%,症状减轻占比41.93%,症状无变化及加重占比29.36%,见表3。

表3　其他症状的疗效　　　　　　　　　　　　　　单位:例数

治疗前后		症状							合计
		胸闷疼痛	心悸	气短	烦躁	头晕痛	倦怠	食欲差	出汗	
治疗前		113	110	114	70	95	47	37	3	589(100%)
治疗后	消失	19	35	32	30	23	14	16		169(28.69%)
	减轻	56	47	56	20	39	15	12	2	247(41.93%)
	无变化	32	26	23	17	28	14	8		148(25.12%)
	加重	6	2	3		5	4	1	1	25(4.24%)

3. 对高血压的疗效

合并高血压者62例中有效率为58.05%,见表4。

表4　对高血压的疗效

疗效	显效	改善	基本无效	升高	合计
例数	13 (20.96%)	23 (37.09%)	20 (32.25%)	6 (9.67%)	62 (100%)

4. 对心电图的疗效

治疗前心电图异常患者82例,做二阶梯运动试验阳性者46例,服药后复查对比,心电图改善总有效率为48.69%。其中二阶梯运动试验阳性者中,显效者20例(43.47%),改善者6例(13.04%),

无效者 20 例（43.47%），其有效率为 56.52%。对 7 例心房纤颤，1
例显效（可能恰是未发作之际所查获），6 例无效。心电图有效者以
ST-T 改善或恢复正常属多，其他各项改善者少。

5. 对血脂蛋白的影响

在 128 例中，对 44 例高脂血症患者进行了对比统计，治疗前血
清胆固醇的平均值为（246.68±24.27）mg/dL，治疗后复查平均值为
（221.63±24.27）mg/dL，经统计学处理：$t = 4.479$，$P < 0.001$；治疗前
甘油三酯平均值为（180.04±28.47）mg/dL，治疗后为（150.81±
28.47）mg/dL，经统计 $t = 9.406$，$P < 0.001$，说明该药有极其明显的降
脂作用，尤其是对甘油三酯。

6. 对其他化验检查的观察

服药后肝功能除 1 例有明显的好转外，其余均无明显改变，血常
规治疗前均在正常范围内，3 例服药后白细胞增多，1 例减少，考虑
与急性炎症有关，其余均无明显改变；尿常规、胸部透视治疗前后对
比无显著变化。

7. 对眼底改变的观察

眼底检查能对比者 95 例，其中 14 例有效，说明该药对眼底改变
有一定的作用，见表 5。

表 5　对眼底变化的情况　　　　　　　　单位：例

眼底分期	治疗效果			
	恢复正常	减轻	无变化	加重
Ⅰ期	5	3	41	4
Ⅱ期	2	3	36	
Ⅲ期		1	3	
Ⅳ期				
合计	7	7	80	1

（二）副作用

160 例服药者中，部分患者出现副作用，其中 10 例有胃肠道反

应(胃痛、脘胀、反酸者 2 例,脘部烧灼者 1 例,腹痛、腹泻者 6 例,食欲减退者 1 例),经少量西药调理,8 例副作用消失,2 例停药。亦有个别患者分别出现口干、耳鸣、手麻、头昏等症,均在继服该药而未经处理的情况下自行消失。考虑部分症状是偶合现象。

四、讨论

祖国医学认为冠心病、心绞痛是由于脏腑的虚损和阴阳平衡失调,以情绪、劳累、气候等诱导致使"胸阳不振""气滞血瘀"或"痰浊内生",使"心脉痹阻"而病作,可见该病虽发于心,实为标实本虚之证。心与诸脏相关,肝藏血而养心,肺主气朝白脉,心血化生依赖脾胃之健运,心阳的盛衰与肾阳密切有关,肾水不能涵木肝阳必亢,多导眩晕,故心肝同病者属多,本组病例恰为一半,可见诸脏的盛衰对本病关系甚密,尤其是肾。基于这一看法,治则宜急治标或标本兼治,要巩固疗效或争取治愈还需治本固虚。而补虚培本又以补肾为主,故本方选用草药羊红膻,其味膻、性辛温,有强身壮肾阳、益气补血之作用,主补肾虚;黄芪补气以助羊红膻之效;葛根解肌和胃生津;陈皮疏理气机、芳香健脾;草决明清肝益肾、明目清心,用其子性润,以抗羊红膻之燥性;首乌能止痛养血益肾。诸药合用有益气养血、补肾壮阳、活血止痛、健脾益胃、调和诸脏之效能,从而起到抗老还少的作用。

此药内服发生作用较缓慢,临床症状改善多在服药后 6~16d 之后,有部分患者服完药后 7~10d 才开始复查,仍有明显疗效,说明该药并非单纯快速抗心绞痛药物,似与改善心肌代谢,促进侧支循环,增强机体抗力有关。但对慢性心房纤颤、陈旧性心肌梗死及束支阻滞者效果均差。

此药毒性小,副作用以胃肠系统反应较多,减量或继服多可自行消失,不影响治疗效果。

五、小结

本文初步小结了复方羊红膻片(舒心宁)对 128 例冠心病患者的临床效果,初步认为该药对缓解心绞痛、改善临床症状、改善心电图、降脂降压均有较好效果,对改善眼底亦有一定作用,副作用小,是目前防治冠心病的有效药物之一。

协作单位:

庆安公司职工医院,145 职工医院,西电公司职工医院,141 职工医院,西安铁路职工分院,红旗职工医院,西安农械厂卫生科,陕西重型机械厂卫生所,内科研究室心血管病组。

附 9:单味羊红膻片的临床观察(1977~1980 年)

内科心血管病组　苏亚秦　雷忠义　代淑芬

金美宣　吴亚兰　常世安

草药羊红膻(*Pimpinella Fhellugiuna Wolff*)系伞形科茴芹属植物缺刻叶茴芹的带根全草,盛产于我省黄龙地区,民间常用于防治家禽疾患,对衰老病畜尤为见效。20 世纪 60 年代初我们曾将其用于人体克山病的防治,取得了一定的临床效果。1975 年我组将复方羊红膻片剂(舒心宁)用于心血管疾病的治疗,获得了较好的临床疗效。其后我组分别在 1977~1980 年间,先后 4 次用单味羊红膻片剂(以下称单片)临床验证观察 288 例(冠心病 137 例,高血压病 151 例),以心得安对照观察 162 例(冠心病 47 例,高血压病 115 例)。经过观察对比,结果提示:单片的疗效较为满意,对心绞痛的有效率为 63.3%,降压有效率为 66.6%。简介如下:

一、药物及用法

观察用药均由我院药剂科制备为糖衣片剂,每片 0.5g,单片每片含羊红膻生药 13.4g,每次服 4 片,每日 3 次。对照的制剂色泽、形态、重量、包装等同单片完全一致,每片内含心得安 3.33mg,服法相同。2种药物编号由课题主管人掌握,全部观察结束公开药物编号。

二、诊断及疗效评定标准

1979 年以前均以 1974 年全国冠心病、高血压病普查预防座谈会议修订标准为依据,1980 年则按 1979 年全国心血管流行病学和人群防治工作座谈会诊断及疗效标准进行,后 2 年设对照组,观察中以心绞痛、血压、心电图及血脂变化作为主要指标。

三、观察方法

以上述标准选择观察对象,经病史询问、物理查体、测血压,并记录心电图、胸部透视、眼底检查、血脂、肝功及血、尿常规等理化化验。对照时将被选对象以随机方法分为 2 组。在观察过程中均停服其他血管活性药物,生活、工作、饮食不受任何限制。设对照组则按组以双盲法服药,30d 为 1 疗程,疗程间停药 1 周,满 2 个疗程方作统计,每疗程结束时,按上述检查项目重复 1 次,以资统计对比。

四、疗效观察结果

1977～1978 年仅以单片观察病例 83 例,其疗效见表 1:

表 1 单片治疗效果

观察项目	时间/年	例数	疗效		
			显效例数	改善例数	无效例数
心绞痛	1977	16	8	5	3
	1978	40	11	24	5
高血压	1977	13	8	4	1
	1978	18	2	9	7
心电图	1977	21	7	5	9
	1978	55	1	13	41

1979 年观察 101 例冠心病患者中,有心绞痛者 64 例,其疗效见

表2：

表2　2组病例服药后心绞痛疗效

组别	例数	疗效		
		显效例数及占比	改善例数及占比	无效例数及占比
治疗组	33	10(30.0%)	11(33.3%)	12(36.0%)
对照组	31	6(19.3%)	3(9.6%)	22(70.9%)

表2以χ^2检验，$\chi^2=8.458$，$P<0.05$，2组差异显著。

1979年及1980年分别观察高血压病为32例及203例共235例，疗效见表3：

表3　2组病例服药后降压效果

组别	例数	疗效		
		显效例数及占比	有效例数及占比	无效例数及占比
治疗组	120	57(47.5%)	23(19.1%)	40(33.3%)
对照组	115	45(39.1%)	34(29.5%)	36(31.3%)

经χ^2检验，$\chi^2=5.53$，$P>0.05$，2组无差异。

1979年可供心电图资料对比的54例，疗效见表4：

表4　2组病例服药后心电图效果

组别	例数	疗效		
		显效例数及占比	有效例数及占比	无效例数及占比
治疗组	25	4(16.0%)	7(28.0%)	14(56.0%)
对照组	29	2(6.8%)	6(20.6%)	21(72.4%)

χ^2检验后，$\chi^2=1.81$，$P>0.05$，2组无差异。

表5　2组病例服药后的血脂疗效

		胆固醇	甘油三酯
治疗组	均数/(mg/dL)	16.91	14.72
	t值	4.78	2.94
对照组	均数/(mg/dL)	21.94	5.86
	t值	6.18	1.001
两组均数差的t值		1.003	1.15

1980 年观察的 203 例血脂结果见表 5，$P > 0.05$，2 组无显著差异。其他检查如肝功、胸透、眼底及血、尿常规化验等前后对比均无明显改变。

五、副作用

服单片后有 24 例口干、9 例嗜睡、6 例腹胀、9 例恶心，未经治疗及停药均自行消失，并未影响继续观察。

六、讨论

本文报告病例是连续 4 年观察的，第一年观察对象是农民，考虑农民平常服药较少，野外活动较多，对药物的反应性高，与其余 3 年均是观察工厂职工相比，前者的疗效远较后者高，但例数过少，不足为凭。在诊断标准方面，2 次诊断标准虽有一定差别，但观察的心绞痛病例均在前 3 年中，其中虽有部分高血压病例，但例数较少（前 2 年为 31 例，而 1979 年的 32 例均符合 1980 年诊断标准），并且分别统计处理，因此认为诊断标准的变更，对本文病例的观察结果影响不大。不足之处是前 2 年由于某些原因未设对照观察，通过病例的前后自身对比，虽有一定的疗效，但病例数较少，所以疗效难以肯定。为了补其不足，后 2 年中在原治方法不变的情况下，设立以心得安治疗的对照组，进行了双盲对比观察，结果证明单片对心绞痛有效，有效率为 21/33（63.3%），而对照组的有效率为 9/31（28.9%）；降压作用由于后 2 年条件相同，故合并统计（见表 3）。说明单片降压作用（有效率为 66.6%）与心得安相近，2 组对心电图的改善均不理想，但单片尚有 44% 的有效率，对照组为 27.4%，这可能与例数偏少有关，尚不足为证。对血脂的影响，后 2 年结果相近似，以 1980 年例数多的结果来看（见表 5），提示单片对降脂作用差，2 组相比相差不显著。

草药羊红膻，中医认为具有强身壮阳、益气补血之功效，具有补肾药的共性,我们遵"从肾治心"之说,进行了上述多次临床验证,结果提示该药缓解心绞痛的效果是肯定的,而且具有较大的潜力。羊红膻同时具有和心得安相同的降压作用。虽对血脂及心电图改善不满意,但副作用少、药源广泛、作用慢而持久,作为防治老年性心血管疾病,是一种较为理想的药物,具有一定的推广价值。

附10:对82例农民冠心病的随访观察

内科研究室心血管病组　苏亚秦

继我组1975年冬用舒心宁片对86例农民冠心病患者进行治疗观察(以下称近期)之后,为了要认真总结经验,我们在服药后1年又进行了一次随访观察(以下称远期),其目的是想探索患者的动态变化,其随访结果如下:

一、一般情况

随访对象均属去年冬天服用舒心宁片满2个疗程的患者,其中1例因脑血管意外病故,1例心力衰竭,2例外出,实获访者82例,其中男22例、女60例(见表1)。82例中均进行了病情询问、理学诊断、心电图检查并复查血脂者77例。在服用舒心宁片后,除6例患者有并发症,服少量其他药物外,其余均未服任何药,生活照常,饮食如故,且从事一般日常体力活动。

表1　年龄、性别分组

年　龄/岁	男性例数	女性例数	合计例数
30~39	1	6	7
40~49	1	15	16
50~59	2	23	25
60~69	10	14	24
70~79	7	2	9
80以上	1		1
合计	22	60	82

二、评定标准

病情分级疗效评定按 1974 年北京全国防治冠心病,高血压病座谈会修订标准进行。

三、随访结果

临床效果:访问时一般症状如头晕、胸痛、胸闷、气短、心悸、肢麻、乏力等多有不同程度的改善,饮食增加,精神变好。症状改善明显者 11 例,占 11/82(13.41%);改善者 52 例,占 52/82(63.41%);总有效率为 63/82(76.82%)(见表2)。

表 2　临床疗效表

疗效	显效	改善	基本无效	恶化
例数	11	52	18	1
百分数	13.41	63.41	21.05	1.22

心电图随访 82 例中,7 例随访前后均显示正常,其余 75 例中,显效者 11 例,占 11/75(14.66%);改善者 31 例,占 31/75(41.33%);总有效率为 42/75(55.99%)(见表3)。

表 3　心电图疗效表

疗效	显效	改善	无变化	加重	合计
例数	11	31	23	10	75
占比/%	14.66	41.33	30.66	13.33	100.00

血压改变:随访病例中 34 例伴有高血压病其降压显效、改善者分别为 11 例、8 例,有效率为 19/34(55.88%);无效者 15 例,占 15/34(44.12%)(见表4)。

表 4　血压变化表

项　目	男性例数	女性例数	合计例数
舒张压下降 10mmHg 并达正常范围者	6	5	11
舒张压较随访前下降 10~19mmHg 未正常者		2	2
收缩压较随访前下降 30mmHg 以上者	2	4	6

表4(续表)

项　目	男性例数	女性例数	合计例数
无效者	3	12	15
合　计	11	23	34

血脂变化:复查77例中,胆固醇较前下降者35例,占35/77(45.45%),平均下降值为48.46mg/dL;较前上升者42例,占42/77(54.55%),平均上升值为58.56(mg/dL)%。甘油三酯较前下降者39例,占39/77(50.65%),平均下降值为29.18mg/dL;较前上升者38例,占38/77(49.35%),平均上升值为29.81mg/dL(见表5)。表5中mg/dL单位、数值均为多年前随访、调查结果。

表5　随访前后血脂变化表

疗　效			类　别	
			总胆固醇值	甘油三酯值
测定总人数/人			77	77
平均值/(mg/dL)			191.53	71.68
随访前	超过正常值	人数/人	34	40
		占比/%	44.16	51.94
		平均值/(mg/dL)	245.92	92.42
随访后		人数/人	35	39
		占比/%	45.45	50.65
	较随访前下降人数及幅度	21~40mg/dL例数	6	10
		41~60mg/dL例数	7	5
		61~80mg/dL例数	4	1
		81~100mg/dL例数	1	1
		101mg/dL以上例数	5	2
		平均下降值/(mg/dL)	48.46	29.18
	较随访前上升	人数/人	42	38
		占比/%	54.55	49.35
		平均上升值/(mg/dL)	58.56	29.81

注:甘油三酯:1mg/dL=0.0113mmol/L

胆固醇:1mg/dL=0.0259mmol/L

四、副作用

在随访病例中,未发现有明显副作用(见表6)。

表6　近远期疗效对比表

时　间		近期:1975年10月		远期:1976年11月		下降值/%
受检人数		86人		82人		
		例　数	占比/%	例　数	占比/%	
临床疗效	显　效	47	54.65	11	13.41	41.24
	改　善	30	34.88	52	63.41	12.71
	有效率		89.53		76.82	
心电图	显　效	17	21.51	11	14.66	6.85
	改　善	43	54.43	31	41.33	13.10
	有效率		75.94		55.99	19.95

五、讨论

(1)本组患者服用舒心宁片剂后,1年来服其他药物较少,目前随访结果考虑除该药作用外尚与外在条件及机体内部有利因素的恢复有关,为了便于说明,仍将服药后的检查结果同随访结果做一对比分析。

(2)远期疗效的评价:舒心宁应用于临床即显示它有扩张冠状动脉、增加冠脉流量、增加脑肾血流量、降低血管阻力、降低心肌耗氧量、降压降脂的作用(见《陕西新医药》1976年第4期,17～20页),尤其是改善临床症状,减轻患者痛苦较为明显。从随访疗效结果来看,其远期疗效似有下降(见表6),临床疗效显效率下降值为41.24%,心电图改变有效率下降值为19.95%。而血脂值均有不同程度的上升,近期胆固醇的平均值为191.53mg/dL,远期升为201.62mg/dL,平均上升值为58.58mg/dL;甘油三酯近期平均值为71.68mg/dL,远期上升为72.27mg/dL,平均上升值为29.81mg/dL(见表5)。

从以上结果来看,该药远期疗效虽有所下降,但仍为目前治疗冠心病较为有效的药物之一,今后如何进一步提高远期效果,尚待进一步探讨。

影响远期效果的因素:其因素比较复杂,有的互相关联、互为影响,所以对患者远期效果的判定,必须要综合全面情况,具体分析后再得出适当的结论。根据我组资料分析,重要因素有:

(1)年龄因素:由表7可见临床疗效与年龄有密切的关系,是随着年龄增长而递减的,年龄越大,效果越差,其60岁以下组有效率为45/48(93.75%)。

表7 年龄与临床疗效的关系

年龄/岁	显效人数	有效人数	无效人数	恶化人数
30～39	2	4	1	
40～49	2	13	1	
50～59	5	19	1	
60～69	1	12	11	
70～79	1	4	3	1
80 以上			1	
合 计	11	52	18	1

60岁以下组有效率为18/34(52.94%),组间差别显著($P < 0.01$),所以看出年轻者疗效较好,这可能与机体强弱、脏腑功能盛衰有关。

(2)与心绞痛的关系:有心绞痛或曾有过心绞痛的患者,远期效果差,本组有心绞痛者有效率为17/32(46.87%),而无心绞痛者有效率为46/50(92.00%),这可能是由于其他冠状动脉分支又出现粥样病变,或者侧支循环未有形成,经常出现冠状动脉供血不足的情况,以致影响患者远期效果。

(3)危险因素的存在:目前认为高脂血症、高血压、肥胖、高血糖及阳性家族史等是冠心病的易患因素,这些被称为"危险因素"。仅就其中高血压而言,有高血压者远期有效率为19/34(55.88%),而无高血压者为 44/48(91.66%)，其疗效差别显著的原因可能一方面是血压长期过高，引起心脏负荷过度，影响心肌功能恢复，另一方面是高血压对冠状动脉粥样硬化的发展有促进作用。而 31 例高脂血患者远期有效率为 16/31(51.29%)，而无高脂血患者的有效率为 39/51(76.47%)。考虑其原因是长期高血脂状态可直接影响血小板及内皮细胞表面活性，致血小板多黏集在血管壁上，聚集的血小板又促使组织及血小板本身释出凝血物质，造成高凝状况，易形成血栓。血小板还能释出血清加压素及某些溶菌素，这些物质可增进血管通透性，加重组织损伤，促进动脉粥样硬化病变的发展。其对糖尿病、肾炎等并发症均有一定程度的影响，因例数少，不再赘述（见表 8）。

表 8　并发症与临床疗效的关系

并发症	例数	临床治疗结果				显效率/%	有效率/%
		显效例数	改善例数	无效例数	恶化例数		
高血压病	34	5	10	18	1	14.7	44.12
高脂血症	31	4	12	15		12.9	51.29
糖尿病	5		2	3		0	40.00
肾炎	2		1	1		0	50.00
肝病	5		4	1		0	80.00
胆囊炎	1			1		0	0
肺结核	1			1		0	0
胃炎	3		2	1		0	66.66

（4）精神因素：在随访过程中，发现部分患者因长期情志不畅、思虑过重而增加病情，相反部分思维开朗、精神焕发者，症状大都消失或改善，尽管个别患者心电图恶化而自觉症状全无，劳动照常，饮食如故，可见精神舒畅或抑郁是影响远期疗效的因素之一。

4. 提高远期疗效的几点意见

（1）改进治疗措施。从本组资料分析，要提高舒心宁的远期疗效，需从以下几方面改进：①增加服药疗程：目前仅服 2 个疗程，今后可根据病人具体情况,增加到6～8个疗程,疗程中间停药时间可延长10～15d,直至临床症状消失后再服第2个疗程,方可考虑停药;②治疗并发症:并发症是影响远期疗效的重要因素,积极治疗并发症是提高远期疗效的有力措施,如高血压者应积极治疗,使患者血压维持在理想水平,高脂血症患者应严格控制高脂饮食,增加活动及药物治疗,尽量将血脂控制到较低范围内,对其他并发症均应根据不同病症加以治疗,以控制其发展直至治愈,方可保证舒心宁的有效结果。

(2)注意生活调理,增强体质,加强锻炼。冠心病患者应树立乐观精神,不为疾病所吓倒,对疾病要有正确的认识,树立勇于战胜疾病的斗志。生活规律,避免过劳及精神刺激,在病情许可下做适当的、循序渐进的体力活动、日常工作或体育锻炼,如散步、太极拳、跑步等,其目的是促使心脏侧支循环的建立,适当地增加心脏负荷,从而使心脏功能提前恢复。

六、小结

(1)我组1975年曾以舒心宁治疗农民冠心病86例,1976年随访了其中的82例,本文总结了其82例的随访结果。

(2)82例中临床总有效率为76.82%,心电图有效率为55.99%,伴有高血压病的降压有效率为55.88%,胆固醇平均值为201.62mg/dL,甘油三酯平均值为72.27mg/dL。

(3)对随访前后疗效作了对比,提出影响远期疗效的因素,对舒心宁的疗效做了评价,并为提高疗效提出以增加疗程为主的改进措施。

协助单位:本所生化组、药房、心电图室及耀县下高埝公社、肖家、白家及中西大队合作医疗站,三原陵前公社地段医院及陵前大寨合作医疗站,大荔双泉公社南、北龙池大队合作医疗站。

附11:对关中部分地区农民高血压病的10年随访调查报告

内科心血管组　苏亚秦　雷忠义

为了探索高血压病的自然动态变化,谋求防范规律,我们于1982年9~10月对关中的凤翔、三原、大荔3个县中的6个大队2个酒厂进行了一次随访性的调查。1972年我们在该地区普查冠心病过程中,查出高血压病人患者278例(按1964所拟诊断标准),时隔10年,我们对原诊患者进行随访,同时对部分人群进行抽查,并对致病因素进行了调查,现将情况报告如下:

一、对象

除了对原诊高血压患者进行复查、对已故者进行死亡调查外,尚对该人群中35岁以上男女群众抽查了1690人,以资前后对比。

二、方法及判断标准

均按1979年《全国常见心血管病流行学研究及人群防治工作1979~1985年规划》进行,包括询问病史、体格检查、血压测定、常规心电图及必要的负荷试验,另外又做血尿常规、血脂、血糖、肝功以及眼底检查等,对已故的家属逐户随访进行死亡回顾登记。

三、结果

(一)随访情况

(1)原有高血压患者278例(男107例,女171例),男女之比为1:1.59,患病率为15.4%;现存活者184例(其中48例未访上,对136例进行了调查),已故者94例,其随访率为82.73%。

(2)在查访的136例中,26例血压恢复正常,110例仍患高血压病,其中部分合并其他疾患(见表1)。血压正常的26例中,有13例又诊为其他病(见表2)。高血压病自然缓解率为9.35%。

表1　原有高血压患者现况表　　　　　单位:例

性别	分期				合计	并发症				自然缓解者	转为其他病症
	临界	I	II	III		冠心病	可疑冠心病	高脂血症	偏瘫		
男	2	4	31		37	7	2	10	1	7	5
女		15	53	5	73	14	7	28	2	6	8
合计	2	19	84	5	110	21	9	38	3	13	13

表2　修改诊断为其他疾病分布表　　　　　单位:例

性别	冠心病	高脂血症	肺心病	合计
男	2	3		5
女	3	4	1	8
合计	5	7	1	13

　　(3)10年中亡故者94例,占原诊患者的33.81%(见表3),其中男45例、女49例,其比为1:1.08,其病故原因(见表4)最多者为脑血管意外,占死亡总数的35.1%;次有心衰及猝死,分别占总数的17.02%和13.82%。

表3　死亡年龄分组　　　　　单位:例

性别	年龄				合计
	35~44岁	45~54岁	55~64岁	64岁以上	
男	3	10	23	9	45
女	5	13	27	4	49
合计	8	23	50	13	94

表4　死亡原因与年龄　　　　　单位:例

死亡年限	脑血管意外						猝死		急性心肌梗死		心衰		肺心病		肿瘤		原因不明		其他		总和
	脑出血		脑血栓		脑栓塞																
	男	女	男	女	男	女	男	女	男	女	男	女	男	女	男	女	男	女	男	女	
1973	1	2	1				1	1			1										7
1974	1	1					1					1			2	3					10
1975				1				1				1							1	1	6

表4(续表)

死亡年限	脑血管意外						猝死		急性心肌梗死	心衰		肺心病		肿瘤		原因不明	其他		总和
	脑出血		脑血栓		脑栓塞														
1976	1	1					1	2		3							2	1	11
1977	1								1					1		1	2	1	7
1978	2				2						1						1	2	8
1979			2				1	2				1		1					7
1980	2	2			1	1	1			2							1	1	11
1981	3	3			1		2	2		2		2	1	2				1	19
1982	1				1	1	1			2	2								8
合计	11	13	3	3	2	1	5	8	1	9	7	6	3	4	4	5	4	5	94
合计	33						13		1	16		9		8		5	9		

(二)调查情况

本次抽查的1690人中,新发现高血压病患者126例。为了便于统计,将随访中仍为高血压患者一并计算,共计236例,患病率为13.96%。

(1)性别与发病率(见表5):男女之比为1∶1.68,两者有明显差异。

表5 性别与患病率

性别	抽查人数	高血压病人数	患病率/%	P 值
男	764	88	11.51	$\chi^2 = 6.89$
女	926	148	15.98	$P < 0.05$
合计	1690	236	13.96	

(2)年龄与患病率的关系(见表6):随年龄的增大患病率逐级增高,差异明显。

表 6　年龄与发病率

年龄/岁	抽查人数	高血压病人数	患病率/%	P 值
35～44	567	13	2.29	
45～54	449	52	11.58	
55～64	387	90	23.25	$\chi^2 = 142.84$ $P<0.01$
65 以上	287	81	28.22	
合计	1690	236	13.96	

（3）吸烟与患病率的关系（见表7）：显示两者无明显差异。

表 7　吸烟与发病率

	抽查人数	高血压病人数	患病率/%	P 值
吸烟者	692	102	14.73	
不吸烟者	998	134	14.32	$\chi^2 = 0.578$ $P>0.05$
合计	1690	236	13.96	

（4）饮酒与患病率的关系（见表8）：凡饮酒者患病率均高，但与饮酒量的多少却无明显关系。

（5）高血压病分期与并发症（见表9）：其中Ⅱ期最多，占患病人数的71.1%；并发症中高脂血症占33.4%，冠心病占21.6%。

表 8　饮酒与患病率

类别	抽查人数	高血压病人数	患病率/%	P 值
不饮酒者	1442	157	10.88	
少饮酒者	167	63	37.72	
中量饮者	57	9	15.78	$\chi^2 = 94.72$ $P<0.01$
多量饮者	24	7	29.16	
合计	1690	236	13.96	

表9 高血压病分期与并发症　　　　　　　　　　单位:例

分期	性别		冠心病	高脂血症	肺心病	其他
	男	女				
临界	6	2	2	2		
Ⅰ	17	36	9	17	1	
Ⅱ	64	104	38	60		1
Ⅲ	1	6	2			2
合计	88	148	51	79	1	3

(6)高血压病分期与眼底变化的规律(见表10):236例患者中,检查眼底者215例,其中6例眼底正常,有不同程度的白内障者11例。

表10 高血压病分期与眼底变化　　　　　　　　单位:例

	临界	Ⅰ	Ⅱ	Ⅲ	合计
Ⅰ	1	45	14	1	61
Ⅱ	1		128	5	134
眼底正常	2	4			6
白内障	1		9	1	11
角膜翳		1	2		3
合计	5	50	153	7	215

(7)高血压病分期与血脂的关系(见表11):其中178例患者检查了血脂,其中胆固醇高于正常者76例,占所检人数的42.96%;甘油三酯高于正常者为93例,占52.24%。分期与血脂高低并无平行关系。表11中mg/dL及数值均为多年前的调查数据。

表11 高血压病分期与血脂变化　　　　　　　　单位:例

分期	胆固醇/(mg/dL)				甘油三酯/(mg/dL)			
	125~250	251~350	351~450	450以上	150以下	151~250	251~350	350以上
临界	1	2			3			
Ⅰ	29	13	1		18	18	4	3
Ⅱ	67	56	2	2	61	41	15	10
Ⅲ	5				3	2		
合计	102	71	3	2	85	61	19	13

注:甘油三酯:1mg/dL=0.0113mmol/L

　　　胆固醇:1mg/dL=0.0259mmol/L

四、讨论

高血压病是常见病、多发病,死亡率逐年增高,已为人们所重视,在调查防治方面已做了大量工作,但对局部地区高血压病的自然变化调查资料较少。本文报告地区均属较偏僻之农村,除少数患者外,一般都未做治疗,基本可说疾病是依照自然变化规律发展的。据 1979 年全国高血压抽样普查总结中报告,我国患病率一般在 3%~9%,但地区差别很大,最低为 0.34%(四川凉山),最高达19.14%(西藏拉萨)。本调查二次患病率分别为 15.4% 和 13.96%,按分级属于高发区,但考虑其患病率高与调查年龄推迟有关。调查中检出低血压者(低于 90/60mmHg)32 人。

在发病因素调查中发现,年龄与患病率有明显关系,年龄越大患病越多,以女性为著;饮酒者患病率明显增高,但与饮量的多少却无明显关系;吸烟多少经调查与发病无关。这些均与国内外文献报告相一致,对该区人群喜食辛辣、硬食以及食盐量大者,我们虽做了一些工作,但因无明确客观尺度,目前无法给出最后结论,尚待进一步努力探索而明确其与发病的关系。随访所获心电图、血尿常规、肝功均未见有规律性的改变。眼底检查中,Ⅱ期最多,而未见Ⅲ、Ⅳ期。

在高血压患者伴发症中,以高脂血症居多,占高血压患者的 1/3,冠心病次之,说明该病伴血脂增高者并非少见。高脂血症和高血压都是冠心病的易患因素,因此控制高脂血症,积极防治高血压,对防止和延缓冠心病的发生具有重要的临床意义。

在随访病例中有 26 例血压恢复正常,证明高血压病有自然缓解的可能性;但又看出 10 年间有 33.81% 的高血压病患者以不同病因亡故,其中以脑血管意外居首位,占死亡人数的 35.10%,虽低于上海的 60.55% 或 73.6%,却又高于新疆阿勒泰地区的 17.07% 及北京的 27.4%,基本与国内资料报告一致,次有心衰及猝死。本资料中脑血管意外中又以脑出血最多(24/33),高血压病、动脉粥样硬化、高脂血症是脑血管病的患病基础,而其高血压对于并发脑出血尤为重要,长期高血压能引起血管微动脉瘤,脑血管造影相关研究证实了微动脉瘤与年龄超过40岁的高血压病患者的脑出血密切有关,由此可见高血压病对人群健康的危害之大,因而对35岁以上确定人群应定期普查,早期防治,对发病因素的控制及现症患者的积极治疗是非常必要的。65岁以上的老年患者,本组就有81例,占患病数的34.22%,其中大多数仍然参加生产劳动,甚至还参加重体力劳动,对这些高龄患者,我们更应注意防治,以延长其寿命。

在此次随访调查中,本院化验室、功能室、眼科、药房,以及凤翔卫生局及县医院、西凤酒厂、东风酒厂、三原陵前地段医院、大荔卫生局及县医院、双泉卫生院等均给予我们很大的支持和帮助,在整理材料中孙毓明、赵茂兴2位医师做了大量工作,在此一并感谢。

第九节　参研丹蒌

1987年10月,苏老师参与了新药舒心片(后称丹蒌片)的临床疗效观察全过程。苏老师负责临床研究部分,包括制订观察方案、选择对照药物等,负责实施完成了《舒心片毒副作用临床观察》并写出了小结报告,负责持笔完成《拟进行临床研究计划及供临床医师参考的临床前药理毒理研究结论综述》(申报资料十八)的撰写工作,并完成《临床科研观察病历》的设计工作。

为了顺利实施《舒心片二期、三期临床试验计划》,在中国中医研究院西苑医院牵头统一安排下,心血管病组根据省卫生厅及科委的要求,在西安地区选择了4家医疗协作单位作为试验观察点,包括陕西省人民医院、西安医学院第一附属医院(现西安交通大学医学院第一附属医院)、西安市中医医院、陕西中医学院附属医院(现陕西中医药大学第一附属医院)。其间苏老师负责协调、监督、收集资料等多项工作,直到2000年9月,这一课题才结束。2003年,《治疗胸痹心痛(冠心病心绞痛)痰瘀证新药——丹蒌片》获陕西省科学技术二等奖。

丹蒌片系根据祖国医学理论结合临床反复验证而研究制成的纯中药复方制剂。传统中医理论认为胸痹心痛病与寒邪内侵、饮食不当、情志失调及年老体虚等有关,病机虚实互见,实以痰浊、血瘀多见,气滞、寒凝次之,虚以心气虚、心阳虚为主,亦兼有肝脾肾亏虚,致脏腑功能失调。《灵枢·五味》提出"有心痛宜食薤",《金匮要略》基于宣痹通阳提出了瓜蒌薤白汤系列方剂,后代医家在总结前人经验的基础上提出了活血化瘀的治法,如王清任创制血府逐瘀汤治疗胸痹心痛每多见效,另有用芳香化浊的苏合香丸治疗卒暴心痛等。以上方剂的应用在今人的胸痹心痛治疗中虽有一定疗效,但亦有不理想之处。因此,心血管病组考虑到胸痹心痛主要证型的古今变化,辨证痰瘀互结证,在加味瓜蒌薤白汤的基础上研制了舒心片(后称丹蒌片)应用于临床,取得了满意的疗效。其创造性贡献有以下几点:

1. 立法组方来自大量的临床实践

20世纪70年代初,根据祖国医学理论结合临床实践,医院心血管病组始用"加味瓜蒌薤白汤"在西安地区8个市级以上医院治疗观察冠心病心绞痛104例,疗效高达95.9%,其中显效率达36.53%,心电改善率达40.4%,且无副作用。其后经过大量临床的验证,并结合现代医学研究,边治疗边加减药味,在数以千计以上有效治疗的基础上逐步完善而成现有的丹蒌片组方。

2. 突出痰瘀互结的思维体系

中医对胸痹心痛病(冠心病心绞痛)的认识为本虚标实证,虚以心气虚为主,旁及脾胃,标实以血瘀痰湿为主,寒凝,气滞次之,立法组方多以益气通阳活血化瘀为主。查阅现有治疗该病的中成药,益气活血者居多,涉及痰湿者甚少,而本制剂一反其常,突出以痰瘀互结为主而立方,胸痹心痛病多见老年患者,心气虚是病之本,久病则气滞,经脉不通而成瘀,瘀久而旁及脾胃,运化水湿失司,久成痰湿,痰湿壅阻脉络又致血瘀加剧,痰瘀互结。周而复始,则致病情加重。故本制剂以瓜蒌、薤白宽胸通阳、化痰散结;丹参、川芎、郁金等活血化瘀而止痛;黄芪可补气,葛根以通阳,骨碎补可补肾活血,泽泻可健脾而利湿,诸药合参共奏痰消瘀化、心脉通调之效。

3. 疗效确切,副作用极小

药理试验提示:该药具有明显抗急性心肌缺血,缩小心梗范围,降低心肌氧耗,改善血流动力学,调脂降黏抗血栓形成等作用。急性病毒试验属无毒级药物。

1997 年 12 月至 1998 年 7 月,由西菀医院牵头陕西省人民医院等 5 所市级以上医院进行的 Ⅱ 期临床试验显示:心绞痛总有效率为86%(其中显效 50%),心电改善率为 57%(显效 25.5%),中医证候改善率达 91.5%(显效 50%),速效扩冠药物(硝酸甘油、硝酸异山梨酯)停减率 80%,安全性好,未见明显毒副作用。

心血管病组在开展舒心片研究的同时,还开展了单味羊红膻片等的分批观察,尤其是单味羊红膻的临床观察完成后上交国药厂生产,改称"抗衰老片"投入临床应用。在研究过程中得到本院药理组、生化组、生药组、药房、心电图室的积极协作配合。在普查观察中,心血管病组的代淑芬、吴亚兰、金美瑄、孙毓明等在整理材料中做了大量的工作,均付出辛勤劳动,做出了应有贡献。

第十节 桑榆情深

1995 年苏老师光荣退休后仍坚持在病房指导年轻医生,至今仍每周坚持门诊工作。作为一名医生,苏老师始终坚持活到老,学到老,必须时刻追赶现代医学突飞猛进的步伐,否则就会落伍。在孜孜以求的学习中,苏老师做出笔记约 60 万字,收集民间单方验方 360 余帖,写读书卡片 350 张,撰写临床医疗科研论文 40 余篇,多在省级以上杂志发表或在全国学术会议上交流。自拟各种治疗处方约百首,如冠心灵、降压汤、增脉汤、复脉汤、温阳利水煎、蒜瓜百草汤、延寿方等,这些方剂的拟制是数十年的过程,并非一朝一夕所成,是通过临床实践摸索,逐方逐药地修改及变更终成今日之方,都是苏老师临床常用的代表方药。

我院为国家中药新药的临床试验基地,苏老师先后参与了心内科 30 余种新药的临床观察,多次参与有关心血管病的学术活动及聘请去外院、外地会诊,参与社会福利、扶贫、集资义诊等。坚持不懈的努力终有回报,2008 年 5 月苏老师获得了"陕西省名老中医"称号,2011 年 11 月获批成立了陕西省名老中医传承工作室,2012 年 8 月召开了学术思想及临床经验研讨会。

苏老师对学术思想的传承总结为 8 个字:继承、发扬、融合、创新。继承:中医学是在中华民族生存壮大的过程中,同疾病不断斗争中形成的宝藏,继承才是有源之水,有根之木。发扬:要发扬中医学的特点,如整体观念、辨证论治、天人合一、预防为主、治未病等。融合:不论中医西医还是其他民族医学,诊治的对象都是"人"这个有机体,只是看法、诊法、治法不同而已,这就有所谓融合的基础,即中医中有西医有民族医学等相互融合在一起,而不是结合或混合。创新:任何事物都是一样的,总是要发展创新才有存在的可能,创新要有新的理论观点,发前人之所未有,创后人之所不知。

苏老师常提醒弟子要学习中医各家学说的医学理论及独特的临床经验,开拓思维,扩大视野,加深对中医理论的理解。此外,还要学习古代医家严谨大胆的创新精神,这些对于继承和发展中医学均具有实际意义。

苏老师常说是党和人民给他创造了良好的环境和条件,他才能上高中、进大学,步入医学高等殿堂;增知识、长学问,成为一名高级的医务工作者,对人民为社会做出一定的贡献,亦获得了党和国家给予的荣誉。苏老师曾言,"陕西省名老中医"的称号是对他的鞭策,亦是任务,他绝对要完成。

苏老师不幸于古稀之年突患疾病,由医者变成了患者,在求医治病之时,体切肤疾病之苦,病瘥后通过疗养康复,亚健康状态时更深有感触,医者更需要注重对患者的体贴及关怀,这也是他病后坚持重返临床的初心。

"医者,拯黎元于仁寿,济羸劣以获安也",苏老师回顾他从医的60多个春秋,在参加中医防治工作中,多年深入贫困山区,在艰苦的环境中,不分昼夜,翻山越岭,走村入户为广大村民普查救治克山病、肿瘤、冠心病等疾患。每天辛勤工作,几十年如一日,和劳动人民息息相通,为人民健康事业贡献自己的力量。他视病人如亲人,痛病人之痛,想病人之难,丰富了自己的知识,积累了很多临床经验。孙思邈曾曰:"人命至重,有贵千金。"在这一思想指导下,提出了"凡大医治病,必先安神定志,无欲无求,先发大慈恻隐之心,誓愿普救生灵之苦"的道德原则,苏老师正是这一原则的坚定忠诚实践者。

老骥伏枥,志在千里。耄耋之年的苏老师,每周仍在医院奔波,上门诊,进病房,忙得不亦乐乎。不论刮风下雨,天寒下雪,从不间断。苏老师一直保持着一个良好的习惯,即每天都是很早来到医院,退休后仍是如此。他对待病者和蔼可亲,平易近人,从不以貌取人,无论社会地位的高低,抑或是贫穷富有,均一视同仁、认真对待,不厌其烦地回答患者提出的各种问题。治病先治心,苏老师亦注重患者的心理疏导。他坚持"补药不如补食"的思想,常常告诫患者,多吃五谷杂粮、蔬菜瓜果,少进膏粱厚味,因膏粱厚味易酿浊生热,壅遏滞涩营卫,反而易患诸病。用药时多考虑病人的经济情况,施方精简验廉,主张就地取材尽量少花钱,方便患者,以达到治病的目的。苏老师在有生之年最大的心愿,一为更多的患者解除病痛,是报恩还心愿,而不是施恩和索取;二是甘当人梯,培养出更多的中西医结合优秀人才,回报社会,做出贡献。

如今苏老师已入耄耋之年,回顾这60余载从医之路,冬去春来,颇多感慨!然无论坦途坎坷,唯医者仁心不变,赋情于诗,以抒胸臆:

感触

(一)

自幼立誓入杏林,屈指已过六十春,
手握中西两把剑,斩除病魔救世人。

(二)

精读泛览为求真,知识来源是病人。
医术再高为治病,诊疗实是报君恩。

(三)

医海精深大无边,同道互学补长短,
经验教训留于世,不枉今生来世间。

(四)

习医道重在实践,病人疾苦是医源。
多诊病人多报恩,德高术精记心间。

第二章　学术主张

　　苏老师在学习祖国医学的过程中,深感其博、奥、精、深。除继承、发扬、整理、提高外,更注重创新,创前人之未曾有,发后人之所不知,为祖国医学的高楼大厦添砖增瓦。他在 60 余年的心血管病治疗和研究中,在以下 4 点有深切的体会:①探寻微络脉循游细胞间隙中动力节律不同于心脏,自有动力;②归应属于脑而为心的功能称脑髓为脏、三焦为腑的六脏六腑说;③中医治疗中强调通、活、变的治疗法则;④在中医诊断中力创舌脉为血瘀证诊断指征。这些观点在本书后文中将详细予以论述。

　　苏老师明西医剖析之理,遵中医调理之道,取彼之长,补己之短,以求医学发展之路,将"以通为顺,以活为法,以变为治"作为学术观点总则。以通为顺,即对任何病症以疏通、清化、疏散、淡解,有结必通、有瘀必化、有郁必解、有热必清、有浊必淡等通顺思路考虑。以活为法,在治疗法则上,以活血化瘀、宽胸顺气、平肝解郁、理气通便、健脾和胃、理肺化痰、安神定志等为主,主在"活"上下功夫。以变为治,即在诊断明确后,立法恰当,在治疗用药上要有"变"的概念,即方药不能拘泥,要根据病人具体情况而变通,如时令、年龄、体质、性别、体重、生活环境、经济条件、地区差别、生活习惯、平时用药情况及对用药的反应等,要全面考虑,从整体出发,切合病人的实际情况,也就是进行个体化的施法投药治疗,方可提高临床疗效。

苏老师在60余年的心血管疾病防治研究中,创新了以下5点:①探寻微络脉循游细胞间隙中动力节律不同于心脏,自有动力,成为人体的第二心脏、第二循环系统;②创以脑髓为脏、三焦为腑的六脏六腑学说;③在中医诊断中力创舌下静脉为血瘀证诊断指标;④创建甲乙方或母子方,在治疗过程中,按病因+病位+症状的原则辨证组方施治,以提高临床疗效,如冠心灵方;⑤创血压计中提示的病理信息。这些观点在本书后文中将详细予以论述。

苏老师严于律己,创制了6点治学从医原则以规范自身言行,亦严格要求弟子遵从:①不要有门户之见、嫉妒之心,应取别人之长补己之短;②多学习、多观察、多问、多想,方能学得真知;③对新的科学进展、学术成就要采用、要实践;④对不同的学术观点要分析、要辨认,可取者即吸收;⑤在已得的知识基础上,要创新,提出新的见解、新的观点;⑥用药要精、简、验、廉,以防有药无方,形成药物堆积。

第一节 医德为本 方为良医

一、大医精诚 永耀千秋

苏老师以大医孙思邈作为自身言行的榜样。孙思邈是我国唐代的伟大医家,生于京兆华原(今陕西耀州区),他通学经史及百家名著。隋唐两代期间,他拒受帝召,精研医药,足迹涉及全国南北,矢志为民医病解忧,广搜民间方药,汇百家医药于一炉,写出了光照千秋的巨著《千金要方》《千金翼方》传世功勋,留传民间,垂裕后昆,流名竹帛,人民称其为"真人"药王,堪称医学界的万古宗师。1000余年后的今天,孙思邈倡导的"大医精诚"仍为医者遵守的道德规范,是祖国医学遗产中最珍贵的一部分,是学无止境、领悟不尽的宝贵财富。

苏老师言"精"有择优选粹、透彻专深之意,对医者而言,指对理论知识的精博专深、医疗技术的熟练精湛及临床运用的精确得当。医者是治病活人的执行者,学不勤何以知医,技不精何以活人,精勤是习医的先决条件,也是习医的最低要求。医者的诊治活动是以人为对象,人有思想意识、七情六欲、名利荣辱,既受社会的支配约束,又受自然环境的影响。因此要成为一个"苍生大医",不仅要具备牢固的专业理论知识、高超的诊疗技术,还要具有天、地、文、史、哲等基础知识。孙思邈在《论大医习业第一》中明确提出:"凡欲为大医,必须谙《素问》《针灸甲乙经》《黄帝针经》,明堂流注、十二经脉、三步九候、五脏六腑、表里孔穴、本草药对、张仲景、王叔和、阮河南、范东阳等诸部经方。又须妙解阴阳禄命,诸家相法,及灼龟五兆,周易六壬,并须精熟,如此乃得为大医。"在基础知识方面,要涉猎群书,如五经三史及《庄子》《老子》等诸子百家学说,建立上知天文、下明地理、中达人事的知识结构。孙思邈深知精通医技之难,故要求习医者必须"精勤不倦",深入钻研"经旨"的妙理,以求"妙解阴阳""深明脏腑",于临床中灵活辨证施治。

以上论述是苏老师对孙思邈论医的总结,苏老师一再强调,医是至精至微的工作,关系人的生命安危,因此必须万分谨慎。

苏老师言"诚"有天真纯一之意,孙思邈以此高度概括了医者的道德情操,即诚心实意、忠于职守、忠于患者。孙思邈认为,"苍生大医"除符合"精"的专业技能外,还要具备"诚"的医德医风。孙思邈曾曰"人命至重,有贵千金",在这一思想指导下,提出"凡大医治病,必先安神定志,无欲无求,先发大慈恻隐之心,誓愿普救含灵之苦"的医德原则,要求医者全心全意对待患者,时常扪心自问,是否用尽全力救死扶伤。维护生命、解除疾苦、增进健康应是每个医者终身追求的目标。孙思邈强调,医者要谦虚诚实、尊重同道,病有万端,医道无穷,只有取他人之长,补己之短,才能提高自身诊疗水平。医为生人之术,作为"苍生大医"应以弘扬医术,普及医技为己任,密术何以"普救含灵之苦"。

孙思邈以"精诚"为核心的医德规范与其天、地、人、德的四维医学模式极为一致。精与诚是对医术、医德的高度概括,精是为医条件,诚是思想本质,无精不能执其业,无诚难以尽其责,二者是紧密相关的。孙思邈的精诚之论是我国乃至世界医学史中永耀千秋的华章,至今仍有巨大的现实意义。

二、"六心"诊治 良心为本

苏老师常常回忆年轻时由于工作忙、经验不足,诊病时多有草率,后随着临床经验的丰富,尤其是在沉痛的教训中悟出了许多道理及真谛。他认为,为医者需具备"六心",方可为"苍生大医",现记述如下,以做后世医者的借鉴。

(1)良心。作为医者,首先要具备为患者付出的情怀,而不是考虑个人利益,只想着索取与获得。因为医者的知识、经验及工作能力,都是从患者身上间接或直接获得的。实际上,医生的知识或经验,乃至获得的荣誉和赞美,都是基于患者的信赖乃至付出。因为祖国医学是一门临床实践科学,没有患者,也就没有医者。从某种意义上讲,医者给患者诊治,是报恩而不是赐福。

(2)善心。善心即要有善良之心,视患者如亲人似好友,感同身受患者的疾苦。疾病总是与痛苦相伴,若患者无痛苦,也就不会来求医。医者面前只有患者,没有贫富等级之分,并且对穷苦贫困者更应关怀、对老弱病残者更应同情、对孩童孕妇更应照顾。除了发自内心悲悯的情怀之外,有需求时还可予以适当的财物帮助,这是一位医生应该具备的人文素质和道德境界。

(3)耐心。患者在医者面前总想陈述自身疾苦,甚至个人隐私也会说出,正所谓"病不避医",医者一定要耐心听取,不可讥笑或暴露。在患者所述与诊治无关时可以引导归题,患者有疑问时,尽量给予答复。耐心,一是指对患者病情的深入了解,更是指在重危患者的抢救过程中要耐心,不可轻言放弃。苏老师多次举例 1961 年春季救治一位电击后意识丧失患者的经历。该患者从 3m 多高的房顶触电后掉落,即刻意识丧失,呼吸心搏骤停,胫腓骨骨折。苏老师及同事仅 2 人交替持续心肺复苏,同时给予静脉药物支持及简单的断肢固定,一般心肺复苏达 30min 即可宣告抢救结束,但苏老师和他的同事没有放弃,继续咬牙坚持,2h 后患者出现了微弱的、断续的自主呼吸,亦可闻及微弱的不规律心音,苏老师及同事仿佛看到了希望,虽已极度疲劳,但两个人又坚持进行了 2h 的心肺复苏,直到患者生命体征基本稳定,继至医院进行进一步医疗救治。3d 后患者基本恢复出院,还给医院写了表扬信。事隔多年,苏老师常忆及此事,每多感慨,若当时没有耐心,轻易放弃,这个年轻的生命必然无法挽回。

(4)细心。在患者的诊治过程中,一定要细心、多留意,不可放过任一特异变化,宁多询问、多考虑,不可草率决断。要遵守医学规则,不可违反常规施治。苏老师常引述的 2 个例子,一是某卫生院医生应用青霉素不做皮试,致使患者死亡,医生也受到了法律制裁;二是某名牌医学院毕业生,高傲自满,将一心梗病人误诊为胃脘痛,误治而死亡,该医生被判刑去劳改农场当犯医,仍然不吸取教训,又将一胸部开放性外伤的犯人草率处理,未行留观,患者当晚死于家中,该医生又加刑 3 年。如此粗心何能为医?若不改掉粗心,还会害人害己。

(5)奇心。奇心是指敏锐的观察力,善于发现。苏老师常说读大学时一位教诊断的老师告诫他们:医者要有鹰的眼睛,要锐而利。每见一位患者,只看一眼,就应像照相机一样,将患者的气色、形态收入眼中,形成一个初步诊断,所患何病,病轻病重,要练成"望而知之谓之神"的诊断水平。这谈何容易,要达到这种水平,不但需要扎实的中西医理论知识,还需要长时间的临床实践、总结和再实践。苏老师举例某患者诉转动头部即有头晕感,首先要考虑有无颈椎病,应追问有无颈椎病史、肩部有无抽痛、颈部有无僵硬感,甚至于问及患者的工作性质、是否伏案工作等。遇一症状、疑点即应一追到底,以确诊断,方可立法施药治疗。

(6)专心。一旦在诊室面对患者,就要迅速地进入医生角色,排除一切与诊病无关的杂念,要专心一意地去诊治疾病。如若"身在曹营心在汉",心不在焉,甚至同时忙及其他,就很容易误诊、漏诊。医者对于患者必须全心全意相待,一旦出错,便悔之晚矣,因为所面对的是生命,损失是不能挽回和赔偿的。

以上所述是苏老师多年临床实践中亲身体会而感悟的。这"六心",不能孤立去看,它们是相互关联、相互制约的,一点做不到,都会影响整个诊治水平。其中,良心是最重要的,医者没有了良心,就不会做到善心、耐心、细心、齐心和专心,即使医术再高,对患者都是无用的,甚而会走向反面。

第二节　衷中参西　继承创新

一、孙络脉系　第二循环

当人们提及循环系统,首先想到的是大循环(即体循环)及小循环(即肺循环),但往往忽略了微循环,《灵枢·脉度》曰:"经脉为里,支而横者为络,络之别者为孙络……"络脉是由经脉支横分出,并进一步呈网络状分布,逐层细分至孙络。类似微循环,内布五脏六腑,外达肌腠皮理,四肢百骸,全身无处不有。血液从心脏输出要经过漫长的路途才能到达组织细胞,仅靠心脏收缩之力是远不能及的,力不能及的正是微循环所在之处。那么微循环靠什么动力来完成自己的职责呢?苏老师提出是依赖于微血管自身的自律性运动来完成,这种自律活动与心跳并不同步,它有自己的规律,这样微循环血管起到了第二次调节供血的作用,变成了"第二心脏"。

苏老师解释说,微循环的动力除其来源于其自律性运动以外,更多的是各组织器官的附加力,如心脏的跳动、胸腹的呼吸运动、肠胃的蠕动、大动脉的搏动、肌肉关节的活动,甚至肌肤寒热、玄府的开闭等均可渐次传递成为微循环的动力。再则各个脏腑器官中的微循环通道各不相同,有长短宽窄曲直之分,又与流动液的性质、稀稠黏度均影响细胞在其内的流动速度,导致循环时间长短不一、新陈代谢快慢不同,因而各个脏腑组织生理功能就有差异,故成为健康与否的关键。

苏老师将络脉功能总结如下:微循环的最末血管为"无壁血管",即各类生理细胞穿窜组织细胞之间以完成它们的生理功能,如直接给组织细胞供氧、供能量及各种营养物质,同时还将对人体有害的代谢产物,如肌酸、乳酸、二氧化碳等带出,传递给肝、肺、皮肤、肾及膀胱、大肠等,经解毒、分解、气化后,以呼气、汗、泪、二便等形式排出体外。再则通过微循环系统,中枢神经自动调节免疫功能对抗外来的致病因子,以保证人体的正常生理功能。微循环贯穿于五脏六腑,营卫经络,贯于周身,调和内外,荣左养右,导上宣下,莫大于此。若有新陈代谢失调者,即可致病。在内者可致脏腑功能失职而病,如胸痹、眩晕、消渴等疾,或导致人体衰老诸象的发生。在外者更为多见,如肌肤干燥、甲错、弹性减少、面部皱纹增多、眼部角膜环形成、脱齿、流泪、体表色素斑沉着等,都与局部代谢产物的不能及时排出有关,又如晨起肢体关节僵硬、纳眠失调等表现,均与微循环障碍有关,每多活动按摩温洗,均可减轻上述不适。

由此可知,微循环满布全身。以心脏本身而言,也有微循环存在。心络类似心脏微循环,心络瘀阻,血行不畅,是心脏微循环的完整性受损,灌注不足导致的。在治疗上不仅要活血化瘀,更要祛瘀通络,以促进微循环改善、促进侧支循环的建立,同时要通过"祛瘀生新""活血生脉"促进心脏血管的新生,调动内源性抗缺血机制。

人体的任何器官、任何部位,包括心脏在内都必须有一个正常健康的微循环,否则就会产生相应器官的病变。当心肌微循环障碍时,会导致心慌、胸闷、胸痛、气短等症,甚至心肌梗死、猝死的发生;当颅脑微循环发生障碍时,即有神经衰弱、失眠健忘、头痛头晕,甚至面瘫、卒中、痴呆等表现;肾脏的微循环发生障碍时可有腰痛、血尿、蛋白尿、水肿等症状;肝脏的微循环发生障碍时,会有腹胀、腹痛、纳呆、右肋不适等症状;当肌肤微循环有障碍时,会出现皮肤瘀斑、色素斑、手足麻木、皮肤瘙痒等症状。当微循环出现障碍、功能衰退时,也就是人体衰老的开始。对此,苏老师形象地编制了一句顺口溜:微循环通不中风,微循环好心梗少,微循环畅寿命长。

苏老师通过60余年的临床实践,体会到要维持健康的微循环体系,须注意以下几点:要有豁达开朗的精神状态,以保证中枢神经系统的正常支配;适当进行力所能及的体育锻炼,以增强脏腑功能的适应能力;清淡饮食,少食多餐,禁烟限酒,养成良好的生活习惯;多交朋友、多参加社会活动,融入现代生活中去,跟上社会进展的步伐。

二、脑髓为脏 三焦为腑

该篇拟还原本属于脑髓而以心代之拟脑髓为脏,以三焦为腑的六脏六腑之说。每当苏老师翻阅祖国医籍之时,总感到中医对脑髓的论述相对过少,将其功能多归于心,搜寻历代医籍,简述如下:

历数历代医籍中中医对脑的认识,在《素问·五脏生成》中说:"诸髓者,皆属于脑。"张隐庵在《脉要精微论》中说:"诸阳之神,上会于头;诸髓之精,上聚于脑,故头为精髓神明之腑。"李时珍在《本草纲目》中明确指出"脑为元神之府"。清代王清任提出"灵机记性在脑者……两耳通于脑,所听之声归于脑;所闻香臭归于脑;小儿周岁脑渐生,舌能言一二字"。《医林改错》把思维记忆、视觉、听觉、嗅觉、语言等功能归属于脑,这是中医学对脑的功能较全面的论述。李梴在《医学入门》分析,有"血肉之心"与"神明之心"之分,要区分开。以此分析《素问·灵兰秘典论》中"主明则下安","主不明则十二官危"，此处所谓"主"并非血肉之心，实是指中枢神经即大脑的功能而言的。

在历代医籍中论述的"心主神志""心主神明""心藏神"等皆相对于心主精神意志及思维活动而言。这些论述是从我国古代哲学思想体系"心灵论"中脱胎而来的，受到当时历史条件的影响，人们认为人的思维意识都由心主宰，故有"心为君主之官""神明出焉"之说。

苏老师拜读先贤任继学先生在中风论述中提及对脑髓的论点，深有同感，论及"以脑髓为本，脏腑为标，经络为要"的观点，指出"脑为五脏六腑之大主，总统一身之魂魄意志"，即人的思维意识、生理功能均受脑髓的支配。任先生对脑的定义为："脑为髓之海，元神之府，神机之源，诸神之会，颅骨以护之，膜以隔之，大络小络，贯布其中，纵横交错为之脉，五脏精华之血，六腑清阳之气皆沿此脉络而滋养于脑髓"；又说"脑髓下行贯注腰脊之中，是魂魄意志传出输入之纽，统领脏腑经络，四肢百骸，以及气血生理活动，以达阴平阳秘之机，反此则脑与脏腑经络失调为病"。任先生以现代科学的观点，明确地阐明了脑髓的解剖、生理及病理特点，更接近于实际，跨出了我国古代哲学思想体系，使中医学又前进了一步。

综上所述，头为脑之府，脑为诸神之会，通过脊髓的上输下达，支配人体的生理活动，保证人体的正常发展，使之能够适应自然环境而生存。从"藏而不泻，实而不满"的"脏"的特点而言，脑髓应属一脏，此脏是人体生理活动的总帅，是最高的指挥中心。

《素问·六节脏象论》中说："胆、胃、大肠、小肠、三焦、膀胱者，仓廪之本，营之居也，名曰器，能化糟粕，转味而入出者也。"《素问·五脏别论》又说："……三焦者其气象天，故泻而不藏，此受五脏浊气，名曰传化之腑，此不能久留，输泻者也"。上述阐明了三焦为六腑之一，既是营养物质的仓库，又是传化糟粕的通道，既能摄入五味化生营养，又能排泄代谢糟粕，故称"传化之腑"。《灵枢·五癃津液别篇》中对三焦的阐述更为明确:"水谷皆入于口……故三焦出气,以温肌肉,充皮肤,为其津,其流而不行者为液,天暑衣厚则腠理开故汗出……天寒则腠理闭,气湿不行,水下留于膀胱,则为溺与气"。说明三焦是水谷精微之气、津液出入于肌腠之间的通道,肌腠才能得以温煦滋养。三焦不仅能输送,并有气化功能,使水汽化为津液,从玄府(汗孔)排出则为汗,从膀胱排出则为尿(即溺)。所以《素问·灵兰秘典论》说:"三焦者,决渎之官,水道出焉。"三焦主管人体内水液流通和排泄的器官,它把肺、肾、膀胱、腠理密切联系在一起,成为水液代谢贯穿始终的通道,所以《灵枢·本输》称三焦为"中渎之腑"。《类经》称在十二脏中"唯三焦最大,诸脏无与匹者,故名是孤之府也"。以上所述,说明三焦是遍布全身内外、肌腠之间的水谷精气、津液和五脏之气出入的通道,能够完成人体内新陈代谢,贯穿生、老、病、死的全过程,有"中渎之腑"之称,是完成"脑髓"支配生理活动的主要部分,有"孤之府"之称。至此,以脑髓为脏匹配三焦为腑而成为苏老师提出的六脏六腑之说是否恰当,还需后人来评说。

第三节　临床精研　思路琢成

一、中西融会　取长补短

苏老师指出,中医学是一门临床实践科学,经过了几千年的临床经验总结,是历代医家的心血结晶,是中华民族繁衍生存的保障,但因历史条件的制约,发展速度远不及西医。当前各门学科突飞猛进地发展,中医学应乘此时机,加快发展步伐,借助西医先进的检查、检验手段,再发挥中医辨证与辨病相结合的优势,丰富和提高中医的辨证论治水平,提高对疾病诊断的准确率。有了准确的诊断,才会有正确的防治手段,即苏老师常总结说的"明西医剖析之理,遵中医调理之道,取彼之长,补己之短,以求医学发展。"

融会贯通的基础无论中医西医或其他民族医学,如藏医、蒙医、维医等,均为人民群众的生存保健立下了不朽的功绩。虽然理论不同,但它们都以人体作为治疗对象,尽管各民族有其不同的体质及生活习惯,但人体的生理解剖结构均是相同的,这就是融会贯通的基础。认识和了解各民族医学的特点,互取其长,以补己短,才能够相互促进、共同发展。以胸痹心痛病为例,西医学认为冠状动脉粥样硬化导致管腔狭窄,进而心肌缺血缺氧导致疼痛,典型的疼痛部位在胸骨后,呈阵发性压榨样疼痛或绞痛,可向颈部、下颌部或左肩臂放射,持续数秒至数分。此种改变可发生在冠脉的任何部位,包括主干及分支,而发生最多的是在应力集中部位,如动脉分支移行处。中医认为,其病在心在脉,气滞、寒凝、血瘀、痰浊阻滞,心脉痹阻,不通则痛,不痛则通。由此可见,两者在病因病机中确有相似之处,这亦是中西医融会贯通的基础。

融会贯通的措施为取彼之长,补己之短。中西医在临床诊治方面各具优点,再以胸痹心痛病为例探讨。如对胸痹心痛之急危重症应先予西医救治以解其急,亦可根据病情缓急,配合应用中医的针灸、按摩等法,以提高疗效。待病情稳定,可予中药汤或中成药以巩固疗效。事实上,近年来中成药已得到了广泛应用,比如生脉注射液、丹参川芎嗪注射液、丹红注射液、注射用丹参多酚酸盐等注射剂,以及速效救心丸、复方丹参滴丸、麝香保心丸、芪参益气滴丸、丹蒌片等口服制剂,经临床验证,均安全有效。

二、辨证论治　知波知己

苏老师常常强调,辨证论治是中医学的精华,是临床诊断治疗的基本原则,亦是理论指导实践的具体表现。它既概括了中医理法方药的全部,亦贯穿于临床实践的始终,几千年来,我国历代医家就是紧抓这一重要环节,推动发展了中医学。

（1）辨证与论治。辨证论治由辨证和论治两个相互联系、相互依存的部分组成。辨证是在四诊所提供的临床表现基础上，根据中医学的基本理论，将错综复杂的临床现象，通过分析辨别、综合归纳以明确其病因、病位和病性，从而达到对疾病本质及其规律的全面认识。论治是根据辨证的结果制订治疗措施的过程，包括定法、选方和用药。辨证是论治的先导，论治是辨证的终结，而论治的效果又是验证辨证和论治是否正确的客观标准。所以辨证论治有机地贯穿了疾病处理的整个过程，这个过程又可归纳为辨证求因、审因论治、依法选方、据方议药这4个具体环节。临证时不仅要准确把握每个环节，还要把各个环节联系成一个整体，这样才能体现辨证论治的本意。

（2）证和症。"证"和"症"是两个不同的概念。"证"是指证候，不同于症状，症状是个别的、孤立的临床表现，不能概括疾病的全貌，仅是疾病的一个单一表现，因而不能据症制订相应的治疗法则。"证"虽然也从症状着手，但它通过了"辨"的过程，含有很强的概括性，它概括了病因、病位、病性以及正邪斗争的情况，形成了理性概念。对"证"的要求是严格的，概念也是明确的，如表寒证，患者有发热恶寒、头痛无汗、脉浮紧、舌淡、苔白薄等症状和体征，说明其病因为外感风寒，病位在表，病机为寒束肌表，内阳不能通达于外，肺气壅遏，应以辛温解表为治则，方用麻黄汤。可见"证"的概念远比"症"要接近于疾病的本质，这样才能作为论治的依据。

（3）主症与兼症。主症多是患者的主要痛苦和求医的原因，它虽不能概括疾病全部，但多反映疾病的主要病理改变，故常以主要症状取作病名，如头痛、眩晕等，可见主症在辨证中是非抓不可的主要部分，但若想进一步深入了解病机，明辨整体与局部、脏腑之间的功能失调关系，仅抓主症是不够的，必须审辨兼症，尤其对疑似症状，更须详细辨别，如"泄泻"一病，其主症是大便稀薄、次数增多，不仅要进一步辨其表里、寒热、虚实，还需要审察兼症，因湿伤于内可泄泻,风伤于外亦泄泻;寒客脾胃可泄泻,热结旁流亦泄泻;脾胃虚弱可泄泻,肝克脾土亦泄泻等,除便溏次多之主症外,欲进求病因、病机、病位等,必审兼症不可。若兼见头痛、脉浮可辨有外感风寒,仅有腹泻、脉沉则知是里证;若遇寒则腹泻甚,多为寒邪所致,泻物酸臭刺鼻可辨热证;久泻或下利完谷,多属脾虚,若有脘胁胀满,纳呆无味,可考虑肝强脾弱之证。辨出表里寒热虚实,并不是辨证的终结,还需辨别疾病在正邪斗争的过程中有无表里俱伤、寒热夹杂、虚实并存的证候。可见一证之辨,主症及兼症都是不可忽视的。

(4)辨证和辨病。中医辨证论治中"证""病"虽各有其明确的概念,但亦容易混淆。一种疾病可有 2 个或以上的证,或一个证出现在 2 个或以上的疾病中,这种病证交错,临床还是多见的。中医的"辨病"是以临床表现的各种"证"为依据的,没有"证"的存在,"病"就无法辨析,只有在"证"中来辨"病",才能准确指导治疗。

(5)随证加减与随症加减。辨证论治虽不同于"随证加减",但"随症加减"却很重要,因为后者是指在辨证论治已确定的病机和治疗方法的前提下,根据某些兼症的增消而加减某些药物,这些药物的加减对已确定的治疗大法,只能有利而无弊,亦可说是在基本治则下的灵活权弈。同时,辨证论治强调从动态中辨,证变则治法亦随之变,要根据疾病的特点和发展规律来权衡阴阳、乘除百药。《黄帝内经》中"谨守病机,各司其属,有所求之,无所求之,盛者责之,虚者责之"就是说的这个道理。若未经辨证,更无立法,仅随着症状的出没而加减某些药物,这就会在治疗上失去方向和原则,只见现象,不见本质,头痛医头,脚痛医脚,用药杂投,形成"有药无法"从而导致疗效不彰。

(6)强调内因的重要性。中医学认为疾病的发生和发展由 2 个因素所致:一是外因,包括六淫外感、七情内伤、饮食不节、劳倦过度、房劳所伤等外在因素;另一是内因,包括各脏腑间的功能状态、气血盈亏等。内因起着主导作用,正如《黄帝内经》所言"正气存内,邪不可干"，说明当人体正气盛、抗邪能力强的时候，即使有外邪侵袭，也不会发病，可见内在因素是发病的主导方面，外因仅是发病的诱因，一旦内在发病条件成熟，即脏腑功能失调、气血亏损、抗力下降，外邪即可乘虚而入致病，这与《黄帝内经》所言"邪之所凑，其气必虚"的道理是一致的。实践中亦是这样，在同一外因条件下，患病情况截然不同，病程有长有短，病情有轻有重，这显然是由各个机体内在因素的不同所决定的。基于内因的重要性，中医学认为未病时应做到"虚邪贼风，避之有时"，饮食有节，劳逸适度，加强锻炼，增强抗力，以达到正盛邪不可干的目的。在治病过程中，同样不可忽视的是要调动病人的主观能动性，以积极抗御疾病，促进早日康复。

（7）整体观念。中医学认为人体的生理功能与外界环境的变化是既相适应又相矛盾的，人体内部更是以脏腑为中心的息息相关的统一整体。一旦人体不适应于外界环境的变化，致使脏腑功能失调，即可患病。脏腑病变可以反映到体表，体表病变亦可传入体内，局部病变可影响全体，而全体病变又可通过某些局部反映出来，脏腑内部更是如此，正如《黄帝内经》所言："五脏相通，移皆有次，五脏有病，则各传其所胜。"就五脏所属来说，五脏各有子母，虚则补其母，母令子实，实则泻其子，子能令母虚，这又是应用生克关系的治疗法则，更可用诸脏的喜恶进行补泻，如肝喜散恶敛，应以辛温散之，以酸凉敛之；脾喜燥恶湿，应以辛热燥之，以甘淡以润之等。使其所喜所欲而补，用其所苦所恶而泻，但还应注意到，五脏的喜恶不同，在补泻时还需详慎，因为诸脏之间还存在此脏之喜为彼脏之恶，彼脏之欲为此脏之苦，如补肾之剂可泻心、补肺之剂可泻肝等，有益于此者，不利于彼。可见在补泻之中，亦存在相辅相成、相克相制的辩证关系，同样体现了中医的整体观念。

（8）知彼知己，百战百胜。苏老师常说，中医拟方用药，如同用兵，善用者，知彼知己，运用自如，战无不胜；不善用者，调动无法，必然损兵折将而失利。善医者，辨明病因，知其病位，确其性质，制订治疗大法,拟方定药,各用其宜,必然获效。相反,不能洞悉病情者,杂乱投药,足以误人,如凉剂不善用,热从中生,热剂不善用,寒从内起,此病未去,彼病重生。可见辨证仅是理性认识,论治才能付诸实践。而论治之适宜,一方面要在于辨证的准确性,更取决于对方药的熟悉程度,尤其与对药味共性特性的掌握相关;另一方面要知药味之利弊,如参术可补脾胃,但知又可甘温生满,芩连可泻火,应知苦寒可伤气,二地虽可滋肾阴,岂知可损脾胃,桂附益肾阳,却知辛热可使肺伤。可见投方用药,有益于此,必损于彼,久补则气馁,久泻则致痞,过寒生热,过热生寒,形成"物极必反"的现象,临床累见。因而临床用药时,宜全面考虑,适可而止。必须重视药味的相治、相佐和相得。相治者,可减少药味之弊病,如茯苓治熟地,滋阴而不滞;白芍治麻黄,发表而不伤阴;姜汁治黄连,清胃而不寒;大枣治大黄,攻泻而不伤脾。相佐者,可增益药效,如防风佐黄芪,补周身之气;枳实佐大黄,去积又去滞;半夏佐姜汁,能降逆止呕;葱白佐麻黄,可通调腠理。另有相得者,可扩大药味之疗效范围,如当归本活血,得香附可补肝气;黄芪本固表,得僵虫而可祛虚寒;人参补元气,得茯苓可除虚热;黄连泻心火,得枳实可下痞满。苏老师反复强调,医者临证用药必须悉知药味,拟方择药,方能治疗其证。如以寒治热,温而行之;以热治寒,凉而行之;以凉治温,缓而行之;以温治凉,清而行之。这是治疗大法,但用药之奥妙,全在于医者的实践。善用者,人参可以攻毒,大黄可以止泻;不善用者,人参可生火,熟地致水泛。可见用药之先,必须有法,依法选药,药随法行,方能百战百胜,反之,若选方用药,胸中无数,仅以相应之药物堆集,必然导致无法无药。若依法拟方而不明药味之特点,妄投乱使,必然导致有法无药,其二者结果相同,都会耽搁病情甚至误人性命。

综上所述,苏老师常总结说,辨证论治的理论方法是朴素的自发的唯物辩证观点,它是中医学几千年来同疾病做斗争过程中总结出的经验结晶,始终贯穿着预防为主、整体观念、病有千变、药有万应的辩证观点。病有虚实寒热,药有补泻温凉,如辨证准确、用药适宜,每多药到病除,否则就会误人性命。要掌握辨证论治,还需深入实践而逐步提高,绝无捷径可走。同时还需认识到,中医学的发展已有几千年,必然受历史条件的制约,存在局限,有待完善,还需我们继承创新,不断用现代科学方法整理、发掘和完善,使这一光辉遗产更好地为国家及世界人民服务,这亦是历史赋予我们的神圣使命。

第四节　活用经法　擅通活变

苏老师常常强调经方经法有经典的适用症状,但临床治病不能墨守成规,主张诊治疾病的关键在于抓住病机,选法取方的关键在于掌握方与法的理,即思路。思路正确了、打开了,自然不会墨守成规,用药如有神助,一方一法即可治多病,且广收良效。这里仅以泻下法为例,阐述苏老师活用经方经法的临床思路。

一、泻下治心　攻补兼施

临床上泻下药常用于里实的证候,其主要功用大致可分为3点:一为通利大便,以排除肠道内的宿食积滞或燥结;一为清热泻火,使实热壅滞通过泻下而解除;一为逐水退肿,使水邪从大小便排出,以达到驱除停饮、消退水肿的目的。根据泻下作用的不同,一般可分润下药、攻下药和峻下逐水药3类。攻下药的作用较猛,峻下逐水药尤为峻烈,这2类药物奏效迅速,但易伤正气,宜用于邪实正气不虚之时,对久病正虚、年老体弱以及妇女胎前产后、月经期间等均应慎用或禁用。润下药的作用较缓和,能滑润大肠而通便,不致因泻而损伤正气,故对老年虚弱患者以及妇女胎前产后等由于血虚或津液不足所致的肠燥便秘均可应用。

苏老师在临床上灵活运用泻法,并以"中满者泻之于内""祛邪切勿伤正"为基本原则,辨证施治老年心系疾病如冠心病、高血压、高脂血症等,取得了较为理想的临床效果。泻法的适用对象除具有原发病的临床表现外,均兼备不同程度的脘腹胀满、大便涩滞或干结难解等有形之邪所致的腑实证。根据病情缓急、病程长短、体质强弱、属寒属热等不同,分别选用寒下、温下及润下 3 种方法,方剂均为苏老师多年临床实践所得,现简介如下:

(1)寒下:症见:大便秘结,脘腹痞满胀痛,身热或潮热,舌苔黄腻,脉数有力。通腑汤:生大黄、黄芩、莱菔子、枳实。

(2)温下:症见:大便不通,脘腹冷痛,以温为舒,舌淡,苔薄白,脉沉细而紧。温下饮:酒大黄、细辛、干姜、小茴香、肉苁蓉。

(3)润下:症见:大便欲解难下,口干舌燥,五心烦热,盗汗,舌红苔薄白,脉沉细或涩。润肠汤:桃仁、火麻仁、郁李仁、柏子仁、莱菔子。

以上方剂根据病情,单独服用或配合其他方药均可。胸闷痛者加瓜蒌、薤白,瘀血者加丹参、赤芍,心悸甚加珍珠母、远志,眩晕者加天麻、钩藤,头痛项强加葛根、川芎,少气乏力则加党参、黄芪等。

老年心系疾患多因久劳成疾,损及气血,脏腑机能减退,导致气滞血瘀,痰湿内蕴,水湿内停,食积便秘等实证伴生,故呈虚实夹杂的复杂病机,就胃肠腑实证,可运用泻下剂以通为补。苏老师自拟三方均具有攻补兼施之义,正如张从正所言:"陈莝去而肠胃洁,癥瘕尽而营卫昌,不补之中有真补存焉。"通腑汤、温下饮均选用大黄为君,但一生一熟,配以行气温中之品,则寒温各异。润肠汤为五仁汤衍变而成,效力缓和不伤正气。三方均有荡涤胃肠、推陈出新之效,但因配伍不同,则有寒热之分、缓急之异。

不论何因所致大便秘结,久积胃肠不能排出,所产代谢废物均可重新被机体吸收,从现代医学来看,可导致神经调节紊乱、内分泌失调和免疫功能的抑制,从而干扰各个脏腑的正常功能致诸病丛生。泻下剂能促进肠胃道分泌增加,增强肠道蠕动,迫使有形之邪排出,有助于六腑"以通为用""泻而不藏""动而不静"中"通、泻、动"的正常生理功能的恢复,亦符合祛邪生新、推陈出新的生理特性。腑邪若去,则诸症自然消退。

苏老师指出,老年心系患者毕竟以虚为主,兼有胃肠腑实者,用泻下剂时应遵循"祛邪切勿伤正"的原则,必须注意以下 3 点:①辨虚实:辨清机体的虚实情况,分清虚实的前因后果、标本的轻重缓急,以虚为主的应以补为先,选方定量时应从"补"出发,如寒下用大黄量宜小,再配用扶正之品以固护正气;体质较强者以下为主,大黄用量宜大,久用者适宜减量。②合理配伍:配伍的目的是在减轻副作用的同时增强疗效,如大黄配黄芩可增强泻下之力,配桑白皮可通泻三焦之热,配莱菔子可调气逐胀,配白芍、黄芪、甘草可缓泻下之力。总之,肠胃腑实必有气滞血瘀,尤其是心系疾病患者,故配以理气活血之品,可以明显提高疗效。③询问服药史:对久病便秘患者应用泻下剂前,必先问清既往服药史,对何种药物效果明显、何种疗效不彰,然后选方定药。对作用大的药味宜从小量开始,逐渐增大,便通即停或另易他药调理,不可猛施,以免诛伐太过,耗气损血。对效果小者,宜易药或配伍他药,以达效果。对长期服用者,药量宜小,药性宜缓,如将五仁汤改剂型为膏或丸,就对老年心系患者较为适宜,既可活血又可通便,正如汉代王充所言益寿秘诀:"欲得长生,肠中常清,欲得不死,肠中无渣滓。"

总之,老年心系患者,正气衰弱,易虚易实,治疗稍有不慎则出偏差,尤其对具有食积便秘之胃肠腑实证者,应用泻下剂时应慎之又慎,诛伐太过则虚体难支,攻下不及则病邪难除。故须辨证严谨,配方适当,方能获效。

二、通活变法 三位一体

苏老师在从医的 60 余年风雨岁月中从未停止过与疾病的斗争,其间有成功,也有失败,成功是侥幸,失败是教训,但有时失败比成功的收获更大。苏老师说,无论病种的不同或治法的各异,每一两年间总有一次或数次体会让人印象深刻,从而总结、升华及精炼出心得,尤其在近 10 年间这种灵感迸发得更为频繁,从中精选出"通、活、变"的治疗法则,即"以通为顺,以活为法,以变为治",三者互为一体,有互补作用,不可分割论之,否则就失去了含义。通、活、变是祖国医学中整体观念与辨证论治的自然结合,是理法方药的灵活应用,是苏老师在活用经方经法基础上的升华,与西医诊治模式形成了明显的对比,体现了中医学的显著优势。

"以通为顺"是总纲。苏老师说,古有鲧、禹治水之说,两人本为父子,治水之法却不同。鲧以堵、截为法,收效甚微,禹则以疏、导为治,成效甚丰。而医籍中有"虚则补之""实则泻之""郁则疏之"的证治法则,为后世医者提供了可贵的准则,济世无数。虽然最高明的医者也不能对抗人类生老病死的自然规律,但通过治疗可延缓其进程,有时可以亚健康的状态颐养天年或改善生活质量、延长寿命。中医学中也强调"未病先防"或轻病早治,将疾病消灭在功能改变时的状态,避免进展成器质性病变。

遵循中医的辨证施治理法。方药多以正治为主,如气虚即补,有火则清,有毒则解,又如气郁气滞者,治以理气解郁;血瘀血凝者,必活血化瘀;寒湿重者,则温寒利湿;痰浊壅阻者,宜祛痰化浊,大便干结者必理气通便,小便短赤者可清热利尿等。总析以上治法包含着清、解、行、化、通的概念,实则"以通为补",疏通了病机病位之癥结,机能恢复,自身抗力免疫力增加,其不是补,是非补中有其补。苏老师指出,在胸痹心痛病的防治上,要遵循"血气流通为贵"(张子和语),重点要放在气和血的相依关系上,其气指自然呼吸之气和心脏功能之气(即心阳),而后者与血的运行相依相存,以血为本,以阳为用。在治则上,要理气宣阳,增强心脏功能的同时,首先要活血化瘀,疏通血脉,使其畅行,血脉通则心气旺,其中就包含着以通为顺的思路。

"以活为法"是主要治法。苏老师认为,人体生老病死的变化规律,实际上是以人体动脉硬化的整个过程作为中心,不同的是发展快慢不一、表现各异,这与多种因素相关,包括先天遗传、生活环境、经济条件及受教育程度等,不是由单一因素而成。而动脉硬化离不开瘀血内阻,活血化瘀是治疗关键。在各个年龄阶段,慢性病多与血瘀有关,尤其对中老年心脑血管疾病患者而言,其病机主要表现为血瘀、血黏、血栓等,对应的治法则为活血、破血、抗栓等。在慢性病发展的过程中,多伴有并发症,主症与并发症均需治疗,但应有主次之分,如若合并有"三高"、心血管神经症、抑郁、痴呆等均应兼治,亦属于以活为法的范畴,若有情志抑郁者,更需心理疏导,心情舒畅者未服药病可去大半。苏老师常常不厌其烦地强调 2 点:一则活血化瘀之法是老年人心脑血管疾病的必用之法,通经活络、祛痰除湿在气血通畅的基础上方可实现;二则疾病虽经诊治后稳定或减轻,但毕竟元气有损,抵抗力减退,若要维持疗效,必须要有良好的心态,即心情舒畅。另有适当的活动,包括力所能及的体力和脑力活动,有利于身心健康,要在"活"字上下功夫,才能"活"得"动"。以上所述即是以活为法的用意。

"以变为治"是关键。苏老师强调,在诊治疾病的过程中,要遵循理法方药、辨证施治的原则,但方法要多变。一句话,要切合患者的实际情况,通过"四诊"了解患者的情绪、体质及年龄等,同时要询问患者的生活习惯、生活环境、经济条件、工作性质、烟酒史、既往疾病史及家族史等,女性要问及月经及生育史,从中审察出真正的致病因素,切合具体的病机,采取灵活的治疗法则。要注意患者有男女老少之分,胖瘦高低之别,施治有春夏秋冬之时,处有天南海北之域,体质有寒热虚实之异,因此应在治疗时施以不同的药物和剂量。比如同是外感疾患,北方以麻桂投之有效,江南则以香薷、浮萍、薄荷等类治之获益。要探查病情的轻重、机体的强弱、有无并发症、施治的季节及地点等,从而调变药味和剂量。在认准病情的同时,必须要胆大而心细,智圆而行方,就是既要果敢决断,又要小心谨慎,既要灵活变通,又要遵循医道规律,切记要多实践多验证,方可取得较好的临床效果。苏老师还强调,药物的煎法及服法也要调变。例如在心衰患者的治疗过程中,患者有腹胀欲吐之感,无法服用汤药时,药再有效,也无能为力,此时应变,令其将药煎少,先嘱患者舔服,病情稍好,改为频服,这仅是在服法上之变,在对病后生活指导方面,也要根据每个人的具体情况另行安排,不可千篇一律,要有以变为治的思路,方能收到满意的疗效。总而言之,要以具体情况而定,不拘一格,千万不可胶柱鼓瑟,千篇一律。苏老师强调在诊治每一个环节上,都要切实可行,使患者易于接受,这样才能有利于病情的好转及康复。

第五节　分龄论治　初窥舌脉

一、明辨异同　分龄论治

苏老师进一步指出,在通、活、变的基础上诊治患者要注意明辨病之异同,证之异同,作为同治或异治的条件,还要注意不同年龄阶段的患者,其主要致病因素亦有不同,虽有兼夹为患,但仍各有侧重。

同中求异,异中求同。辨证论治中有"同病异治"和"异病同治"的法则,即不同的病在发病中出现了相同之证,可采取相同的治法,而相同之病,在不同的人或不同阶段出现不同之证,就应采取不同的治法。这是一般的概念,苏老师认为这种概念,尚不确切、不完整,应该说,这种同治或异治的法则,是有一定条件的,不是说所有的病都可"同治"或每个病都可"异治"。苏老师常用来举例说明的5个患者:一噎嗝患者,纳食即吐,水谷不入;一哮喘患者,昼夜喘作,难以成寐;一发热患者,高热不退;一不寐患者,心烦欲狂;另有一头痛患者,头痛时作,痛则如裂。这5名患者,苏老师细审其症,均诉大便秘结、数日不解,伴脘腹不舒,舌赤苔燥,考虑病机为胃家实、腹气不通,均以承气汤化裁,得泻则消。就胃家实而言是诸病之同,这是"同治"的条件,但究竟病各有异,其异又是我们在"同治"时应注意之点,处理上必须兼顾,甚则在"同治"之后,还需进一步调理的,方可达病愈的目的。临床亦常见同一痢疾,初兼有表证,则疏散表邪,用荆防败毒散;继有积滞蕴结,里热炽盛,则宜清热导泻,方用白头翁汤;进而久痢不止,完谷不化,导致为脾胃虚寒,则治以温补固涩,采用真人养脏汤。虽是同病,但依其证之不同,施治不一,又是"异治"的条件,但在"异治"中绝不可忽视痢疾这一相同之处,否则痢疾是不会痊愈的。这就是我们在辨证论治中的"同中求异""异中求同"的辨证法,不然就会片面施治,顾此失彼,失去了辨证的基本精神,必然疗效不彰。

年少以火毒为病,中年以气郁血瘀成疾,老年则痰瘀为患。苏老师从多年的临床实践中总结出不同年龄阶段的致病特点:幼年少年时期多以毒瘀相伴,治以清热解毒兼活血化瘀;中青年以气瘀为主,治以理气行气兼活血化瘀;中老年以痰浊血黏为主,治以健脾祛痰化浊,兼抗凝溶栓,又要兼以补虚为善。

年少之人其本身多为稚阳之体,基础代谢快,多因外感致病,兼因内有食积,久则化热生火,灼伤津液,热毒内生而为病,故多以清热解毒为主要治则。年少之病多单纯易治,常见病毒性心肌炎、急性呼吸道感染、急性胃肠炎等疾病。

人到中年最为忙碌,其发病因素,除有先天禀赋不足、遗传因素外,主要因生活习惯之不当(如情志不畅、恐惧紧张、过度劳累、昼夜颠倒、饮食不节、吸烟及酗酒等),日久导致脏腑功能衰退(自身调节、免疫功能的降低)、元气受损。本属老年之疾患,现中年时有发生,考虑其与现代人们生活节奏加快,尤其中年人工作压力大、生活负担重,加之生活环境的恶化均对人体健康产生直接或间接的影响。中年气机易于阻碍,气滞血瘀而成患,治则以疏通气机、活血逐瘀为主,多可奏效。

老年人多因年老体衰,积劳成疾,少动善静,气血运行不畅致使脏腑功能衰退。始有血瘀为患,再有痰瘀互结,多为老年人患病的病机所在,病位在心、脑,又是导致人体致残死亡的首要病因。老年人多痰多湿的原因乃系脏腑功能的衰退,如肺气不宣、脾滞不运、水湿聚集、肾气衰退等,加之脂质代谢障碍,尤其是低密度脂蛋白、甘油三酯、胆固醇的升高,促进了动脉粥样硬化的进程,日久则痰浊内生。随着动脉粥样硬化的形成,机体缺血缺氧程度加重,代谢产物排出困难,又致脏腑功能更衰,两者互为因果,循环进行。苏老师常说,人们生老病死的过程亦是动脉粥样硬化的过程,人们要延长寿命,就必须采取一切措施,延缓动脉粥样硬化的发展,这是医务工作者的奋斗目标。任务是艰巨的,随着科学发展的突飞猛进,这一目标一定会实现。

二、先见之明　舌脉初探

通过舌下静脉的形态与色泽来了解气血的盈亏,血流的通畅与瘀滞,进一步为病机找出依据,探求疾病本质。古代医籍对此早有记载,如《黄帝内经》有"取其经,少阴太阳舌下血者"及"足太阴脾经,连舌本散舌下"的论述,更有"心气通于舌""舌为心之苗"的认识,这些记载和认识都是珍贵的临床经验总结,时至今日仍具有重要的指导意义。近年来心血管疾病的诊治中尤为重视诊查舌下静脉的瘀血情况,其实早在20世纪70年代末期,苏老师即在临床实践中发现并重视了舌下静脉瘀血与心血管疾病的相关性,并于1984年10月撰写了《舌脉初探》(见附12)一文投至当时的《中西医结合杂志》,文中超前提出舌下静脉可作为血液流变学及微循环障碍等方面的客观佐证,可惜并不为当时学界所接受,并未刊登发表。但在同年的《中西医结合杂志》第4期却刊出了《有关舌诊的统一名词和舌上分部的规定(草案)》一文,文中明确了舌脉的定义:舌下的 2 根静脉,不再用舌下脉、舌腹面静脉等名,并以图示之,可见苏老师对舌下静脉的诊查是超前的。

苏老师于 1974 年开始从事心血管病的科研工作,为进一步钻研,首先要了解动静脉的变化规律,常需眼科的协助行眼底检查,多有不便,又增加患者的经济负担,故自备检眼镜,亲自检查,以获得直观信息。经过一段时间,感到亦有一些问题,如无暗室、眼底看不清、有些患者配合不好、有些患者还需散瞳等,感到诸多不便。苏老师常常想如何能在体表寻找替代部位,首先想到的是口唇,但假象较多,如有人吸烟、有人涂唇,再者气温的变化、饮食的不同均可改变唇部颜色,另外,唇部望诊已有前人阐述,是瘀血症的观察要点,但论述较笼统,缺乏明确的观察标准。再次是眼睑,经观察,北方人多有严重沙眼,致眼睑血管模糊不清,难以观察。苏老师苦思良久,想起早年防治肿瘤时,曾采访陕西省山阳地区一民间医生,用口腔割治法治疗胃病、食管癌等消化道疾患。医籍中有"舌为胃之镜"之说,是指舌体舌面尤其舌苔可反映消化道疾病的情况,却未见口颊紫纹亦可反映消化道疾病的病理改变,割切治疗的效果深得多数患者的认可,故名声远扬。苏老师当时对此作了一番探索,虽然以后没有专门从事消化疾患的诊治,但仍有所启发,即口腔黏膜中大有文章。舌的下面有金津玉液穴位,正常时有 2 条浅蓝色的静脉显示,被有一层滑润的黏膜,西医称为舌下静脉,中医论述较少。从此以后,苏老师特加重视,每诊病人均要看舌下静脉,并同疾病的辨证分型联系起来,同时亦以客观检验如血液黏度、血脂变化等,客观检查如检眼镜、微循环检查及 X 线胸部拍片。更可喜的是在 20 世纪 70 年代末期,心血管病组对关中地区分片进行了大面积的心血管疾病普查及复查,为舌下静脉的观察提供了有利条件。苏老师随后自拟了观察方法并分区定度,首定为 0 度、Ⅰ 度、Ⅱ 度,各有标准,同时分别与血液流变学、眼底动静脉改变、微循环检查结果做了相应的对比观察,均有明显的相关性。

1983年10月,苏老师趁着对心血管疾病进行10年随访之际,将检查人群中患有心血管疾病者156例做了较详细的舌下静脉调查。苏老师根据舌下静脉的形态色泽将其区分为3度:0度仅限于内侧带,其状扁平或稍陷,色淡红或淡白;Ⅰ度伸长而曲张未超过中侧带,其状充盈,色青或见散在瘀血点;Ⅱ度弯曲怒张成结伸展至外侧带或伸延近舌尖部,或末梢有紫暗的丝状脉络、瘀点或瘀斑,色青紫。0度为气虚血亏的现象,Ⅰ度及Ⅱ度为程度不同的气滞血瘀或瘀血之候。在观察的156例中,舌下静脉异常者有73例占46.8%,其中Ⅰ度与Ⅱ度舌脉中冠心病最多占44.4%,高血压病次之占37.9%;高脂血症中0度占9.8%,Ⅰ度占35.3%,无Ⅱ度舌脉。这些都说明舌下静脉变化在心血管病的诊断及病情进退中有着非常重要的应用价值。

苏老师观察到Ⅰ、Ⅱ度与当时国内一些文献报告类同,只有0度的变化与Ⅰ、Ⅱ度恰为相反,舌下静脉色淡红甚而发白,脉形扁平甚而稍陷,患者多有头晕、心悸、乏力之症,考虑为静脉血容量不足或血流增快有关,多见于高脂血症。其Ⅰ、Ⅱ度的发生机理与现代医学中的微循环障碍密切有关,尤其出现舌下脉络迂曲紫暗或有瘀点瘀斑时,即舌脉主干及其分支的改变,可考虑以下3种因素引起的微循环障碍:①静脉压升高,如心功能不全时,回心血量减少,而使静脉血量增加,随着回流阻力的加大而致舌脉变粗、充盈,甚而弯曲成结;②由于呼吸困难或长期咳嗽,可致胸膜腔内压增高,静脉血回流障碍,甚而出现静脉末梢的反流,致使小静脉扩张伸长;③由于舌下静脉壁薄,弹性差,又缺乏结缔组织的支持,一旦静脉压增高,即可导致局部呈柱状、囊状或柱囊状,形似珊瑚。在舌质变化中,淡白舌中出现的异常舌下静脉均为0度,未见Ⅰ、Ⅱ度改变,而Ⅰ、Ⅱ度改变均见于绛舌与绛紫舌中,考虑二者的本质是由于血黏度增高,血流缓慢,血中还原血红蛋白增加所致。

　　1986 年苏老师又进一步对高血压患者的舌下静脉进行了细致的临床研究。他选取了高血压组 230 例,其中来源于普查心血管患病人群中检出的高血压患者 124 例及门诊高血压患者 106 例,对照组 160 例为普查中受检血压正常者(有其他严重疾患者未计),2 组性别、年龄相似。经分析观察结果发现,高血压组异常舌下静脉发生率明显高于对照组,且眼底的病理改变与舌脉异常有明显的相关性,高血压病组舌下静脉异常发生率与临床分期、中医证型、心电检查及性别、年龄均无明显关系,但与心功能不全、血压值过高密切相关,舌象为青紫舌与舌下静脉变化有相似之处,从部分患者眼底动脉改变与异常舌下静脉的发生关系来看,同样支持血压过高可能是静脉压增高所致的发病机理,舌下静脉分度是观察疾病的轻重进退的重要依据。

　　近年来研究显示,冠心病患者舌下静脉的异常变化随年龄增长而日趋明显,同样也随着病程的增长,瘀血程度加重,舌下静脉变化程度愈加明显。这与此前的观察不尽相同。另有研究显示,舌下脉络瘀滞,苔白伴胸闷、气短多见于前降支病变,舌下脉络瘀滞、淡暗舌伴失眠多见于回旋支病变。另有研究显示,临床上高血压病患者中舌下静脉显露,舌质紫暗的瘀证并非少见,痰瘀致病在高血压病中日趋增多,是判断高血压病患者血瘀证的重要依据。苏老师的研究中高血压病患者中异常舌下静脉的发生率约为 46%,舌象以青紫舌为主,与其他临床研究中瘀证表现相似,说明苏老师在舌下静脉研究中早就有独到见解。

　　舌下静脉作为临床观察指标,是切实可行的诊断手段,方便无痛苦,易于患者接受,对心血管疾病的诊治尤为重要,作为血液流变学及微循环障碍等方面的客观佐证是非常必要的。苏老师亦指出,在观察的同时也要注意辨别临床假象,如舌体上翘时过度紧张和持时过长,可出现舌下静脉充盈的假象。此外,舌下静脉亦要同脉证合参,不可拘泥、不可片面,否则难以获得真实的临床信息。目前关于舌下静脉的相关文献报道均为小样本、单中心的研究,缺乏大样本、多中心、随机对照研究,舌下静脉的研究是中西医结合的一个重要方面,需通过现代医学手段使得舌下静脉诊断更加标准化、客观化、规范化,以期对临床更加实用,发挥中医学舌下静脉在临床诊治疾病中的优势。

参考文献

[1] 王发渭,刘毅,林明雄.112 例冠心病人舌下脉络的观察分析 [J].中国中医药信息杂志,2004,11(4):323-325.

[2] 史琦,陈建新,赵慧辉,等.212 例冠心病患者舌下脉络征象与中医辨证关系的研究 [J].北京中医药大学学报,2011,34(12):855-859.

[3] 高利,刘萍,罗玉敏.舌下脉络的研究进展[J].中西医结合心血管杂志,2011,9(11):1375-1376.

[4] 韩学杰,沈宁.毒损心络与高血压病[J].中医杂志,2005,46(2):155-156.

[5] 姚魁武,王阶,朱翠玲,等.不同疾病血瘀证量化诊断的比较研究 [J].辽宁中医药杂志,2006,33(11):1381-1383.

附 12:舌脉初探

陕西省中医药研究院附院内科 苏亚秦 1984 年 10 月 10 日

舌脉是指对于舌下静脉而言,为祖国医学舌诊中舌下望诊的主要内容,早在《黄帝内经》中就有"舌下"的多处记载,后代医家屡见阐述,尤其是近年来进展更快,本文对 156 例心血管病人的舌脉做了初步探讨,现报告如下:

1. 资料来源

1983 年 10 月,趁对心血管病进行 10 年随访之际,在笔者检查的人群中,将其中患有心血管疾病者 156 例做了较详细的舌脉调查。疾病组中男性 61 例,女性 95 例,男女之比为 1.57,年龄最大者 81 岁,最小者 41 岁。疾病诊断共 211 例次,其中冠心病 36 例次,高血压病 124 例次（Ⅰ期 28 例，Ⅱ期 93 例，Ⅲ期 3 例），高脂血症 51 例次。其中以Ⅱ期高血压病最多，占 44%，次为高脂血症，占 24.2%（见表 1）。

表 1　年龄分组

性 别	不同年龄段例数				总计例数
	35~44 岁	45~54 岁	55~64 岁	65 岁及以上	
男	3	8	22	28	61
女	2	23	41	29	95

2. 观察方法

（1）检查方法：让受检者将舌自然翘起，暴露舌下，即见舌体腹面中央的皱襞，即舌系带，在系带的两侧，各有 1 条几乎平行的小皱襞，其边不齐，状似锯齿，称为伞襞。伞襞与舌系带之间有 2 条静脉隐现于黏膜之下，淡蓝色呈半充盈状，即是舌下静脉（本文称舌脉）及其分支的小血管，其黏膜光滑红润而薄腻，均匀覆盖于舌的腹面（以上所述为正常舌脉）。

（2）舌下分区：舌腹面可区分为 3 个侧带，舌系带与伞襞间为内侧带，伞襞至舌侧线之间等分，内为中侧带，外为外侧带。正常舌脉仅限于内侧带或中侧带的内侧半，其长不超过舌尖与舌下肉阜连线的 3/5，可见由近而远、由大而细的舌脉网。

（3）舌脉形色：①其色可分淡白、淡红、淡蓝、青色或紫青色。②形似垂柳而扁平或稍陷，另有主干变粗，充盈，稍曲呈柱状或弯曲成结，状似串珠呈囊状，或两者兼具的柱囊状，末梢分支为红色或紫暗的丝状脉络为瘀血丝，远端出现散在或多发瘀点，甚则呈瘀斑。

（4）舌脉分度：依其形态、色泽可区分为 3 度，见舌脉仅限于内侧带，其状扁平或稍陷，色淡红或淡白者为 0 度；其状充盈，伸长而曲张未超过中侧带，色青者或见散在瘀血点者为Ⅰ度；若舌脉弯曲怒张成结伸展至外侧带或伸延近舌尖部，或末梢有紫暗的丝状脉络，有出血瘀点或瘀斑，脉色青紫者为Ⅱ度。0 度为气虚血亏的现象，Ⅰ度及Ⅱ度为程度不同的气滞血瘀或瘀血之候。

3. 观察结果

疾病组中有舌脉异常者 73 例(占 156 例中的 46.8%),其 0 度、Ⅰ度、Ⅱ度分别为 12 例、44 例和 17 例(见表 2)。

表 2　舌脉分度

比例	分度				总计
	正常	0 度	Ⅰ度	Ⅱ度	
例数	83	12	44	17	156
百分比/%	53.2	7.7	28.2	10.9	100

疾病组中,以其疾病而言,舌脉变化以表 3 示之,异常舌脉占总例次的 46.9%,而最多者是Ⅰ度占异常舌脉的 64.6%(见表 3)。

表 3　疾病与舌脉分度

疾病		正常		0 度		Ⅰ度		Ⅱ度	
		例数	占比/%	例数	占比/%	例数	占比/%	例数	占比/%
冠 心 病		17	47.2	3	8.3	11	30.5	5	13.8
高血压	Ⅰ	17	60.7	2	7.1	8	28.5	1	3.6
	Ⅱ	49	52.7	8	8.6	26	27.9	10	10.7
	Ⅲ	1	33.3			1	33.3	1	33.3
高脂血症		28	54.9	5	9.8	18	35.3		
合 计		112	53.1	18	8.5	64	30.3	17	8.1

就其Ⅰ度与Ⅱ度舌脉而言,冠心病最多,占本病例次的 44.4%;高血压病次之,占 37.9%;高脂血症无Ⅱ度,其Ⅰ度占 35.3%,而 0 度占数最多,为 9.8%,其原因尚需探讨。

疾病组舌脉变化随年龄增大而升高。在疾病组中根据其主要特点将其舌质归纳为淡红、淡白、红、绛、紫 5 类,其中淡红为正常舌质颜色,其舌质与舌脉的变化以表 4 示之。经统计学处理,淡白舌在舌脉异常和正常之间($\chi^2 = 0.36$,$P > 0.05$),无明显差异。红舌、绛舌和紫舌则分别为 $\chi^2 = 2.26$,$P > 0.05$;$\chi^2 = 39.7$,$P < 0.001$;$\chi^2 = 1.064$,$P > 0.05$,说明绛舌与舌脉异常有着密切的关联性,而紫舌反无,这点尚需进一步探讨。

表4　舌脉与年龄

分度	不同年龄例数			
	35 岁	45 岁	55 岁	65 岁
正　常	1	14	31	37
0	2	5	5	
Ⅰ	2	10	21	11
Ⅱ		2	6	9

4.讨论与体会

本文通过舌脉的形态与色泽来了解气血的盈亏、血流的通畅与瘀滞,进一步为病机找出依据,探求疾病本质,古代医籍对此早有记载,如《黄帝内经》有"取其经,少阴太阳舌下血者"及"足太阴脾经,连舌本散舌下"的论述,更有"心气通于舌""舌为心之苗"的认识,这些记载和认识都是珍贵的临床经验总结,直至今日还具有重要的指导意义,尤其是对"血瘀"或"瘀血"的诊治。从现代医学资料来看亦是如此,如昆明市延安医院在88 例心血管疾病中,舌脉异常者冠心病占68%,风心病、高血压病分别占80% 和37%,而非心血管疾病的158 例舌脉异常者仅占13%。上海第三人民医院报告的40 例肺心病患者中舌脉异常者高达97.5%,福建省人民医院观察的102 例冠心病患者中舌脉异常者占86.2%,本文报告的心血管疾病156 例中舌脉异常者73 例,占46.8%。尽管上述各地报告略有不同,但都说明了舌脉变化在心血管病的诊断及预计病情进退等方面有着非常重要的应用价值。

本文将舌脉的变化区分为0、Ⅰ、Ⅱ度3 个类型,Ⅰ、Ⅱ度与目前国内一些文献报告类同,唯 0 度有异,笔者观察 0 度的变化与Ⅰ、Ⅱ度恰为相反,舌脉色淡红甚而发白,脉形扁平甚而稍陷,患者多有头晕、心悸、乏力之症。经检查,多数患有不同疾患,以心血管病居多,疾病组就有 12 例,高脂血症占数最多,原因尚待探索。因而将此暂作一型,供同道者参考。其Ⅰ、Ⅱ度的发生机理与现代医学中的微循环障碍密切有关,尤其出现有瘀血脉络或出血点瘀斑者,而舌脉主干以及分支的改变,可考虑由以下3种因素所致:①静脉压升高,缺氧:如心泵功能不全时,回心血量减少,而使静脉血量增加,随着回流阻力的加大而致舌脉变粗,充盈,甚而弯曲成结;②由于呼吸困难或长期咳嗽,可致胸膜腔内压增高,静脉血回流障碍,甚而出现静脉末梢的反流,致使小静脉扩张伸长;③由于舌脉壁薄、弹性差,又缺乏结缔组织的支持,一旦静脉压增高,即可导致局部呈柱状、囊状或柱囊状,形似珊瑚。而0度考虑为静脉血容量不足或与血流量增快有关。祖国医学将前者作为瘀血或血瘀的见症,而后者为气虚血亏的表现。

在舌质变化中,淡白舌中异常舌脉均为0度,未见Ⅰ、Ⅱ度,而Ⅰ、Ⅱ度舌脉均见于绛舌与紫舌中,考虑绛舌与紫舌的表现本质是由血黏度增高,血流缓慢,血中还原血红蛋白增高所致。从异常舌脉与年龄的改变关系考虑,此可能与疾病的发展、血脉运行不畅,加之机体各种生理功能随着年龄的增长而减退,进一步导致微循环障碍有关。

根据有关国内文献报道及本文的调查结果,可以认为将舌脉作为临床观察指标是切实可行的诊断手段,既方便又无痛苦,易于接受,尤其对心血管病更为重要,作为血液流变学及微循环障碍等方面的客观佐证是非常必要的。在祖国医学的血证中更是不可缺少的指征。但同时也要注意其临床假象的出现,切忌舌体上翘时过度紧张和持时过长,否则会出现舌脉充盈状,另外舌脉亦要同脉证合参,不可拘泥,否则无法获得舌脉的真实临床价值。

参考文献

[1] 陈泽霖,陈梅芳.舌诊研究[M].2版.上海:上海科学技术出版社,1982.

[2] 王午桥.舌下视诊初探[J].江苏中医杂志,1984,2:6.

[3] 李蔚生.舌下血管异常对血瘀证诊断意义[J].中西医结合杂

志,1984,5:305.

[4] 梁国荣.98 例慢性肝炎的舌下血管观察和探讨[J].中华内科杂志,1980,4:252.

[5] 梁民里道.102 例冠心病舌下小血管的初步观察[J].福建医药杂志,1984,3:46.

[6] 张海峰."辨舌"在临床上的意义[J].新中医,1977,3:8.

第三章 临床经验

第一节 胸痹心痛(冠心病)

一、疾病概述

胸痹心痛是由于正气亏虚,饮食、情志、寒邪等所引起的以痰浊、瘀血、气滞、寒凝痹阻心脉,以膻中或左胸部发作性憋闷、疼痛为主要临床表现的一种病证。轻者偶发短暂轻微的胸部沉闷或隐痛,或为发作性膻中或左胸含糊不清的不适感,重者疼痛剧烈,或呈压榨样绞痛。常伴有心悸,气短,呼吸不畅,甚至喘促,惊恐不安,面色苍白,冷汗自出等症。多由劳累、饱餐、寒冷及情绪激动而诱发,亦可无明显诱因或安静时发病。

胸痹心痛是威胁中老年人生命健康的重要心系病证之一,随着现代社会生活方式及饮食结构的改变,发病有逐年增加的趋势,因而本病越来越引起人们的重视。由于本病表现为本虚标实,有着复杂的临床表现及病理变化,而中医药治疗从整体出发,具有综合作用的优势,因而受到广泛的关注。

"心痛"病名最早见于马王堆古汉墓出土的《五十二病方》。"胸痹"病名最早见于《黄帝内经》,对本病的病因、一般症状及真心痛的表现均有记载。《素问·藏气法时论》:"心病者,胸中痛,胁支满,胁下痛,膺背肩胛间痛,两臂内痛。"《灵枢·厥病》:"真心痛,手足青至节,心痛甚,旦发夕死,夕发旦死。"《金匮要略·胸痹心痛短气病脉证治》认为心痛是胸痹的表现,"胸痹缓急",即以心痛时发时缓为特点,其病机以阳微阴弦为主,以辛温通阳或温补阳气为治疗大法,代表方剂如瓜蒌薤白半夏汤、瓜蒌薤白白酒汤及人参汤等。后世医家丰富了本病的治法,如元代危亦林《世医得效方》用苏合香丸芳香温通治卒暴心痛;明代王肯堂《证治准绳》明确指出心痛、胸痛、胃脘痛之别,对胸痹心痛的诊断是一大突破;在诸痛门中用失笑散及大剂量红花、桃仁、降香、失笑散活血理气止痛治疗心痛;清代陈念祖《时方歌括》用丹参饮活血行气治疗心腹诸痛;清代王清任《医林改错》用血府逐瘀汤活血化瘀通络治胸痹心痛等。以上方法对本病均有较好疗效。

胸痹心痛相当于西医的冠心病心绞痛,胸痹心痛重症即真心痛相当于西医学的冠心病心肌梗死。西医学其他疾病表现为膻中及左胸部发作性憋闷疼痛为主症时,也可参照本节辨证论治。

二、病因病机

胸痹心痛临床上多表现为胸前胀闷不舒,伴有闷痛或刺痛,常牵及左肩左臂,多呈急剧的阵性发作,持时数分钟或数秒钟不等,痛时多伴有局部痞闷或紧缩感;经常亦可有胸部不舒、心慌心悸、自汗盗汗、倦怠无力、睡眠不佳等预兆症状。

四诊时,面色不华,剧痛时面色苍白,舌质淡而质红,舌下静脉多粗怒呈结,或伴瘀斑及出血点多呈Ⅱ度、Ⅲ度的病理改变,脉象可细可涩或弦或紧,迟数不定,或促或结,表现多样。据其临床证脉表现,属于中医的胸痹心痛范畴。该病的记述,散见于历代医书中,早在《黄帝内经》有"心病者,胸中痛,胁支满,胁下痛,膺背肩胛间痛,两臂内痛",又说"忧思则心系急,心系急则气道约,约则不利",又指出"手少阴气绝则脉不通,脉不通则血不流"。由此可见,古人对心痛的认识,属于心脏病变,其发病机理,主要是气血不通,不通则痛,中医有"气为血之帅,血为气之母,气行则血行,气滞则血凝"之说,其心主脉,脉为血之府,血循脉中,周流不息,而血液的循行,依赖于心阳的鼓动,若心阳不振,则血流不畅;心脏以血为体,以阳为用,体和用两者是相辅相成,息息相关,若有偏衰,均可成疾。

本病多属老年疾患,首先有先天禀赋不足,后有生活习惯之不当(如饮食不节、情志不畅、恐惧紧张、过度劳累、昼夜颠倒、酗酒、吸烟等),日久均可导致脏腑功能衰退而成为本病的主要病因,同时亦是该病的诱因,尤其情绪波动、劳累过度甚有饱食常诱发本病。本病原属老年疾患,但近年来有年轻化的趋势,多与生活节奏加快、工作压力增大及生活环境恶化所致脏腑功能的障碍相关。

胸痹心痛的治疗应遵循着中医的辨证施治进行,即辨证求因、审因论治、依法选方及据方议药。治病必先求本即找病因,明确病机病位方能立法选方。因而处方的组成包括 4 个方面,如以公式来表达即病因+病位+病机+症状。病因是致病的根源,病位是发病的所在,病机是疾病发生机理,症状是病情的具体表现,其中大多数症状可随病因病机的改善或消除而减轻或消失。就胸痹心痛而言,病因是先有心血之痹阻,并有阳气之不足,病位在心在脉,病机是血瘀不通,由于血瘀不通才有心痛的症状或牵及其他脏腑所表现的兼症。

三、辨证特点

1. 辨证要点

(1)辨疼痛部位。局限于胸膺部位,多为气滞或血瘀;放射至肩背、咽喉、脘腹,甚至臂属、手指者,为痹阻较著;胸痛彻背、背痛彻心者,多为寒凝心脉或阳气暴脱。

(2)辨疼痛性质。是辨别胸痹心痛的寒热虚实,在气在血的主要参考,临证时再结合其他症状、脉象而做出准确判断。属寒者,疼痛如绞,遇寒则发,或得冷加剧;属热者,胸闷、灼痛,得热痛甚;属虚者,痛势较缓,其痛绵绵或隐隐作痛,喜揉喜按;属实者,痛势较剧,其痛如刺、如绞;属气滞者,闷重而痛轻;属血瘀者,痛如针刺,痛有定处。

(3)辨疼痛程度。疼痛持续时间短暂,瞬间即逝者多轻,持续不止者多重,若持续数小时甚至数日不休者常为重病或危候。一般疼痛发作次数与病情轻重程度呈正比,即偶发者轻、频发者重。但亦有发作次数不多而病情较重的情况,必须结合临床表现,具体分析判断。若疼痛遇劳发作,休息或服药后能缓解者为顺证,若服药后难以缓解者,常为危候。

2.分证特点

(1)心血瘀阻证:心胸疼痛剧烈,如刺如绞,痛有定处,甚则心痛彻背,背痛彻心,或痛引肩背,伴有胸闷,日久不愈,可因暴怒而加重,舌质暗红,或紫暗,有瘀斑,舌下瘀筋,苔薄,脉涩或结、代、促。

(2)寒凝心脉证:卒然心痛如绞,或心痛彻背,背痛彻心,或感寒痛甚,心悸气短,形寒肢冷,冷汗自出,苔薄白,脉沉紧或促。多因气候骤冷或感寒而发病或加重。

(3)痰浊痹阻证:胸闷重而心痛轻,形体肥胖,痰多气短,遇阴雨天而易发作或加重,伴有倦怠乏力,纳呆便溏,口黏,恶心,咯吐痰涎,苔白腻或白滑,脉滑。

(4)气滞血瘀证:心胸满闷不适,隐痛阵发,痛无定处,时欲太息,遇情志不遂时容易诱发或加重,或兼有脘腹胀闷,得嗳气或矢气则舒,苔薄或薄腻,脉细弦。

(5)心气虚弱证:心胸阵阵隐痛,胸闷气短,动则益甚,心中动悸,倦怠乏力,神疲懒言,面色㿠白,或易出汗,舌质淡红,舌体胖且边有齿痕,苔薄白,脉细缓或结代。

(6)心肾阳虚证:胸闷或心痛较著,气短,心悸怔忡,自汗,动则更甚,神倦怯寒,面色㿠白,腰酸乏力,四肢欠温或肿胀,舌质淡胖,苔白腻,脉沉细迟。

（7）心肾阴虚证：心胸疼痛时作，或灼痛，或隐痛，心悸怔忡，五心烦热，口燥咽干，潮热盗汗，腰膝酸软，舌红少泽，苔薄或剥，脉细数或结代。

（8）气虚血瘀证：胸部疼痛，胸闷气短，心悸头晕，倦怠乏力，舌淡红，有瘀点或瘀斑，苔白或薄白，脉虚。

四、治疗方案

针对本病本虚标实、虚实夹杂，发作期以标实为主，缓解期以本虚为主的病机特点，治疗应补其不足、泻其有余。本虚宜补，权衡心之气血阴阳之不足，有无兼见肝、脾、肾脏之亏虚，调阴阳补气血，调整脏腑之偏衰，尤应重视补心气、温心阳，标实当泻，针对气滞、血瘀、寒凝、痰浊而理气、活血、温通、化痰，尤重活血通络、理气化痰。补虚与祛邪的目的都在于使心脉气血流通，通则不痛，故活血通络法在不同的证型中可视病情，随证配合。由于本病多为虚实夹杂，故要做到补虚勿忘邪实，祛实勿忘本虚，权衡标本虚实之多少，确定补泻法度之适宜。同时，在胸痹心痛的治疗中，尤其在真心痛的治疗时，在发病的前三四天内，警惕并预防脱证的发生，对减少死亡率，提高治愈率更为重要。必须辨清证候之顺逆，一旦发现脱证之先兆，如疼痛剧烈，持续不解，四肢厥冷，自汗淋漓，神萎或烦躁，气短喘促，脉或速，或迟，或结，或代，或脉微欲绝等现象，必须尽早使用益气固脱之品，并中西医结合紧急救治。

（一）辨证选用中药汤剂或中成药

1.心血瘀阻证
治法：活血化瘀，通脉止痛。
方药：血府逐瘀汤。
中成药：复方丹参滴丸、银杏叶片。

2. 寒凝心脉证

治法:温经散寒,活血通痹。

方药:当归四逆汤。

中成药:冠心苏合丸。

3. 痰浊痹阻证

治法:化痰通阳,宣痹止痛。

方药:瓜蒌薤白半夏汤。

中成药:苏合香丸。

4. 气滞血瘀证

治法:理气化瘀,通脉止痛。

方药:血府逐瘀汤合柴胡疏肝散。

中成药:麝香保心丸、心可舒片、复方丹参滴丸。

5. 心气虚弱证

治法:补益心气,宣痹止痛。

方药:保元汤合甘麦大枣汤。

中成药:芪参益气滴丸。

6. 心肾阳虚证

治法:温阳散寒,宣痹止痛。

方药:参附汤合桂枝甘草汤。

中成药:麝香保心丸、心肝宝胶囊。

7. 心肾阴虚证

治法:滋阴养血,通脉止痛。

方药:天王补心丹合左归饮。

中成药:滋心阴胶囊。

8. 气虚血瘀证

治法:益气化瘀。

方药:芪参冠心Ⅱ号方。

中成药:芪参益气滴丸、通心络胶囊、脑心通胶囊。

(二)无创中医特色疗法

1. 耳穴压籽疗法

运用中医经络理论及全息生物理论,辨证配穴,贴压耳穴,通过经络传导,生物反射,起到改善患者体质、缓解临床症状的作用。

辨证配穴,贴压耳穴治疗胸痹心痛病:主穴:心、脾、肾;配穴:交感、神门。

2. 中药浴足法

采用丹参、红花、赤芍等中药研成粉剂浴足熏蒸,发挥其温热刺激、药透效应、归经施治等作用,从而缓解胸痹心痛病。亦可留取内服中药汤剂的药渣浴足熏蒸。

(三)临床经验

苏老师在治疗过程中,按其病因、病机及症状组方施治,创建母、子方以提高临床疗效。

1. 胸痹心痛的基本方——冠心灵(母方)

苏老师根据多年的临床经验,自拟"冠心灵"一方,功效:宽胸理气、活血化瘀,具体组成为瓜蒌30g,黄芪30g,葛根20g,丹参30g,川芎15g,赤芍12g,羌活15g,降香12g,三七粉3～5g,水煎400mL,分早晚温服。

"冠心灵"由9味药组成,每3味为一组,其中瓜蒌、黄芪、葛根针对病因而设,丹参、川芎、赤芍针对病位病机而设,羌活、降香、三七粉为症状而设,称母方,其可单独成方应用,但常与针对伴发症而设的子方合用。方中瓜蒌为开胸顺气之要药,能荡涤胸中的郁热,可消肺经的痰结,有宽胸降气、润肠通便的作用;黄芪为益气药之首选,既有补气健脾升阳之效,又有强心保护心肌之功能,可改善血流的异常,抑制亢进的血小板功能;葛根为补虚升阳之要药,能解肌止痉、生津止渴,有抗心肌缺血、抗心律失常、抗血小板聚集、扩张血管改善微循环的作用,还可降压、降糖、降脂、抗氧化增强抗力;丹参为活血要药,味苦,性微寒,能活血生新、凉血安神;川芎味辛,性温,有行气活血、搜风开郁的作用,上达头目,下行血海,辛温走窜,走而不守,为血中气药;赤芍味辛苦,性微寒,可活血散瘀、凉血止痛,善治血瘀疼痛之症;羌活、降香、三七主为心痛症状而设,羌活善祛风,有较强的镇痛作用,尤其对胸背颈项疼痛有良好作用,现代医学证明该药具有调整心律的功效,降香有行气化瘀、消肿止痛的作用,三七活血止痛,3药配伍可增强止痛功效。

2. 胸痹心痛的配方(子方)

配方(子方)主要针对伴发病所致不适症状而设,如伴发高血压病、高脂血症、糖尿病、脑卒中等,多是老年人的常见病,往往伴发诸多的症状,如头晕目眩、记忆力减退、寐差、心悸、胸肋胀满、大便干结、咳喘不宁、下肢浮肿、腰膝酸痛等,不一繁举,子方为此而设,既治本亦治标,标本兼治,方可获得较好的疗效。患者的主要痛苦表现在症状上,症状解除了,苦痛亦就减轻,而症状又随着病因及病机的调整而减轻或消失。常用子方如下:

(1)四黄汤:适用于气阴双虚体弱便秘者。功效:益气养阴、降脂通便;组成:黄芪、黄精、姜黄、大黄。

(2)四红汤:适用于血瘀甚兼高脂血症者。功效:活血化瘀、通经调脂;组成:丹参、红花、红曲、三七粉。

(3)补气饮:适用于气虚甚者。功效:益气补虚、提高抗力;组成:人参、麦冬、冬虫夏草、五味子。

(4)滋阴汤:适用于阴虚火旺、烦热体弱者。功效:滋阴生津、补虚健体;组成:元参、熟地、黄精、麦冬。

(5)二双汤:适用于阴虚烦渴、消瘦尿多的糖尿病患者。功效:养阴生津、止渴除烦;组成:山萸肉、山药、天冬、麦冬。

(6)降脂汤:适用于高脂血症者。功效:降脂清浊、强身健体;组成:首乌、山楂、姜黄、红曲。

（7）定眩汤：适用于眩晕症者。功效：平肝潜阳、除眩定志；组成：天麻、泽泻、白术、生槐角。

（8）降压煎：适用于高血压者。功效：平肝降压、通经活络；组成：天麻、钩藤^{（后下）}、龙胆草、地龙。

（9）利水煎：适用于水肿症者。功效：健脾利湿、行水宁心；组成：猪苓、泽泻、云苓、汉防己。

（10）强心剂：适用于心力衰竭者。功效：强心利水、安神定志；组成：制附片、北五加皮、葶苈子、麦冬。

3. 冠心灵（母方）运用中的注意事项

（1）药力调整：用药可根据病情的轻重、体质的强弱和服药季节的不同随时调整加减，以下可作参考。如对病因，可依次调用黄芪、太子参、西洋参、党参、红参、丽参；对病位病机活血之品，可逐次调用川芎、赤芍、桃仁、红花、三棱、莪术、水蛭、虻虫；对症状而设镇痛药物，可慎调乳香、没药、元胡、白芷、粟壳之类。

（2）注意3点：①睡眠及情绪：休息好抗病力就强，反之则差，因而不可忽视。一般通过语言的安慰，可以使其对病情有充分的了解，增强治病信心，心情稳定了，睡眠就会好转。必要时，方中可加朱茯神、菖蒲、远志，失眠较重者可选用酸枣仁、柏子仁、夜交藤、合欢皮之类加以调理。②饮食情况：有无食少纳差，纳呆无味，脘胀反酸甚至呃逆之情，若有应配加健脾和胃之品，如枳壳、陈皮、白术、莱菔子、神曲之类。③二便通调：尤其是大便是否通畅，如便干难解或数日一便，则急需通便排忧，常用枳实、生大黄，重则可加元明粉，轻者可用火麻仁、瓜蒌仁、酒军、番泻叶、薏苡仁之类。小便不利可选加萆薢、车前子、白茅根，二便通调有利于疾病向愈。

（3）冠心灵的随症加减：因血压升高伴见头眩晕者可选加天麻、钩藤、龙胆草、黄芩、生石决明、地龙之类；心悸者选加柏子仁、远志、珍珠母、川连之品；心率快者加丹参、川连，心率慢者加炙麻黄、细辛，脉结代者可选苦参、甘松、羌活、炙甘草。

（4）讨论与体会：

1）组方思路不同于传统的施治方法：

中医传统的组方思路是在辨证论治指导下，将病因分为主要矛盾和次要矛盾而组方议药加以治疗，就胸痹心痛而言，多以心痛为主要矛盾，投以活血化瘀之剂，常用冠心Ⅱ号方、活络效灵丹、血府逐瘀汤、桃红四物汤之类化裁，每多能获得较快的疗效，症状缓解但多持时不长，病情易于反复发作。苏老师久经临床悟出其理，"治病必求于本"，探求病因、病位病机，并加上症状的防治，才能有持久的疗效，故由前面所述之公式并经过多年的临床反复实践调整终成"冠心灵"一方，药味精当仅9味，每3味取一效，获效虽慢但持久，只要病人谨遵医嘱，病情多可获稳定控制。

2）组方用药要精简：

苏老师常说，治病如打仗，用药如用兵，兵不在多而在勇，药不在多而在准（指药要对症），有是病，用是药，每投一味，必有其意，欲解决何症状，既认准（指对病情认准），就要狠（指用量要大），目的要控制住病情，解除痛苦。药方不宜过于庞杂，一方药味不要超过15味，药味过多，相互影响就大，这样反而会影响疗效，适得其反。这就要求医者要有扎实的基础，对所用的每味药，知其性味归经、功效及特点，必要时结合药理研究成果，如此投药施用，方能获效。

4. 预防与调摄

（1）饮食护理：低盐低脂、易消化饮食，避免过饱。禁食刺激性食物，禁烟酒。

（2）生活护理：慎起居、适劳逸、避风寒，保持大便通畅。

（3）情志护理：保持心情舒畅，避免抑郁、烦躁、焦虑等不良情绪。

（4）活动指导：采取散步、太极拳等有氧运动，每次运动时长约30min，频率5d/周。如运动过程中出现胸闷、胸痛，或心率比静息心率增加≥20次/min，或呼吸≥30次/min，应立即停止活动，必要时及时就诊。

5. 化裁举例

（1）宽胸理气法：用于气滞不畅所致的胸部胀满,憋闷气短,时欲太息,阵阵作痛,痛无定处,每因情绪不畅诱发或加重,偶兼脘腹胀满嗳气或矢气而舒,脉多沉细,舌淡苔白腻,治宜宽胸理气、活血安神,方投冠心灵化裁。

医案1

侯某,男,62岁。

现病史:胸闷气短伴胸部隐痛3年余,每忍即过,未加重视,近1周因生气后胸痛加剧,憋闷气短,善太息,伴有心悸,寐差纳呆不欲食。诊:脉细数,舌淡红,苔黄腻。BP:130/80mmHg。ECG提示:窦性心动过速,ST段压低。诊为气滞血瘀证,投以冠心灵方加减:瓜蒌30g,丹参30g,川芎15g,赤芍12g,羌活15g,降香10g,茯神10g,黄芩10g,三七粉3g$^{(冲服)}$。水煎温服,每日1剂,3剂后诸症均减,偶有心悸寐差,诊脉沉细,随加黄芪20g,酸枣仁30g,柏子仁20g,继服12剂后诸症均消,后嘱隔2d服1剂,以固疗效。半年后随诊如常人,再未服药,时运动,胸痛胸闷未作。

（2）活血化瘀法:用于血脉瘀滞、心脉痹阻而致的胸肩刺痛,痛有定处,固定不移,痛牵肩臂,胸闷气短,脉多弦或涩,方用冠心灵加当归、红花、枳壳、牛膝,血瘀重证者可选加三棱、莪术、蒲黄、五灵脂、乳香、没药,气虚加人参、黄芪,气滞加香附、郁金,多可改善心肌供血,缓解胸痛。

医案2

王某,男,56岁。

现病史:阵发性左胸刺痛2年,每痛1~2min,服硝酸甘油可以缓解,诊脉弦,舌质暗红、有瘀斑,舌苔薄白,舌下静脉Ⅱ度。BP:130/90mmHg。ECG提示:心肌缺血。诊为心脉瘀阻证,服用冠心灵加味:瓜蒌30g,丹参30g,川芎15g,赤芍12g,羌活15g,降香10g,蒲黄12g,五灵脂15g,牛膝12g,元胡12g,三七粉3g$^{(冲)}$,香附12g。服6剂后痛止,加减服用30余剂,胸痛未再发作,ECG大致正常,改服丹参片及适当锻炼,1年后随访未复发,正常上班。

(3)补养心气法:用于劳心过度,心气不足,常有胸部隐痛不舒,气短多汗,动则喘促,心悸心惊,倦疲无力,面色无华,舌胖质淡,苔白薄,多有齿痕,脉细数或有结代,治宜益气养心安神为主,冠心灵方中加用黄芪、人参、柏子仁、远志、茯苓、朱茯神、五味、甘草等治疗心气虚弱之胸痹证。

医案3

韩某,男,60岁。

现病史:时有胸前区闷痛,近1年来加剧,伴有心慌、气短、多汗、倦怠乏力,动则诸症加剧,近因劳累过度致胸痛加剧,查脉结代,舌胖质红,苔薄白,有齿痕。BP:110/60mmHg。ECG提示:房颤。诊为心气衰弱证,治宜益气养阴为主,方选冠心灵加太子参20g,苦参12g,炒枣仁30g,柏子仁30g,甘松15g,元胡15g,三七粉3g$^{(冲)}$,炙甘草12g。煎服12剂后,诸症大减,加减再服20剂后,精神好转,胸痛气短、出汗均缓解,偶有心悸,ECG提示房颤消失,动态心电图提示偶见房颤,不定期服稳心颗粒及补心气口服液,2年未见复发。

(4)通阳宣痹法:用于素体阳气不足,终日善静少动,胸阳不振,气血运行不畅,偶遇外寒侵袭而致胸痛彻背,心慌气短,形寒肢冷,萎靡不振,面白自汗,舌苔薄白,脉沉细,治宜宣痹通阳法,冠心灵方中加用桂枝、云苓、薤白、半夏、陈皮、大云、炙甘草、肉桂、干姜等,每获良效。

医案4

杨某,男,54岁。

现病史:胸肩部阵发性剧痛2年余,常因工作劳累及受冷而犯病,每发多以保暖休息及服冠心苏合丸而缓解,本次又因受寒而犯病,痛时四肢发冷,气短汗出,面色㿠白,神疲力倦,诊脉沉细,舌淡苔薄白。BP：血压 100/60mmHg。ECG 示肢体低电压。诊为胸阳不振证，治以宣痹通阳为主，方选冠心灵方加薤白 15g，半夏 10g，桂枝 10g，云苓 20g，干姜 15g，炙甘草 12g。连服 18 剂后诸症消失，改服麝香保心丸。

（5）理脾化痰法：用于痰浊壅盛所致的胸痛，此类患者多有吸烟史，形体肥胖，善静少动，常多胸闷咳嗽，甚而发喘，脉多滑，舌苔厚腻垢浊，治宜健脾化痰利湿为主，冠心灵方中加用半夏、陈皮、云苓、竹茹、藿香、砂仁、甘草、三七粉之类，兼热者加用百部、黄芩、杏仁、鱼腥草，如痰涎太多，可配服竹沥膏之类。

医案 5

刘某，女，62 岁。

现病史：近 1 周内感胸闷气短，乏力倦怠，述近 2 年来，体重增加发胖，但易疲倦，经常感觉喉部有痰不易咳出，诊脉滑数，舌淡，苔白腻，形体胖，面呈赤色。BP：130/80mmHg。ECG 示左室高电压，胆固醇 10.2mmol/L，甘油三酯 3.88mmol/L。诊为脾虚痰阻证，治宜健脾化痰、益气活血，方选冠心灵方加陈皮 12g，半夏 10g，百部 15g，云苓 20g，姜黄 15g，竹茹 12g。随方加减，连服 30 剂后，以上诸症均大减，改服降脂通络软胶囊调理，适当锻炼，3 个月后余症均消失，精神好转，复查血脂均降低。

（6）滋养心阴法：多用于素体阴虚或思虑过度而耗津液，虚火内炽致心阴虚损、心血不足，心脉不畅而致胸痛伴有气短心烦、心悸怔忡，多见体瘦形单之人，皮肤干燥，脉细数或结代，舌质红而少苔，面色憔悴，治宜滋补心阴为主，活血安神为辅，常以冠心灵方加元参、黄精、麦冬、生地、柏子仁、酸枣仁、五味子、云苓、茯神、远志等而治之。

医案 6

刘某，女，53 岁。

现病史：近 2 周来，胸部灼痛，心烦不安，气短而求治，述 3 年前始有胸部灼痛,每发多有五心烦热,心悸易惊,少寐多梦,口干咽痒,尿赤少,大便干,数日一解,每与思虑过劳有关,月前又有思劳之苦而致病发作,诊见形体消瘦,面色灰暗无华,脉弦,舌质红,苔薄黄。ECG 提示心肌缺血改变,血压正常,眼底有动脉硬化,诊为心阴亏虚证。投以冠心灵加减:元参 20g,丹参 20g,瓜蒌 30g,生地 20g,川芎 15g,赤芍 12g,降香 10g,茯神 10g,麦冬 20g,柏子仁 30g,黄精 20g,五味子 10g,三七粉 3g$^{(冲)}$,上方化裁(便秘甚加用大黄 12g 后下,便通即改为麻仁 20g),先后服用 30 余剂,其症均消,改服麻仁滋脾丸、柏子养心丸加之生活调理,改变生活习性,自觉无任何不适。

(7)滋养肝肾法:由于肝肾阴虚,经常有头晕目眩,耳鸣咽干,五心烦热,腰膝酸软,盗汗遗精,伴有心悸气少,时有胸部作痛,脉多细弦,舌红少苔,治宜滋养肝肾之阴,以冠心灵方化裁,选用沙参、麦冬、生地、山芋、枸杞、川楝子、熟地、云苓、威灵仙、牛膝、菟丝子等治之。

医案 7

刘某,女,54 岁。

现病史:胸痛心悸伴头晕目眩半年余,常有心烦易怒,少寐乏力,手足心热,偶有盗汗,近 1 个月来,胸痛阵性发作,诱因不明,诊脉细弦偶结,舌质红,苔薄黄。BP:140/80mmHg。ECG 提示:室早、心肌供血不足。诊为肝肾阴虚证,冠心灵方加麦冬 20g,熟地 20g,沙参 20g,枸杞 12g,生地 20g,地骨皮 12g,三七粉 3g$^{(冲)}$,本方服用 30 余剂,随症变更,诸症消失,随访 1 年未发作。

(8)回阳救逆法:多用于胸痛甚而时久,气短甚而乏力,心悸而汗出肢冷,面色苍白而晕厥,舌淡,苔薄而脉细欲绝,为阳竭欲脱之危症,治宜回阳救逆之品以补气之人参、黄芪,温阳之附片、肉桂,固涩之龙骨、牡蛎、五味之品。

医案 8

雷某,男,67 岁。

现病史:2000 年冬季苏老师在外县一中医医院应诊时,曾收治一患者,诉持续胸闷胸痛 4h 之久而来求诊,4h 前因劳累渐感剧烈胸闷胸痛,胸骨后牵及两上肢及肩背,面唇发绀,汗出如油,肢冷如冰,有濒死感,服救心丸无效,急来求诊。急做心电图示 $V_1 \sim V_5$ 导联 ST 段弓背抬高 0.2 ~ 0.6mV,静点硝酸甘油,收院观察治疗。既往高血压病史 20 余年,未加重视,血压控制不详,无糖尿病史,吸烟 30 余年,每日 25 支左右,偶饮酒,其兄有高血压病,其父死于脑梗。由于病人病情危急,在征得病人及家属的同意下,尽量少搬动,采用中西医方法抢救为要,待病情缓解后,即转他院治疗。病人感胸闷且痛甚,时有晕厥感,脉沉细欲绝,舌质暗红,苔白腻,T:36.2℃,P:83 次/min,BP:90/60mmHg,神志尚清,恐慌不安。中医诊为:阴虚阳脱之厥、真心痛,即刻吸氧,心电监测,保暖,吗啡 4mg 肌注,5min 后又肌注哌替啶 100mg,静点生脉注射液及硝酸甘油,同时针灸内关、人中、足三里,艾灸神厥,急煎参附汤频服。0.5d 后患者自述胸痛、头晕、畏寒均减轻,查 BP:110/60mmHg,P:76 次/min,心电图示 ST 段较前回落,即同家属协商转院诊治。转院后患者不愿接受冠脉造影术及支架治疗,仍以内科保守治疗 5d 后,要求出院用中医药调理,出院诊断为:①急性前壁心肌梗死,心功能Ⅰ级(killip 分级);②高血压病 3 级,出院常规西药口服。二次入院后,诸症基本消失,活动或情绪波动后尚有胸部不舒感,诊脉沉细,舌淡,苔白薄,BP:130/80mmHg,以益气宽胸、活血安神之法,冠心灵方加太子参 20g,薤白 12g,茯神 10g,水蛭 6g,三七粉 5g^(冲) 随症化裁,30 剂后,诸症全消,嘱其勿过劳,食清淡,禁烟酒,调畅情志。7 年后随访,除偶有头晕外,余如常人。

(9)再谈胸痛心痛病辨证中遣方用药的特点:

1)贵在辨证,注意轻重缓急:

本病为本虚标实之候,常有虚实夹杂,相互转化,在治疗调配时是急则治其标,缓则治其本,攻实不可伤正,峻补又助标实,若峻补气之余便生火,火热伤津,津少而痰浊剧生,壅阻脉道而不通则痛,诸症丛生,故治疗调配应注意方法。

2)知己知彼,百战百胜:

用药如用兵,兵不在多而在勇,药不在多而在精,更重要的是诊清病情,明确病证,知其缓急,方可投方用药,要寻找战机,攻其癥结,方可获得较好的效果,如明知己不如彼,若要获胜,需讲战略战术,若以己之强、中、弱对彼之强、中、弱,则 3∶0 败北。若转换战术,以己弱对彼强,以己强对彼中,以己中对彼弱,即可以 2∶1 取胜。当然投方用药究竟和用兵不同,但其理相通,若病人正气太弱,治标之药就需轻一点,待正气稍好转,攻标之药慢慢加强,同是活血化瘀之品,依次有桃仁、红花、五灵脂、三棱、莪术、水蛭、虻虫,补气亦是如此,首用黄芪,依次有炙甘草、白术、山药、人参及鹿茸。

3)注意共性,更识个性:

本病有其共性,总以本虚标实表现于临床,因于机体各个脏腑气血功能的衰退所致,但又因每个人的先天禀赋之不同、生活环境的差异、工作条件的区别,均可使各个病人的临床表现差异很大,这也是导致医者误诊的原因之一。所以应诊每个病人时,除考虑共性外,更应探察病人的个性,有无特殊的症状出现,如有的胸痹之痛不在胸而表现牙痛、胃脘痛、腹痛、脑后痛等,虽位置各异,疼痛的性质却很类似,故应多审之。再对服药的反应也各不相同,同一种药,疗效反应差异很大,这都是医者诊视的重点,对个性的认识一是避免误诊,二是可对症施法,一般均可收效。

本文所述之法则的治疗,均以病因、病机、病位、症状而设,若证变法亦变,不可拘泥一法一方,充分运用辨证施治大法,灵活运用,方可提高临床疗效。

第二节 眩晕（高血压）

一、疾病概述

眩晕是由于情志、饮食内伤、体虚久病、失血劳倦及外伤、手术等病因，引起风、火、痰、瘀上扰清窍或精亏血少，清窍失养为基本病机，以头晕、眼花为主要临床表现的一类病证。眩即眼花，晕是头晕，两者常同时并见，故统称为"眩晕"，其轻者闭目可止，重者如坐车船，旋转不定，不能站立，或伴有恶心、呕吐、汗出、面色苍白等症状。

眩晕为临床常见病，多见于中老年人，亦可发于青年人。本病可反复发作，妨碍正常工作及生活，严重者可发展为中风、厥证或脱证而危及生命。临床上用中医中药防治眩晕，对控制眩晕的发生、发展具有较好疗效。

历代医籍记载眩晕病证颇多。《黄帝内经》对其涉及脏腑、病性归属方面均有记述，如《素问·至真要大论》认为："诸风掉眩，皆属于肝。"指出眩晕与肝关系密切。《灵枢·卫气》认为"上虚则眩"。《灵枢·口问》说："上气不足，脑为之不满，耳为之苦鸣，头为之苦倾，目为之眩"，《灵枢·海论》认为"脑为髓海"，而"髓海不足，则脑转耳鸣"，认为眩晕一病以虚为主。汉代张仲景认为痰饮是眩晕发病的原因之一，为后世"无痰不作眩"的论述提供了理论基础，并且用泽泻汤及小半夏加茯苓汤治疗眩晕。宋代以后，进一步丰富了对眩晕的认识。元代朱丹溪倡导痰火致眩学说，《丹溪心法·头眩》说："头眩，痰挟气虚并火，治痰为主，挟补气药及降火药。无痰不作眩，痰因火动，又有湿痰者，有火痰者。"明代张景岳在《黄帝内经》"上虚则眩"的理论基础上，对下虚致眩作了详尽论述，他在《景岳全书·眩晕》中说:"头眩虽属上虚,然不能无涉于下。盖上虚者,阳中之阳虚也;下虚者,阴中之阳虚也。阳中之阳虚者,宜治其气,如四君子汤……归脾汤、补中益气汤……阴中之阳虚者,宜补其精,如……左归饮、右归饮、四物汤之类是也。然伐下者必枯其上,滋苗者必灌其根。所以凡治上虚者,犹当以兼补气血为最,如大补元煎、十全大补汤诸补阴补阳等剂,俱当酌宜用之"。张氏从阴阳互根及人体是一有机整体的观点,认识与治疗眩晕,实是难能可贵,并认为眩晕的病因病机"虚者居其八九,而兼火兼痰者,不过十中一二耳"。详细论述了劳倦过度、饥饱失宜、呕吐伤上、泄泻伤下、大汗亡阳、响目惊心、焦思不释、被殴被辱气夺等皆伤阳中之阳,吐血、衄血、便血、纵欲、崩淋等皆伤阴中之阳而致眩晕。徐春甫《古今医统·眩晕宜审三虚》认为:"肥人眩运,气虚有痰;瘦人眩运,血虚有火;伤寒吐下后,必是阳虚。"龚廷贤《寿世保元·眩晕》集前贤之大成,对眩晕的病因、脉象都有详细论述,并分证论治眩晕,如半夏白术汤证(痰涎致眩)、补中益气汤证(劳役致眩)、清离滋饮汤证(虚火致眩)、十全大补汤证(气血两虚致眩)等,至今仍值得临床借鉴。至清代,对本病的认识更加全面,直到形成了一套完整的理论体系。

眩晕相当于西医学中的高血压病,其余如低血压、低血糖、贫血、梅尼埃病、脑动脉硬化、椎-基底动脉供血不足、神经衰弱等病,若临床表现以眩晕为主要症状者,也可参照本节辨证论治。

二、病因病机

(一)病因

1.肝阳上亢

情志内伤素体阳盛,加之恼怒过度,肝阳上亢,阳升风动,发为眩晕;或因长期忧郁恼怒,气郁化火,使肝阴暗耗,肝阳上亢,阳升风动,上扰清窍,发为眩晕。

2. 痰湿中阻

饮食不节,损伤脾胃,脾胃虚弱,气血生化无源,清窍失养而作眩晕;或嗜酒肥甘,饥饱劳倦,伤于脾胃,健运失司,以致水谷不化精微,聚湿生痰,痰湿中阻,浊阴不降,引起眩晕。

3. 气血亏虚

体虚、久病、失血、劳倦过度。肾为先天之本,藏精生髓,若先天不足,肾精不充,或者年老肾亏,或久病伤肾,或房劳过度,导致肾精亏虚,不能生髓,而脑为髓之海,髓海不足,上下俱虚,而发生眩晕。或肾阴素亏,肝失所养,以致肝阴不足,阴不制阳,肝阳上亢,发为眩晕。大病久病或失血之后,虚而不复,或劳倦过度,气血衰少,气血两虚,气虚则清阳不展,血虚则脑失所养,皆能发生眩晕。

(二)病机

本病病位在清窍,由气血亏虚、肾精不足致脑髓空虚,清窍失养,或肝阳上亢、痰火上逆、瘀血阻窍而扰动清窍发生眩晕,与肝、脾、肾三脏关系密切。眩晕的病性以虚者居多,故张景岳谓"虚者居其八九",如肝肾阴虚、肝风内动,气血亏虚、清窍失养,肾精亏虚、脑髓失充。眩晕实证多由痰浊阻遏,升降失常,痰火气逆,上犯清窍,瘀血停着,痹阻清窍而成。眩晕的发病过程中,各种病因病机可以相互影响、相互转化,形成虚实夹杂;或阴损及阳,阴阳两虚。肝风、痰火上扰清窍,进一步发展可上蒙清窍,阻滞经络,而形成中风;或突发气机逆乱,清窍暂闭或失养,而引起晕厥。

三、辨证特点

1. 辨证要点

(1)辨脏腑:眩晕病位虽在清窍,但与肝、脾、肾三脏功能失常关系密切。肝阴不足,肝郁化火,均可导致肝阳上亢,其眩晕兼见头胀痛、面潮红等症状。脾虚气血生化乏源,眩晕兼有纳呆,乏力,面色㿠白等;脾失健运,痰湿中阻,眩晕兼见纳呆,呕恶,头重,耳鸣等;肾精不足之眩晕,多兼腰酸腿软,耳鸣如蝉等。

(2)辨虚实:眩晕以虚证居多,挟痰挟火亦兼有之;一般新病多实,久病多虚,体壮者多实,体弱者多虚,呕恶、面赤、头胀痛者多实,体倦乏力、耳鸣如蝉者多虚;发作期多实,缓解期多虚。病久常虚中夹实,虚实夹杂。

(3)辨体质:面白而肥多为气虚多痰,面黑而瘦多为血虚有火。

(4)辨标本:眩晕以肝肾阴虚、气血不足为本,风、火、痰、瘀为标。其中阴虚多见咽干口燥,五心烦热,潮热盗汗,舌红少苔,脉弦细数;气血不足则见神疲倦怠,面色不华,爪甲不荣,纳差食少,舌淡嫩,脉细弱。标实又有风性主动,火性上炎,痰性黏滞,瘀血留著之不同,要注意辨别。

2.分证特点

(1)阴虚阳亢证:眩晕,急躁易怒,失眠,面红,目赤,头痛,腰酸,膝软,五心烦热,口干,口苦,便秘,溲赤。舌尖边红,苔黄,脉弦或数。

(2)痰浊上扰证:眩晕,头重如裹,昏蒙,胸闷,呕吐痰涎,纳少,恶心,脘腹痞满,多寐,神疲,头痛。舌淡,苔白腻,脉濡滑。

(3)气血亏虚证:眩晕动则加剧,遇劳加重,头痛隐隐,神疲乏力,面色少华,懒言,心悸,失眠,尿频或溲赤,便秘或便溏。舌淡,苔薄白,脉细弱。

(4)气虚血瘀证:眩晕。头痛如刺,气短,乏力,面色黧黑,口唇紫黯,肌肤甲错,健忘,心悸失眠,耳鸣耳聋。舌质暗有瘀斑,苔薄白,脉细涩。

(5)肾精不足证:眩晕日久不愈,腰膝酸软,耳鸣,五心烦热,失眠,夜尿频,或面色发白,颜面或双下肢水肿,夜尿多,形寒肢冷,记忆力减退。舌红少苔或舌淡苔白,脉细数或脉沉细弱。

四、治疗方案

眩晕的治疗原则主要是补虚而泻实,调整阴阳。虚证以肾精亏虚、气血衰少居多,精虚者填精生髓,滋补肝肾;气血虚者宜益气养血,调补脾肾。实证以痰火为常见,痰湿中阻者,宜燥湿祛痰;肝火偏盛者,则当清肝泻火;肝阳上亢,化火生风者,则宜清镇潜降。本病发生多以阴虚阳亢者居多,治疗当以清火滋阴潜阳。

(一)辨证选用中药汤剂或中成药

1. 阴虚阳亢证
治法:滋阴潜阳,清火熄风。
方药:天麻钩藤饮加减。

2. 痰湿上扰证
治法:化痰祛湿,健脾和胃。
方药:半夏白术天麻汤加减。

3. 气血亏虚证
治法:补益气血,调养心脾。
方药:归脾汤加减。

4. 气虚血瘀证
治法:益气活血。
方药:补阳还五汤加减。

5. 肾精不足证
治法:滋阴补肾或温阳补肾。
方药:左归丸或右归丸加减。左归丸滋阴补肾,填精益髓;右归丸温补肾阳,填精补髓。

(二)无创中医特色疗法

1. 耳穴压籽疗法
(1)高血压:主穴:神门、肝、肾、心、脑、降压沟;配穴:内分泌、大肠、肺、太阳穴等。
(2)眩晕:主穴:心、肝、肾上腺、皮质下、神门;配穴:高血压加降压沟,自主神经功能紊乱加内分泌,颈椎病加颈。

2. 中药浴足法

可留取内服中药汤剂的药渣浴足熏蒸,每日 1 次,温水为宜。

3. 拔罐疗法

主穴:肝俞、胆俞、脾俞、肾俞、委中、承山、足三里。重点多取背部及下肢部。

(三) 临床经验

1. 高血压病的基本方

苏老师通过数十年的临床实践,在天麻钩藤饮的基础上加减化裁出降压汤作为高血压病的基本方。组成如下:天麻 20g,勾藤 30g$^{(后下)}$,石决明 20g$^{(先煎)}$,牛膝 12g,杜仲 15g,葛根 15g,地龙 10g,川芎 12g,炙甘草 12g。方中以天麻、钩藤为君,辅以石决明以平肝熄风降逆;牛膝、杜仲以补益肝肾、引血下行、平肝之逆;葛根入阳明经,上行头面,配合地龙通络而平肝,川芎为"血中之气药",活血止痛、行气开郁。现代药理研究证实 3 药均有扩管降压、镇静抗栓的作用;炙甘草调和诸药兼镇静,诸药合用,共奏平肝潜阳、活血通络之效。

2. 运用注意事项

(1)依高血压类型调整:

单纯收缩压高者:酌加清泻肝火之品如龙胆草、夏枯草、黄连、栀子等。

单纯舒张压高者:酌加重镇固涩之品如龙骨、牡蛎、紫石英、磁石等。

收缩压、舒张压均高者:可兼而有之,但活血化瘀之品应贯穿其始终。

(2)肝阳上亢者可酌加金银花、金钱草、蒲公英、连翘等清热之品以平肝阳。

(3)利水祛湿不可少、降脂降黏不可缺:中国人常见盐敏感性高血压以高容积高负荷为特点,因此在遣方用药中酌加防己、车前子、茯苓、猪苓等利水之品可减少血管容积,有助降压达标。姜黄、红曲、水蛭等药经药理研究证实具有降脂、降黏作用,可降低血管内阻力、加快血流速度,促进保持平稳降压的效果。

(4)患者有烦躁不安者,配以镇静安神之品。

(5)血压的准确测量可为临床诊查疾病提供有价值的信息,不仅仅限于具体数值的获取,苏老师于临床中测量血压强调注意以下几点:

1)测血压首选右上肢,要注意体位性血压的变化,以卧位最高、立位最低、坐位居中,患者一旦有不适感即采取卧位,以保证脑部供血充足,避免意外发生。

2)双上肢血压,左高右低,相差为 10 ~ 20mmHg,若相差超过20mmHg,要考虑是否存有主动脉狭窄、大动脉炎、动脉导管未闭、锁骨下动脉发育异常等。

3)下肢血压略高于上肢血压,至少不能低于上肢血压,一般下肢血压比上肢高20 ~ 40mmHg,若超过40mmHg,应视为异常,多见主动脉瓣关闭不全等疾病,如上肢高于下肢血压,可考虑主动脉狭窄、主动脉瘤、主动脉夹层、大动脉炎等病症。

4)若频率稍有不齐无间歇,可为窦性心律不齐或室上性期前收缩;若频率不齐而在较强音后有间歇长短不一,可考虑为室性期前收缩;若频率绝对不齐,长短不一,在间歇后有一较强的音调,此考虑为房颤,此时可摸该侧上肢桡动脉有无水冲脉,以作佐证。

5)测量时要排除其他精神因素,如白大褂高血压以及特殊病例。

3. 生活饮食调摄

苏老师常说作为医者,处方用药的同时还需要对患者进行心理疏导,叮嘱生活、饮食中各项注意事项,如预防感冒、戒烟限酒、低盐低脂饮食等。要多跟患者交流,不要怕受累,嘱咐到了会好得更快,又能减少复发。

(1)膳食限盐:苏老师常常叮嘱患者:"清淡少盐健康在",特别强调阶梯式限盐,首先将每人每日平均食盐量降至8g,适应一段时间后再降至6g/d。

(2)脂肪限入:蛋类每周3~4个,奶类250g/d,食用油20~25g/d,少吃糖类和甜食,多吃蔬菜。

(3)戒烟限酒:不提倡饮酒(特别是高度烈性酒),尽可能戒酒,孕妇不饮酒。

(4)适当运动:一般每周运动3~5次,每次持续20~60min。如运动后自我感觉良好,且保持理想体重,则表明运动量和运动方式合适。

(5)调畅情志:建议患者走出门,通过买菜散心或绘画、唱歌等文化活动以转移患者注意力,还可锻炼身体、增进社交,从而提高生活质量。

第三节 心衰病(心力衰竭)

一、疾病概述

心力衰竭是各种心脏结构或功能性疾病导致心室充盈及(或)射血能力受损而引起的一组综合征。由于心室收缩功能下降射血功能受损,心排量不能满足机体代谢的需要,器官、组织血液灌注不足,同时出现肺循环和(或)体循环淤血,临床表现主要是呼吸困难和无力而致体力活动受限和水肿。心力衰竭分为慢性心衰和急性心衰。

慢性心力衰竭是大多数心血管疾病的最终归宿,也是最主要的死亡原因。慢性心力衰竭是由于任何原因的初始心肌损伤(如心肌梗死、心肌病、血流动力学负荷过重、炎症等），引起心肌结构和功能的变化，最后导致心室泵血和（或）充盈功能低下的临床综合征。主要表现是呼吸困难和疲乏引起的活动耐力下降，和（或）液体潴留导致的肺瘀血与外周性水肿。中医学中无慢性心力衰竭的病名，其在中医学中主要归于"心悸""怔忡""喘证""水肿""心水"等范畴，部分左心衰夜咳和咯血、右心衰淤血性肝硬化和胸腹腔积液则当分属中医学"咳嗽""血证""积聚""悬饮""支饮""鼓胀"等范畴。

急性心力衰竭是指急性的心脏病变引起心肌收缩力明显减弱，或心室负荷急性加重而导致心排血量显著、急剧降低，体、肺循环压力突然增高，导致组织灌注不足和（或）急性体、肺循环瘀血的临床综合征。临床上以急性左心衰最为常见，急性右心衰较为少见。急性左心衰发作时心肌收缩力明显降低、心脏负荷加重，会引起急性肺淤血、肺水肿并可伴组织器官灌注不足和心源性休克。急性右心衰常因急性右室心肌梗死或大块肺栓塞使右心室心肌收缩力急剧下降或右心室的前后负荷突然加重，从而引起右心排血量急剧下降和体循环急性瘀血。中医学中亦无急性心力衰竭的病名，其在中医学中主要归于"喘脱""厥脱""水肿""亡阳"等范畴。

二、病因病机

（一）病因

心衰的病因外有风、寒、湿、热以及疫毒之邪，内舍于心；内因情志失调、饮食不节、劳逸失度和脏腑病变，导致心气心阳亏虚，心阳式微，不能藏归、温养于肾，致肾阳失助，主水无权，饮邪内停，外溢肌肤，上凌心肺，而肿、喘、悸三证并见；另一方面，肾阳虚则无以温煦心阳，使之鼓动无力而加重血行瘀滞和瘀血内积，并进一步加重饮邪内停。

1. 外邪侵袭，内舍于心

风、寒、湿侵袭，或风寒（热）上受，内舍于心，痹阻心脉，阻遏心阳,使心脏气血阴阳受损而发为心衰。

2. 心肺气虚,瘀血内阻

素体气虚,或心、肺久病,损及心肺之气。气虚则心主血脉、肺朝百脉功能失常,血行失畅,瘀阻肺络,内积胁下;血不利为水则水停心下,饮瘀交阻而发为心衰。

3. 心肾阳虚,饮邪内停

先天禀赋异常,或年迈体虚,或心病日久,心气亏损,损及心阳;心阳式微,不能藏归、温养于肾,致肾阳失助,主水无权,饮邪内停,外溢肌肤,上凌心肺,而肿、喘、悸三证并见。

4. 痰饮阻肺,通调失职

心衰患者易感外邪,痰浊壅肺,肺失宣肃,通调水道无能则水停饮聚,宗气难以灌心脉以助行血,血脉不畅,而加重心衰。

5. 脏腑病传,五脏虚损

他脏疾病传变累及心脏而致心衰。如久咳、久喘、痰饮等肺系疾病使肺气壅塞,或肺气受损;肺失治节则不能朝汇百脉以助心推动血液运行,不能通调水道而使水停心下(肺病及心);脾失健运,水谷精微不足,气血亏虚,可致心气心血受损(脾病及心);肝郁化火或阳亢日久,灼伤心肾之阴,或暴伤心气,最终发展为心衰(肝病及心);肾阳虚衰,寒水泛溢,凌心射肺而导致心衰(肾病及心)。

(二)病机

心衰病位在心,但其发生发展与肾、肺、脾、肝密切相关。基本病机是心肾阳气虚衰,饮停血瘀。在心衰的发病中,心气虚是基础,心阳虚是病情发展的标志,心肾阳虚则是病证的重笃阶段;而瘀、水内停等则是心衰病程中的必然病理产物,并因之而进一步阻碍心肾阳气互资。在心衰病机发展中,气虚阳衰、瘀血与水停三者是密不可分的:瘀从气虚来,水由阳虚生;血瘀气益虚,水泛阳更损,这导致了心衰中医病机发展过程中的恶性循环。

三、辨证特点

1.辨证要点

（1）辨病因，积极治疗原发病。心力衰竭是各种器质性心脏病发展的终末阶段，若原发病得到积极有效治疗，就可减少或避免诱发或加重心衰。如有复感外邪，或劳倦过度，或病后失调，或忧思内伤等诸多因素则更伤正气，耗竭心力。

（2）辨病位，分清脏腑经络。心衰病位在心，但不局限于心，与肺、脾、肾、肝相关。可以说是以心为本，五脏相关。因为心为五脏六腑之大主，心有病可引起多脏腑功能衰竭。反之肺、脾、肾、肝的病变，其发展和传变也可累及于心。在心衰病变过程中，还往往两脏同病或数脏同病。尤其应辨别是以心肺为主还是以心肾为要，大凡早期以喘、肿之证为主，多为心肺肾临床表现突出，从心肺肾入手治疗，喘平则肿消。而心衰后期，从脾肺、心脾入手，补肺健脾或补益心气健脾当为重要。

（3）辨病性，审查寒热阴阳。慢性心衰多属于少阴心肾亏虚之证。少阴气阴两虚，气不行血，阴不化血，心血内疲，心失所养，则心悸怔忡，动则尤剧；气虚则神疲乏力；血虚清窍失养则头晕；阴虚内热则盗汗、颧红；热扰心神则心烦失眠。心肾阳亏，心脉瘀阻，则心悸胸闷，面色青紫；肾阳虚衰，肾府失养，则腰酸；寒凝血脉则畏寒肢冷；水饮内停、上凌心肺则喘急、咳嗽、咳白泡沫痰；下停膀胱、气化不利则尿少；泛溢肌肤则全身水肿。舌黯淡、苔白、脉沉细或结代表现为心肾阳虚的里虚寒证候，多为心衰晚期。在上述各种病机发展的过程中常阳虚与阴虚并见，痰浊与瘀血水饮共存，在辨治过程中，辨病性、审查寒热阴阳根据病机的侧重进行化裁治疗就显得尤为重要。

（4）辨虚实、正邪孰强孰弱。心衰属本虚标实之证。本虚多由心病久病不愈或失治误治，迁延数年而来，亦有少数病人由于重病大疾病导致脏器受损而致。虚多表现为心气血阴阳不足,正气亏损失调为本。瘀血、痰饮内停为标,其产生原因有外淫内伤,致水湿痰饮内停或本脏阳气虚衰,痰浊水饮乘侮,上凌于心;或内有宿痰郁火;或外感时邪,凡此种种均可导致痰瘀阻闭心络的标实。痰瘀内阻是心衰的病理产物,又是发病的重要因素,往往进而加重病情和症状。故其病性为虚实夹杂之重症,临床治疗应标本兼顾,辨清虚实缓急,急则治标,或标本兼顾,缓则治本。运用补虚和驱邪法时应根据虚实的侧重不同灵活运用。

2. 分证特点

(1)心肺气虚证:胸闷气喘,心悸,活动后诱发或加重,神疲乏力,咳嗽,咯白痰,面色苍白,或有唇绀。舌质淡或边有齿痕,或紫暗,有瘀点、瘀斑,脉沉细、虚数或涩、结代。

(2)气阴亏虚证:胸闷气喘,心悸,动则加重,乏力自汗,两颧泛红,口燥咽干,五心烦热,失眠多梦。舌红少苔,或紫暗,有瘀点、瘀斑,脉沉细、虚数或涩、结代。

(3)气虚血瘀证:心悸气短,胸胁满闷或作痛,胁下痞块或颈部青筋显露,面色晦暗,唇青甲紫,舌质紫暗或有瘀点,脉细涩或结、代。

(4)阳虚饮停证:胸闷气喘,心悸,咳嗽,咯稀白痰,肢冷,畏寒,尿少浮肿,自汗,汗出湿冷,舌质暗淡或绛紫,苔白腻,脉沉细或涩、结代。

(5)心肾阳虚证:心悸,动辄气短,时尿少浮肿,或夜卧高。腰膝酸软,头晕耳鸣,四肢不温,步履无力,或口干咽燥。舌淡红质胖,苔少,或舌红胖,苔薄白,乏津,脉沉细无力或数,或结、代。

(6)阳虚水泛证:喘促气急,痰涎上涌,咳嗽,吐粉红色泡沫样痰,口唇青紫,汗出肢冷,烦躁不安,舌质暗红,苔白腻,脉细促。

(7)阳虚喘脱证:面色晦暗,喘悸不休,烦躁不安,或额汗如油,四肢厥冷,尿少肢肿,面色苍白,舌淡苔白,脉微细欲绝或疾数无力。

(8)痰浊壅肺证:咳喘痰多,或发热形寒,倚息不得平卧;心悸气短,胸闷,动则尤甚,尿少肢肿,或颈脉显露。舌淡或略青,苔白腻,脉沉或弦滑。

四、治疗方案

本病病机为本虚标实,应重在补虚,在补虚的基础上兼以活血化瘀、利水蠲饮,绝不可专事攻逐,更伤其正。心衰是心肾阳气俱损的病证,心主血脉和肾主水液的功能严重受损,在整个病程中均有血瘀、水停发生,从而形成心衰"因虚致实、实而益虚"的恶性病机演变,故在不同阶段、不同证型的治疗中均需不同程度给予活血利水方药。心衰的发展过程中,常见心与肺肾二脏或数脏同病,气血水交互为患现象,治疗上当标本兼治,以心为主,并调他脏。

(一)辨证选用中药汤剂或中成药

1. 心肺气虚证

治法:补益心肺,活血利水。

方药:保元汤合苓桂术甘汤加减。

中成药:芪参益气滴丸、黄芪注射液。

2. 气阴亏虚证

治法:益气养阴。

方药:生脉散合酸枣仁汤。

中成药:芪苈强心胶囊、生脉注射液、参麦注射液、丹参类制剂。

3. 气虚血瘀证

治法:益气活血,疏肝通络。

方药:人参养荣汤合桃红四物汤。

4. 阳虚饮停证

治法:温阳行气,化瘀逐饮。

方药:真武汤加减。

中成药:心宝丸、参附注射液。

5. 心肾阳虚证

治法：温补心肾。

方药：桂枝干草龙骨牡蛎汤合金匮肾气丸。

中成药：心宝丸、参附注射液。

6. 阳虚水泛证

治法：温阳利水，泻肺平喘。

方药：真武汤合葶苈大枣泻肺汤加减。

中成药：芪苈强心胶囊、参附注射液。

7. 阳虚喘脱证

治法：回阳固脱。

方药：参附龙牡汤加味。

中成药：参附注射液。

8. 痰浊壅肺证

治法：宣肺化痰，蠲饮平喘。

方药：三子养亲汤合真武汤。

（二）无创中医特色疗法

1. 耳穴压籽疗法

取穴：心、小肠、皮质下、交感、肾俞、膀胱、神门、内分泌；耳穴埋豆1周2次，定期按摩。

2. 中药浴足法

（1）基本处方：黄芪20g，红花10g，山萸肉15g，茯苓20g，苍术10g，川芎10g，花椒10g，制附片10g。此法具中药利水消肿的作用，并能发挥其温热刺激、药透效应、归经施治等作用，能够减轻患者下肢水肿，减轻痛苦，临床应用具有一定的效果。

（2）可留取内服中药汤剂的药渣浴足熏蒸，每日1次，温水为宜。

3. 药膳

（1）黄芪粥：黄芪20g，粳米50g，红糖适量，同煮粥。有益气利水之功,适用于心衰属气虚水停之证。

（2）赤小豆炖鲤鱼:赤小豆50g,鲤鱼500～1000g,煲炖熟烂后服食,用于心衰水肿。

（三）临床经验

心力衰竭主要是心肺脾肾四脏阳气受损,致使气化失司,血瘀脉阻、水湿内停等本虚标实改变有关。治宜温阳益气治其本,利水消肿治其标,以活血化瘀贯穿治疗始终,本其上意,苏老师自拟了温阳利水煎作为心衰治疗的基本方,随证加减,疗效较著。

1.临床及药理研究

（1）苏老师在1989年4月至1993年2月间运用温阳利水煎辨证治疗充血性心力衰竭患者30例,其中男12例、女18例;风湿性心脏病16例、肺源性心脏病6例、冠心病6例、高血压心脏病2例;心功能Ⅱ级者14例、Ⅲ级者13例、Ⅳ级者3例;中医分型:心肾阳虚16例、气阴两虚5例、血瘀水阻5例、阳虚水泛4例;按《临床疾病诊断依据治愈好转标准》(中国人民解放军原总后勤部卫生部编)1987年版执行。经治显效即心衰症状基本控制或心功能分级提高2级以上者12例,有效即心功能分级提高1级者16例,无效即心功能无明显提高及心衰症状未能控制者2例,总有效率达93.3%。

（2）2014年陕西省自然科学基础研究计划项目《温阳利水煎对慢性心力衰竭心肌重构钙调磷酸酶信号通道的影响(S2014JC10634)》(张军茹)证实:温阳利水煎能明显降低心衰大鼠左、右心室质量指数、改善心肌重构,能明显抑制心力衰竭大鼠心肌细胞CaN及NFAT3的表达,这可能是该方治疗慢性心力衰竭的作用机制之一。

（3）2016年陕西省自然科学基金项目《温阳利水煎对慢性心力衰竭心肌肉纤维化影响的实验研究(2016JM8115)》(高安)证实:经过温阳利水煎12周治疗,慢性心衰病人的临床症状改善,心功能提高,人血浆NT-proBNP降低,左室舒张末期内径下降。

2. 温阳利水煎组成

温阳利水煎：黄芪 50g，茯苓 50g，丹参 30g，防己 30g，葶苈子 30g，车前子 30g，附片 10～12g，桂枝 10～12g。方中以黄芪、附子佐桂枝主在益气温阳，重用茯苓、防己、葶苈子、车前子以健脾行水，取功同四物的丹参以活血化瘀，共奏温阳利水、益气强心之效。

3. 运用注意事项

（1）气虚甚者：酌加人参、红参、太子参等。

（2）血瘀甚者：酌加五灵脂、桃仁、红花等。

（3）腹胀纳呆者：酌加枳壳、莱菔子、山楂等。

（4）心悸者：酌加朱砂、珍珠母、柏子仁等。

（5）痰多者：酌加桔梗、杏仁、百部等。

（6）水肿甚者：酌加猪苓、泽泻、冬瓜皮等。

（7）便秘者：酌加大黄。

4. 温阳利水煎的发展方——益泵三方

苏老师在温阳利水煎的基础上，结合疾病谱的变化及吸纳现代医学的研究进展，经过长期的临床验证，精研出了益泵三方以细化心衰不同阶段、不同类型的治疗方案。

（1）全益泵汤（全心衰）：

功效：温阳利水，活血安神。

组成：制附片、葶苈子、北五加皮、防己、泽泻、车前子、丹参、川芎、桃仁、紫石英、茯神、柏子仁、党参、黄芪、白术。

（2）右益泵汤（右心衰）：

功效：强心利水，益气通络。

组成：制附片、肉桂、吴茱萸、防己、茯苓、车前子、川芎、红花、牛膝、柏子仁、朱砂、酸枣仁、黄芪、白术、甘草。

（3）左益泵汤（左心衰）：

功效：扶阳活血，补虚清肺。

组成：制附片、北五加皮、干姜、防己、猪苓、泽泻、桃仁、三棱、元胡、紫石英、酸枣仁、茯神、党参、马齿苋、杏仁、百部。

（4）随证加减：阳虚明显、畏寒肢冷者,酌加菟丝子、肉苁蓉、补骨脂、淫羊藿、仙茅温补肾阳之品;若有阴虚表现者,则加麦冬、五味子、女贞子等。

5. 生活饮食调摄

（1）饮食注意：易消化饮食,少量多餐,避免过饱。禁食刺激性食物,禁烟酒。应根据病情限制钠盐的摄入,轻度心衰 2 ~ 3g/d,中到重度心衰<2g/d。

（2）生活注意：慎起居、适劳逸、避风寒,保持大便通畅。尤其要积极预防呼吸道感染。保持心情舒畅,避免抑郁、烦躁、焦虑等不良情绪。

（3）活动指导：适宜的运动类型为步行。运动宜采取间歇形式,开始运动 5 ~ 10min,运动时间可以按 1 ~ 2min 的时长每两周递增逐渐增加至 10 ~ 30min。运动应为低水平的,靶心率比立位休息心率多 10 ~ 20 次/min,开始几天,不超过休息心率 5 ~ 8 次/min。在病情稳定后,可逐步增加活动量,避免劳累,以活动时不出现胸闷、心慌、气促为度。活动时应强调循序渐进、动静结合、量力而行,不可引起不适或症状加重,禁忌剧烈运动,并要有恰当的准备和结束活动。

第四节　迟脉症(缓慢性心律失常)

一、疾病概述

缓慢性心律失常即迟脉症,以心室率低于 60 次/min 为主要特征,包括窦性心动过缓、窦性停搏、窦房传导阻滞、房内传导阻滞、房室传导阻滞、室内传导阻滞、室上性逸搏、室性逸搏及病态窦房结综合征等,可见于各种心脏病,以冠心病、心肌炎、心肌病最为常见,亦可由迷走神经张力增高所致。临床表现主要为心悸、疲劳虚弱、体力活动后气短、胸闷等,严重者可引起昏厥、抽搐,甚至危及生命。

迟脉症多见于中医心悸、怔忡、胸痹、眩晕等病范畴,以迟脉、结代脉伴心悸、胸闷、气短、乏力、头晕甚至晕厥为主症。如《伤寒杂病论》曰"屋漏脉如乳残漏之下,良久一滴,溅起无力""脉来缓,时一止复来者,名曰结",又如《金匮要略》曰:"寸口脉动而弱,动则为惊,弱则为悸。"

二、病因病机

(一)病因

迟脉症的中医病因主要包括饮食失宜,七情内伤,劳倦内伤,久病失养,药物影响等。这些因素可使心脏的气血阴阳受损,主血脉、主神志功能失常,或者在这些因素的作用下,影响到肝脾肾等相关脏腑,间接导致心脏的气血阴阳失调,导致本病的发生。

1. 心阳不足

素体虚弱,或久病失养,或年高气衰,均可致心气不足,气虚日久,累及心阳,致心阳亏虚。心阳不足,温运、鼓动无力而发病。

2. 心肾阳虚

心脏久病、先天禀赋异常,损伤心脏阳气,心阳式微而不能下归于肾;或劳欲所伤、年迈体虚,肾精亏损,命门火衰而心阳失助,心肾阳气互资障碍。心阳虚则温运、鼓动无力;肾阳虚则温煦失职,蒸腾汽化无权。

3. 气阴两虚

素体虚弱,或久病失养,或劳倦过度,或年高体衰,心气不足,气虚及阴,致心脏气阴两虚,心神失养;或阴虚内热,热扰心神而发为本病。

4. 痰浊阻滞

饮食不节,或过食肥甘厚味,饮酒过度,均可损伤脾胃,使运化失职,津液不布,聚湿为痰,阻遏气机;或情志不遂,气郁生痰,痰浊痹阻胸阳,湿困脾胃,发为本病。

5. 心脉痹阻

情志失调,郁怒伤肝,气滞血瘀;或寒凝心脉,瘀血内生;或饮食失节,损伤脾胃,气虚血瘀。心脉瘀阻,心失所养,而发为本病。

(二)病机

迟脉症病位在心,其发生发展与肝脾肾肺密切相关。本病的病理性质主要有虚实两方面。虚者为气血阴阳亏损,使心失濡养,而致心动过缓;实者多由痰浊痹阻或心血瘀阻,致气血运行不畅。

《济生方·怔忡论治》曰:"夫怔忡者,此心血不足也……真血虚耗,心帝失辅,渐成怔忡"。苏老师认为气血亏虚、心肾阳虚是迟脉症发生的内在因素。气血亏虚则脉管不能充盈以温养心脉,心肾阳虚则鼓动无力,气血精微输送缓慢,全身濡养受限,故可见头晕、气短、神疲肢倦之气虚表现,有甚者,一息不足三至,时时欲晕或一时晕厥,即为气脱,若伴有腰膝酸软、畏寒肢冷、阳痿溺频之候,为心气不足、肾阳衰弱之病机,即为虚寒见症。正如《濒湖脉学》曰:"迟来一息至惟三,阳不胜阴气血寒。"又如《诊家枢要》曰:"迟为阴寒阳亏之候,为寒为不足。"苏老师指出血瘀、痰浊、寒凝、气滞痹阻心脉为迟脉症发生的关键。正气本虚,加之邪困心脉则发病,《黄帝内经》云:"脉痹不已,复感于邪,内舍于心""心痹者,脉不通";《证治汇补》云:"痰迷于心,为心痛、惊悸、怔忡、恍惚。"《濒湖脉学》亦云:"浮脉为阳表病居,迟风数热紧寒拘。"

三、辨证特点

1. 辨证要点

必辨虚实。本病病位在心,以虚实夹杂为主,或夹痰,或夹瘀。要分清虚实,明辨主次。实证其脉迟而细弦,舌苔白腻,临床表现为胸闷气急,或有胸痛彻背、面晦、神疲等,多为痰饮上犯、心阳痹阻,兼挟瘀血者,舌质暗红或有瘀斑;虚证其脉沉细,或大而无力,舌质胖大或淡紫,苔白,面白唇绀,心慌,心痛,胸闷,气短似喘,自汗怕冷,神疲懒言,此乃元气虚衰,心阳不振,阳微不运之征。

2. 分证特点

(1)心阳不足证:心悸气短、动则加剧,汗出倦怠,面色苍白,形寒肢冷,舌淡,苔白,脉虚弱或沉细而数。

(2)心肾阳虚证:心悸气短,动则加剧,面色苍白,形寒肢冷,腰膝酸软,小便清长,下肢浮肿,舌质淡胖,脉沉迟。

(3)气阴两虚证:心悸气短,乏力,失眠多梦,自汗盗汗,五心烦热,舌淡红,少津,苔薄少,脉虚弱或结代。

(4)痰浊阻滞证:心悸气短,心胸痞闷胀满,痰多,食少腹胀,或有恶心,舌苔白腻或滑腻,脉弦滑。

(5)心脉痹阻证:心悸,胸闷憋气,心痛时作,舌质暗或有瘀点、瘀斑,脉结代。

四、治疗方案

(一)辨证选用中药汤剂或中成药

1. 心阳不足证

治法:温补心阳,通脉定悸。

方药:人参四逆汤合桂枝甘草龙骨牡蛎汤。

中成药:心宝丸、参仙升脉口服液。

2. 心肾阳虚证

治法:温补心肾,蠲饮宁心。

方药:参附汤合真武汤。

中成药:心宝丸、参仙升脉口服液。

3. 气阴两虚证

治法:益气养阴,宁心复脉。

方药:炙甘草汤加减。

4. 痰浊阻滞证

治法:理气化痰,宁心通脉。

方药:涤痰汤加减。痰浊化热者,黄连温胆汤加减。

5. 心脉痹阻证

治法:活血宁心,通络宽胸。

方药:血府逐瘀汤加减。

中成药:心宝丸、参仙升脉口服液。

(二)无创中医特色疗法

1. 耳穴按压疗法

取穴:心、脾、胆、肾、交感、神门;耳穴埋豆。

1周2次,定期按摩。

2. 穴位按压法

主穴:膻中;配穴:神门、内关。

方法:暴露前胸,拇指腹按压膻中垂直向下,由轻到重逐渐增加,局部有酸、麻、胀、热感,能耐受为度,每穴2min,每周5次。

3. 中药浴足法

可留取内服中药汤剂的药渣浴足熏蒸,每日1次,温水为宜。

(三)临床经验

1. 迟脉症的基本方

苏老师经多年临床实践,以益气温阳、活血通痹为法自拟增脉汤加减治疗迟脉症,疗效显著。

全方由黄芪30g,细辛3g,制附片10g^(先煎),麻黄10g,桂枝10g,赤芍15g,川芎15g,炙甘草12g,三七粉3g^(冲服)等药组成,诸药合用,共奏益气温阳、活血通痹之功效。

总结自拟增脉汤组方特色为正邪兼顾、标本同治。迟脉症的辨证论治须扶正与祛邪并重,扶正不仅着眼于益气,更重在温阳。心主血脉,心脏的正常搏动有赖于心中阳气的充沛,心之气、阳激发推动着心脏搏动,维持着正常的心率、心律和心力。肾藏"先天之精",为脏腑阴阳之本,《景岳全书》曰:"五脏之阳气,非此不能发。"肾阳重在温煦,若心失去肾阳的温煦,则可出现脉迟、心悸、气短等症。方中黄芪为君药以补气助阳(气阴两虚者改用太子参),取其益气生血以达阳生阴长,无形生有形,气行则血行而复脉之理;细辛、附子、麻黄、桂枝共用以鼓动心气、温补心肾、通阳散结;祛邪则着眼于活血,赤芍、三七共用以活血化瘀,辅以"血中之气药"川芎以加强通痹之效;甘草补气兼调诸药,更助黄芪而通阳。

2. 运用注意事项

(1)心血瘀阻证则重用赤芍、川芎各20g,三七粉加量至5g,并酌加桃仁、红花、牛膝、元胡等以加强活血理气通络之效。

(2)痰火扰心证加黄连、黄芩、橘红、云苓、麦冬等以清热化痰,热象重者可予石膏、生地以清热凉血。

(3)心虚胆怯证加用菖蒲、远志、茯神、五味子以镇惊养心安神。

(4)阴虚火旺证酌加黄连、阿胶、焦栀子、连翘等以滋阴清火。

(5)心阳不振证则重用制附片20g,桂枝15~20g,可酌加五味子、煅龙牡以安神定志。

(6)心血亏虚证加用丹参、当归、酸枣仁、柏子仁、生地等以补血养心、益气安神。此处丹参用量以10~20g为宜,以免减慢心率。临床及实验研究均证实大剂量丹参具有减慢心率作用,并呈剂量依赖性。

（7）方中诸药均可适当加减,唯炙甘草只可增量不可减量。甘草具有益气补中、调和药性的功效,常用于心气不足的心动悸、脉结代,在药性峻猛的方剂中又能缓和烈性或减轻毒副作用,亦可调和脾胃。此方应用炙甘草一取益气增脉之功,二取减毒调和之效,故用量只增不减。

（8）古籍有"细辛不过钱"之说,但苏老师在临床验例中细辛用量可至8钱之多。细辛的应用窍在"逐渐加量",须由3g起量,以不出现毒副反应如唇舌发麻为尺度,每日增加1.5g,一般用量在4~6g。

3. 生活饮食调摄

（1）居室环境安静,生活起居规律,适当休息,避免过劳,避风寒。

（2）应适当的饮食调养,水肿者,低盐或无盐饮食,适当限制水的摄入量。戒烟忌酒,限制茶、咖啡的饮入量,忌食辛辣刺激性食品。体胖者应清淡饮食,忌肥甘厚腻多形之品。

（3）调整心态,缓解紧张情绪,避免精神刺激,情绪稳定。

第五节　病毒性心肌炎

一、疾病概述

病毒性心肌炎是指病毒感染引起的以心肌非特异性炎症为主要病变的心肌病,有时可累及心包、心内膜等。病情轻重不一,轻者临床表现较少,重者可发生严重心律失常、心力衰竭、心源性休克甚至猝死。初期临床表现有发热、咽痛、腹泻、全身酸痛等,后期则感心悸心慌、胸闷胸痛、倦怠乏力等。

本病可归属于中医学的"心悸""胸痹"等病范畴。

二、病因病机

（一）病因

本病的发生是由于体质虚弱、正气不足,复感温热病邪,湿毒之邪侵入,内舍于心,损伤心脏所致。

1. 热毒侵心

素体虚弱,肺卫不固,外感时邪热毒,口鼻上受,发热微恶寒,头身痛楚,鼻塞咽痛,口干口苦;热毒侵入血脉,内舍于心。损伤心脉,导致主血脉、主神明功能受损。

2. 湿毒犯心

脾胃素虚,饮食不洁,损伤脾胃,运化失司而肠鸣泄泻;湿毒之邪循经注入心中,心脏体用俱损而发病。

3. 心阴虚损

素体虚弱,或久病体虚,或邪热耗伤心阴,心阴受损,心火上炎。

4. 气阴两虚

外感时邪热毒耗气伤阴,或湿毒伤脾,运化无权,生化乏源,气阴两虚,心脏失荣。

5. 阴阳两虚

禀赋不足、素体虚弱或久病体虚,感受时邪热毒,或湿毒之邪,损伤气阴,继伤心阳,而成阴阳两虚,甚则阳虚水泛,饮凌心肺。

（二）病机

《黄帝内经》曰:"正气内存,邪不可干""阴平阳秘,精神乃治",说明人体在正气充足之时,可以抗拒各种病邪侵入,无临床症状出现,如同常人。与其相反,《黄帝内经》言"邪之所凑其气必虚",所谓虚即指无抵抗病邪之力,一旦病邪侵入,则诸症均现,苏老师总结临床经验为以下2种情况多见:

一类是年幼儿童,本为稚阳之体,善动不易静,抗病机制尚差,故发病无季节性,轻重各异,病程长短不一,以反复发作为特点。

另一类多见脑力劳动者,他们长期处于较快的生活节奏中,工作时间长、强度大,睡眠及休息时间不足,饮食长期不规律并且缺乏运动。生活压力大,思虑过度,首伤心神,神伤则心气运行不畅,气机郁而化火,形成热毒;睡眠长期不足日久可致心经阴血暗耗,阴虚而无以制阳,则相火旺盛而成热毒;运动不足,饮食失调,饥饱失时,均可使胃气呆滞,脾失健运,痰浊内生,肝气不畅,则肝郁化火,热毒内生。热为火之渐,火为热之极,毒为火之聚,火热之邪蕴蓄不解,成为热毒,火炽伤阴耗气,扰乱心神,损伤心络成为发病之内因。又有外感热毒时疫,首先犯肺,再入心脉,损伤心体,发为心肌之疾。

三、辨证特点

1. 辨证要点
急性期以祛邪为主,佐以扶正,注意辨热毒、湿毒之不同,后期邪毒伤正,正气虚损,气虚及阳,或阴损及阳,注意辨阴阳之虚衰。

2. 分证特点
(1)热毒侵心证:发热微恶寒,头身疼痛,鼻塞流涕,咽痛口渴,口干口苦,小便黄赤,心悸气短,胸闷或隐痛,舌红,苔薄黄,脉浮数或结代。

(2)湿毒犯心证:发热微恶寒,恶心欲呕,腹胀腹痛,大便稀溏,困倦乏力,口渴,心悸,胸闷或隐痛,舌红,苔黄腻,脉濡数或促、结代。

(3)心阴虚损证:心悸胸闷,口干心烦,失眠多梦,或有低热盗汗,手足心热,舌红,无苔或少苔,脉细数或促、结代。

(4)气阴两虚证:心悸怔忡,胸闷或痛,气短乏力,失眠多梦,自汗盗汗,舌质红,苔薄或少苔,脉细数无力或促、结代。

(5)阴阳两虚证:心悸气短,胸闷或痛,面色晦暗,口唇发绀,肢冷畏寒,甚则喘促不能平卧,咳嗽,吐涎痰,夜难入寐,浮肿,大便稀溏,舌淡红,苔白,脉沉细无力或促、结代。

四、治疗方案

(一)辨证选用中药汤剂或中成药

1.热毒侵心证

治法:清热解毒,宁心安神。

方药:银翘散加减。

2.湿毒犯心证

治法:解毒化湿,宁心安神。

方药:葛根芩连汤合甘露消毒丹加减。

3.心阴虚损证

治法:滋阴清热,养心安神。

方药:天王补心丹。

4.气阴两虚证

治法:益气养阴,宁心安神。

方药:炙甘草汤合生脉散。

5.阴阳两虚证

治法:益气温阳,滋阴通脉。

方药:参附养荣汤加味。

(二)无创中医特色疗法

1.穴位按压法

选穴:膻中、双心俞、阿是穴;适用于心胸疼痛或心律失常患者。兼心悸不寐,加内关;兼胃脘痛,加中脘或足三里;兼头晕,加三阴交;兼乏力,加气海。

方法:拇指腹垂直向下,由轻到重逐渐增加,以局部有酸、麻、胀、热感,能耐受为度,每穴 2min,每周 5 次。

2. 中药浴足法

可留取内服中药汤剂的药渣浴足熏蒸,每日 1 次,温水为宜。

(三)临床经验

1. 病毒性心肌炎的基本方

苏老师经多年临床实践,以益气养阴、活血调律为法自拟心肌健方加减治疗心肌炎,疗效显著。心肌健方来自苏老师自拟的四参汤(玄参、丹参、太子参、苦参)和四黄汤(黄芪、黄精、姜黄、大黄)化合演变而来,组成:玄参 20g,丹参 30g, 太子参 20g,苦参 15g,黄芪 30g,黄精 20g,姜黄 20g,大黄 10g,炙甘草 6g。临床加减时要注意以下几点:驱邪不可伤正,攻伐要保津液;活血祛瘀要贯彻始终;活血祛瘀要有层次,以药物力度而异,一般用丹参即可,一味丹参功同四物,重症可应用川芎、赤芍、桃仁、红花、三棱、莪术、水蛭、虻虫等,以药力而论活血渐至祛瘀最后破凝。另有部位不同如活血上用川芎,下用牛膝;清热内用黄连,外用山栀等。

以上所述,均以症而变,运用前述通、活、变之法,不可拘泥固守。用药剂量一般按病情、体质、季节、地域、年龄等具体情况而定,但对某些病症用量要大,如重症黄芪可用 50～100g,心衰茯苓可用 50～80g。

2. 运用注意事项

苏老师根据心肌炎急性期或恢复期的不同特点将常见的 5 种证候简化为以下 4 型便于临证应用:

(1)毒邪犯卫型:

症见:心悸,胸闷,乏力,肌肉酸痛,腹泻,咳嗽,发热,咽痛,呼吸困难。

治则:益气养阴,活血解毒。

方药:心肌健方酌加黄连、生地、连翘、二花、板蓝根、大青叶、重楼、虎杖、山豆根等。

（2）热毒侵心型：

症见：心慌，气短，胸闷，偶感胸痛但数秒即过。

治则：益气滋阴，活血安神。

方药：心肌健方酌加麦冬、五味、生地、云苓、白术、酸枣仁、柏子仁、远志、龙骨、紫石英等。

（3）心肾亏损型：

症见：心慌，胸闷，气短，腰膝酸困，下肢浮肿，尿频尿急。

治则：扶正敛阴，活血温阳。

方药：心肌健方酌加党参、肉桂、白术、红花、淫羊藿、黄精、五味子、桑寄生、牛膝、车前子、白茅根等。

（4）迁延反复型：

症见：劳累或天气变化则心慌、胸闷、少气乏力，但程度较轻，休息或天气更替即可缓解。

治则：益气增液，活血安神。

方药：心肌健方酌加人参、麦冬、五味子、白术、黄精、川芎、郁金、桃仁、柏子仁、远志、龙骨、茯神等。

3. 生活饮食调摄

（1）初始有胸闷、乏力、咽痛的症状时，要早诊治，多饮水，以金银花、菊花、麦冬、枸杞泡水代茶饮，多休息，在阴霾或者雨天，户外活动时要戴口罩，注意保暖，防感冒，避免精神负担及劳累，蓄积正气以抗病邪，谨记"正气内存，邪不可干"的预防法则。

（2）患病初期热毒炽盛，饮食上以清淡为主，适当多饮水，忌辛辣油腻，用金银花、野菊花、玄参、麦冬、淡竹叶等泡水代茶饮，多食水果蔬菜、保持大便通畅，要多休息，不宜剧烈运动。

（3）对病程长，迁延未愈者或有痰瘀互结的患者，施护中以清淡饮食为主，可用薏苡仁、山药、当归、陈皮等煮粥常服，适当以活血化瘀药物如三七粉、益母草等泡水代茶饮，以增强抗病能力，在日常生活中让病人选择力所能及的体力和脑力活动，如听音乐、戏曲、散步、太极拳以加强血液循环,但必须注意防感冒,避免过劳,以防病情加重。

第六节 血浊病(高脂血症)

一、疾病概述

血浊多为素体肥胖,加之饮食不节,恣食肥甘厚腻,过逸少动,情志不畅或年老体衰,先天禀赋不足等,致脾胃虚弱。脾气亏虚则水谷精微运化运输无力,水谷精微失于输布,化为膏脂和水湿,湿浊日久又能滋生湿热,酝酿生痰;或素体肝肾亏虚,脾病及肾,肾阳虚衰,水液失于蒸腾汽化,水湿内停,泛于肌肤,阻滞经络;或土壅木郁,肝失疏泄,气滞血瘀等,痰浊、湿热、瘀血等结成膏脂,聚集体内。痰浊膏脂瘀积,致血脂升高而发为此病。

本病相当于西医的高脂血症,包括高胆固醇血症、高甘油三酯血症、高脂蛋白血症或混合型高脂血症等。

二、病因病机

先天禀赋异常,阳热体质,胃热偏胜者,饮食亢进,食量过大,脾运不及,水谷运化失司,痰湿内生,肥甘又能滋生湿热,酝酿生痰,痰浊膏脂瘀积,致形体肥胖,血脂升高;或情志不畅,气机郁滞,或脾气亏虚,气机不畅,气行则血行,致精血运行不利,瘀阻经络肌肤而为病;或暴饮暴食,恣食肥甘厚腻,内生痰湿,阻碍中焦气机,且脾胃受损,运化失职,更生水湿,气机不畅,痰湿聚成膏脂,堆积于肌肤,阻滞经络,致血脂升高;或先天禀赋不足,阴虚体质,或恣食湿热之品,损伤肝肾阴分,肝肾阴虚,虚热煎灼津液,化生痰浊,肾虚不得运化水湿,皆聚而成脂;或先天阳虚体质,或长久食用寒凉之品,或素体脾气亏虚,久病及肾,伤及肾阳,水液不得蒸腾汽化,可致水湿内停,泛溢肌肤,阻滞经络,久则成痰,阻碍血行,瘀血内生,痰、湿、瘀聚而成脂;大怒、抑郁等不良情绪刺激,致肝气郁结,肝失条达,气机不畅,脾胃升降失司,精微不得布达,瘀结成膏脂,聚集体内,致血脂升高。

三、辨证特点

1. 辨证要点

本病多由素体肥胖或脾肾亏虚,或饮食不节,过食肥甘,情志不畅致痰浊、湿热、瘀血阻滞经脉,而致膏脂布化失度。病位在脾、肾、肝,多为本虚标实之证。临床上注意辨本虚标实的不同。本虚指脏腑亏虚(与肝、脾、肾三脏关系最为密切),标实则与中医的"痰瘀"之邪最为紧密相关,指痰浊、湿热、血瘀,病变多延及全身脏腑经脉,注意辨三者的不同,遣方用药须有侧重,分而治之。

2. 分证特点

(1)胃热滞脾证:多食,消谷善饥,形体壮实,脘腹胀满,面色红润,心烦头晕,口干口苦,胃脘灼痛、嘈杂,得食则缓,舌红,苔黄腻,脉弦滑。

(2)气滞血瘀证:胸部憋闷或刺痛,固定不移,动则尤甚,舌质紫暗,或有瘀斑,舌苔薄白,脉弦。

(3)痰浊中阻证:形体肥胖,肢体困重,食少纳呆,腹胀纳呆,胸腹满闷,头晕神疲,大便溏薄,舌体胖,边有齿痕,苔白腻,脉滑。

(4)肝肾阴虚证:头目胀痛,视物昏眩,耳鸣健忘,口苦咽干,五心烦热,腰膝酸软,颧红盗汗,舌红,苔少,脉细数。

(5)脾肾阳虚证:畏寒肢冷,腰膝腿软,面色淡白,大便溏薄,腹胀纳呆,耳鸣眼花,腹胀不舒,舌淡胖,苔白滑,脉沉细。

(6)肝郁脾虚证:精神抑郁或心烦易怒,肢体倦怠乏力,口干口苦,胸胁闷痛,脘腹胀满吐酸,纳食不香,月经不调,舌红,苔白,脉弦细。

四、治疗方案

本病的治疗既要注重调理脏腑,又要理气机、化痰湿、活瘀血。其总的治疗原则为攻补兼施,标本同治。病位在脾、肾、肝,三者之间又相互影响,证属脾肾阳虚,治以温肾健脾;证属肝肾阴虚,治以补肝益肾。本病多以健脾、益肾、疏肝等法调理脏腑。素体肥胖或脾肾亏虚,或饮食不节,过食肥甘,情志不畅致痰浊、湿热、瘀血,阻滞经脉,而致膏脂布化失度,补虚同时需兼顾以化痰降浊、利湿泻热、活血化瘀,驱逐血中之浊气、浊脂,使血行通畅,痰瘀得化,达到治疗血脂异常的目的。

(一)辨证选用中药汤剂或中成药

1.胃热滞脾证

治法:清胃泻热。

方药:保和丸合小承气汤加减。

中成药:保和丸。

2.气滞血瘀证

治法:活血祛瘀,行气止痛。

方药:血府逐瘀汤合失笑散加减。

中成药:心可舒片、降脂通络软胶囊。

3.痰浊中阻证

治法:健脾化痰降浊。

方药:导痰汤加减。

中成药:丹蒌片、脂必泰胶囊。

4.肝肾阴虚证

治法:滋养肝肾。

方药:杞菊地黄汤加减。

中成药：天王补心丹。

5. 脾肾阳虚证

治法：温补脾肾。

方药：附子理中汤加减。

中成药：附子理中丸。

6. 肝郁脾虚证

治法：疏肝解郁，健脾和胃。

方药：逍遥散加减。

中成药：血脂康胶囊。

（二）其他疗法

1. 耳穴

运用中医经络理论及全息生物理论，辨证配穴，贴压耳穴，通过经络传导，生物反射，起到改善患者体质、缓解临床症状的作用。取脾、胃、内分泌等穴，或敏感点，用王不留行籽压穴，每次取 4~6 穴，两耳交替，每 3d 换药 1 次，5 次为 1 个疗程，共 1~4 个疗程。

2. 穴位埋线

取丰隆、天枢等穴，辨证取穴，随症加减。注入式埋线针严格消毒后按照穴位皮下脂肪厚度，选取适当可吸收性羊肠线穿入埋线针，注入穴位，敷料覆盖，1 次/7d，4 次为 1 个疗程。

（三）临床经验

1. 调脂胶囊

2002 年 12 月苏老师提供经验方并参与的省级课题《调脂胶囊治疗高脂血症的实验研究》已完成，现由朱胤龙主任医师牵头，另参加的国家级课题《调脂胶囊的开发研究》也已圆满结束。

木灵芝（稀叶嗜兰孢孔菌）：源于凤县一带民间，知其当地群众常以沙棘树上所生菌类代食可强身健体，少生疾病，增强机体免疫力,故而苏老师随后将其引用于临床酌加几种中药成为复方制剂,称"心脉复康胶囊",作为本院自制药应用于临床。对部分病例用药前后做血脂、血流变学等对比观察,其资料齐全者42例,结果提示,该药对高脂血症有确切的疗效,且服药时间越长,疗效越高,除检查指标有明显改善外,其临床症状亦基本消失或有不同程度减轻。另外在显效及有效病例中,观察到该药对4例合并糖尿病者的血糖指标有改善作用,其中3例血糖指标恢复正常,1例明显下降,这提示该药不仅有改善脂质代谢作用,同时可调节机体的糖代谢。当时由于苏老师身负科研课题较多,无暇顾及,即委托朱胤龙主任医师牵头,将原有处方调整,改名为"调脂胶囊",再做实验室研究及制作工艺,先后报省级及国家级科研题目,经多年努力,现均完成。

2. 降脂汤、四黄汤、四红汤

(1)降脂汤:

组成:首乌20g,山楂30g,姜黄20g,红曲30g。

方义:降脂清浊,强身健体。

主治:高脂血症。

(2)四黄汤:

组成:黄芪30g,黄精20g,姜黄20g,大黄10g^(后下)。

方义:益气养阴,降脂通便。

主治:气阴双虚,体弱便秘者。

(3)四红汤:

组成:丹参30g,红花12g,红曲30g,三七5g^(冲)。

方义:活血化瘀,通经止痛。

主治:血瘀甚者,兼高脂血症者。

3. 生活饮食调摄

(1)饮食护理:低盐低脂、易消化饮食,避免过饱。禁食刺激性食物,禁烟酒。

(2)生活护理:慎起居、适劳逸、避风寒,保持大便通畅。

（3）情志护理：保持心情舒畅，避免抑郁、烦躁、焦虑等不良情绪。

（4）活动指导：采取散步、太极拳等有氧运动，每次运动时长约0.5h，频率5d/周。如运动过程中出现胸闷、胸痛，或心率比静息心率增加≥20次/min，或呼吸≥30次/min，应立即停止活动，必要时及时就诊。

（5）泡茶降脂饮：山楂玫瑰花茶：干山楂6g、玫瑰花3g，泡茶饮；绞股蓝茶：绞股蓝叶2～3g，开水冲泡后饮用；普洱菊花茶：普洱茶、菊花各2～3g，开水冲泡后饮用；槐花莲子心茶：干槐花、莲子心各2～3g，泡茶饮用；葛根茶：葛根2～3g，泡茶饮用。

第七节　医道思路

行医之道贵乎思考与总结，苏老师常教导我们作为医者必须明确健康、疾病、人与药之间的相互关系，在此基础上才能够于临床中逐渐体会诊断之道、治疗之道，现将苏老师的相关思想及用药经验总结如下：

健康与疾病

健康是人体对所处环境（自然与社会）的适应能力的强弱，适应能力越强就越健康，反之则易患疾病。疾病是机体对环境适应能力的逐步降低，久而久之达到某种程度（因人而异），导致机体生理功能及组织形态的改变，而发生各种功能障碍，表现为各种不适即疾病的症状和体征，进而直接影响人的生活和工作。人的健康与每个人的先天遗传因素、后天生活环境、经济条件及受教育程度等均有一定的相关性。

人与疾病

人是疾病的载体，疾病是人体生理功能的异常表现，两者不可分离,故有病人之称。因而有治病之先,首要治人,因为人有思维、情感,可以直接影响疾病的发生和发展,这也就是现在所称的心理治疗。假如只治病不治人,那么这个病是治不好或者收效甚微的。所以在治病的同时,要做好人的工作,使病人了解自身疾病的情况以及可能的发展趋势。当病人清楚了病情,继而理解和适应,直至最后完全接受,才能积极配合医者,共同对抗疾病,使病情得到缓解。

人与人

人有男女之分,更有老少之别、胖瘦之差、高矮之异。一百个人有一百种样貌,即使是双胞胎、三胞胎甚至多胞胎,也有外貌和性格上的差异。类似的例子生活中比比皆是,这就给治病造成了极大的困难,因为医者针对的是生病的个体。科学研究中最尖端的火箭、卫星、计算机、飞机、汽车等,均有类别型号可言,然而人没有类别型号,或者说一个人一个型号,也就谈不上型号了。医者既要在众多的群体中寻找普遍的规律,又要注意特殊规律,综合治疗,这就是要谈的治疗方法中的辨证法。

病与病

人的五脏六腑均可患病,当然每种病都有不同的表现,包括症状、脉象、舌苔等,临床检验检查结果都各有差别。即使对一种病而言,也有初发与久病之分。同时,同一种病可分多种类型,如冠心病就有心绞痛、心肌梗死、心律失常、心力衰竭、猝死及隐匿性心绞痛等。且疾病的表现不同阶段各不相同,更与年龄、性别、体质等个体差异密切相关。以心绞痛为例,绝大多数表现为阵发性心前区闷痛,另有特殊表现为牙痛、下颌痛、颈痛甚至脑后疼痛等,这些均易导致误诊,延误病情。这就对医者提出了更高的要求,要更细心、多考虑、更慎重。

病与药

既得病就得用药,药是医者手中的兵,故常有用药如用兵之说。药有四气五味之别,归经入脏之分,更有药力强弱之异,升降浮沉之性。药物的千差万别,各据其特性,正是疾病千变万化的克星,故医者在用药时,首要遵循药物中十八反、十九畏等常规禁忌,同时对剧毒药的运用要慎重,用量宜小勿大,炮制方法要注明,用量的增减必须在临床的严密观察下进行,万不可大意行之。

单味药的应用,可根据理法方药及具体情况灵活选用,不可拘泥,切忌药物堆砌之弊。医者在用药之际,根据病情和用药法则,将多种药物合用在一起,即称配伍。药物的配伍实际反映了用药的进步发展,在临床上具有非常重要的意义,是前人经验的结晶,如肠痈的当归配芍药、陈皮配半夏、厚朴配苍术等,既可提高临床疗效又可扩大治疗范围,为临床用药跨越式的一步。现将苏老师于临床中常用的单味药、药对、角药、四味汤、常用验方摘录如下,以供参考。

一、单行灵活

(1)主治痹证:威灵仙、秦艽、木瓜、独活、千年健、豨莶草、海桐皮、骨碎补、寻骨风、薏苡仁、蜈蚣、僵蚕、全蝎、地龙、虎杖、白芥子、肿节风。

(2)主治头痛:川芎、白芷、藁本、防风、蔓荆子、决明子、桑叶、菊花、吴茱萸。

(3)主治腰痛:桑寄生、杜仲、川断、狗脊、怀牛膝、胡桃肉、补骨脂。

(4)主治食积:神曲、谷芽、鸡内金、麦芽、神曲、山楂、莱菔子。

(5)主治失眠:酸枣仁、合欢皮、夜交藤、琥珀、朱砂、珍珠母、柏子仁、远志、龙齿、朱茯神、磁石。

(6)主治高血压:夏枯草、石决明、黄芩、青木香、龙胆草、天麻、钩藤、地龙、罗布麻、珍珠母、生龙齿、炒杜仲、柿叶。

(7)主治胃痛:元胡、白芍、高良姜、瓦楞子、乌贼骨、胡椒、荜茇、丁香、肉桂、荜澄茄。

(8)主治牙痛:生石膏、细辛、白芷、蜈蚣、蛇衣、露蜂房、荆芥。

（9）主治呕吐：姜汁、姜半夏、苏梗、砂仁、代赭石、佛手、代代花、灶心土、川连、生姜。

（10）主治呃逆：丁香、柿蒂、刀豆子、竹茹、沉香、韭菜子、枳实。

（11）主治腹泻：赤石脂、禹余粮、诃子、肉豆蔻、石榴皮、乌梅、五倍子、罂粟壳、明矾、臭椿皮。

（12）主治便秘：大黄、元明粉、番泻叶、蜂蜜、商陆、牵牛子、火麻仁、郁李仁、巴豆、肉苁蓉、芫花、甘遂。

（13）主治各种出血：仙鹤草、白及、紫珠草、花生衣、血余炭、棕榈碳、藕节、墓头回、鸡冠花、三七、花蕊石。

（14）主治便血：地榆、仙鹤草、槐米、侧柏叶、灶心土、藕节、紫珠草。

（15）主治尿血：大蓟、小蓟、白茅根、仙鹤草、生地、茜草、藕节、三七粉。

（16）主治阴虚劳热：银柴胡、青蒿、地骨皮、龟板、鳖甲、白薇、胡黄连。

（17）主治自汗盗汗：浮小麦、麻黄根、糯稻根、桑叶、五味子、黑豆衣、龙骨、牡蛎、黄芪、防风、白术。

（18）主治水肿：车前子、冬瓜皮、地骷髅、葫芦、瞿麦、萹蓄、冬葵子、益母草、泽兰、琥珀、玉米须、大腹皮、茯苓皮、浮萍、生姜皮、薏苡仁。

（19）主治贫血：当归、阿胶、何首乌、黄芪、元肉、旱莲草、女贞子、桑葚、黑枣、熟地。

（20）主治降血脂：稀针嗜兰孢孔菌、姜黄、决明子、泽泻、红曲、山楂。

（21）主治咳嗽：紫菀、冬花、杏仁、象贝、马兜铃、枇杷叶、百部、大蒜、陈皮、瓜蒌、鱼腥草。

（22）主治失音：胖大海、蝉衣、凤凰衣、木蝴蝶、青果、猴枣、元参。

（23）主治咽喉痛：山豆根、青果、元参、马勃、射干、胖大海、桔梗、麦冬、冰片、牛黄、珍珠、凤凰衣、木蝴蝶、金荞麦、西瓜翠衣。

（24）主治黄疸：茵陈、金钱草、虎杖、马蹄金、天胡荽、郁金、大黄、胆草。

（25）主治疮痈肿毒药：蒲公英、紫花地丁、野菊花、千里光、秃子花、金银花、夏枯草、鸭跖草、四季青。

（26）主治肿块：山慈姑、昆布、海藻、黄药子、蟾皮、三棱、莪术、圆叶猫儿眼全果、胡桃树嫩枝（前2味煎水煮鸡蛋，食蛋喝汤）。

（27）主治湿疹：白鲜皮、地肤子、蛇床子、苦参、野菊花、滑石、薏米。

（28）主治痢疾：秦皮、白头翁、黄连、黄芩、黄柏、苦参、鸦胆子、马齿苋、玉片、地锦草、炒银花、龙胆草。

（29）主治气喘：麻黄、白果、桑白皮、葶苈子、地龙、胡桃肉、蛤蚧、紫河车、紫石英。

（30）主治肠痈：红藤、败酱草、冬瓜仁、蒲公英、紫花地丁、白花蛇舌草。

（31）主治胆结石、尿路结石：金钱草、海金沙、龙胆草、大黄、鸡内金、芦根、赤小豆、益母草、玉米须、滑石、冬葵子。

（32）主治水火烫伤：大黄、地榆、石灰水（外用）。

二、对药配伍

1. 瓜蒌、丹参

[功效] 宽胸理气，活血化瘀。

[主治] 胸痹心痛。

[方义] 其中瓜蒌清热涤痰，宽胸散结，祛胸中之闷痛，以宽胸降气；丹参可祛瘀止痛，活血通经，凉血安神。两味一气一血，相互为用。

[用量] 临床用量宜重，均在 20~30g。

2. **细辛、生地**

［功效］凉血清上焦之热。

［主治］上焦有热之牙痛、偏头痛。

［方义］其细辛之升散引药上行,生地以清上焦之血热。

［用量］一般用量生地 6～9g,细辛 2～3g,热甚重用生地,痛甚重用细辛(最大量到 6g,以防中毒)。

3. **细辛、熟地**

［功效］补真阴,壮骨髓。

［主治］腰痛,腰膝酸软无力之症。

［方义］用细辛温通辛散之性,去熟地之腻,用熟地补肾阴、填骨髓,以强腰壮肾。

［用量］一般用量,熟地 10 倍于细辛,肾虚重用熟地,痛甚重用细辛(量同前述)。

4. **芦根、白茅根**

［功效］发汗清热,生津除烦。

［主治］外感高烧壮热不止。

［方义］芦根清气分之热而除烦,白茅根去血分之热而生津,热退神自安,两者配伍用疗效卓著。

［用量］一般用量干品 9～15g,鲜品 30～60g。感冒初,用芦根 2d 不解者,配用茅根或山栀、淡豆豉清热更快,汗出热退。

5. **柴胡、白芍**

［功效］升阳敛阴,调和表里。

［主治］两胁胀痛。

［方义］其互用之意,以白芍之酸敛配柴胡之辛散,柴胡和解少阳,引药于少阳经,主治胸胁苦满,两胁胀闷。

［用量］一般用量,白芍 3 倍于柴胡,据证若重在升阳舒散者,可重用柴胡;若重在敛阴缓急,可重用白芍。

6. **生石决明、紫石英**

［功效］镇肝潜阳。

［主治］肝阳上亢之头晕目眩，脉弦或紧。

［方义］石决明有重逆平肝、安神固涩之功，紫石英有宁心安神之效。两者配伍则镇肝潜阳之力更著，有五石散之意。

［用量］一般用量均在 15～20g 以上，先煎为宜。

7. 陈皮、青皮

［功效］行气活血止痛，疏肝和胃。

［主治］脘腹胀痛。

［方义］陈皮入脾行气，青皮入肝活血，同用可调和脾胃。

［用量］用量均为 9～12g，成药有木香顺气丸。

8. 菖蒲、远志

［功效］醒神明，通心窍。

［主治］头晕，心神不安，心中烦乱或发呆。

［方义］远志化痰以通心窍，菖蒲芳香化浊以醒神明，若饥不欲食者，乃为脾胃呆滞，用菖蒲醒脾阳，若痰盛可重用远志以祛痰浊。

［用量］：一般用量 9～15g。

9. 丹皮、丹参

［功效］活血祛痰、生新。

［主治］阴虚有热、带有瘀血之症。

［方义］用丹皮散血中之伏热，丹参以活血生新，散结定痛，2 味均为血分药，取其理血作用，亦可治血热兼配之痒疹。

［用量］常用量 10～12g。

10. 旋覆花、代赭石

［功效］降气止呕。

［主治］消化性溃疡，及脾胃气虚，痰湿上逆所致的呕吐噫气，心下痞满之症。不论有无出血均可用之，有止痛、降逆、止呕、止血的作用，气降则血降，故可降血压。

［用量］一般用量旋覆花 6～9g，代赭石则在 15g 以上，若重在降逆、降血压可重用至 20～30g。

11. 天麻、钩藤

[功效] 熄风,祛痰,止痛,清心,镇静。

[主治] 虚风内动,风痰上扰而致的眩晕,四肢麻木,头痛耳鸣,眼矇,步态不稳,甚有半身不遂、口眼歪斜、舌强语謇等症状。

[用量] 天麻一般用 20g,钩藤多在 30g(后下)。

12. 生龙齿、生牡蛎

[功效] 镇静,温阳,固涩,安神。

[主治] 心神不安,神散善惊,心悸,失眠,头痛,烦躁,时有惊醒之候。

[方义] 生龙齿安神镇惊的作用较强,生牡蛎有益肾、养阴、潜阳清热解渴、除烦安神之效,兼可软坚散结、降痰除瘕,两者配用有镇惊安神、清心除烦之效。

[用量] 均为生用,两者均为 20~30g。

13. 熟地、砂仁

[功效] 滋肾补血,开胃醒脾。

[主治] 肾虚阴亏血少,脾胃不和。

[方义] 熟地可入肾滋阴补血,砂仁可辛散而醒脾健胃,又可去熟地之腻滞,纳气归阴。

[用量] 若以补血补肾为主,则重用熟地佐以砂仁,一般用量熟地 3 倍于砂仁;若以醒脾和胃为主,而重用砂仁,熟地减量佐之。

14. 细辛、五味子

[功效] 敛气止咳。

[主治] 气短咳嗽。

[方义] 以五味酸敛,细辛辛散,互为制约作用,以治内伤咳嗽。

[用量] 细辛用 3g,五味子用 2g,咳之初多用细辛,咳后期多用五味子,收中有散、酸中有敛,此为合用之妙。

15. 羌活、降香

[功效] 祛风胜湿,壮督脉之阳气,引气活血止痛。

［主治］胸胁闷疼,项背强直,头晕,肢疲,气血瘀滞之症。

［方义］以羌活祛风除湿,可升督脉之阳,降香可行气活血止痛,有微弱的抗凝作用,能增加冠脉流量,减慢心律,增加心跳振幅,不引起心律失常,两者配伍,治疗冠心病、颈椎病有较好的疗效。

［用量］常用量羌活 15g,降香 12g,组方有冠心灵。

16. 降香、丹参

［功效］活血化瘀止痛。

［主治］冠心病,余内容参前阐述。

17. 川芎、赤芍

［功效］行气活血,搜风开郁,凉血止痛。

［主治］气滞血瘀,时有痛作之症。

［方义］川芎为血中之气药,上行头目,下行血海,辛温走窜,走而不守,赤芍有活血散瘀,凉血消肿止痛之功。两者配伍,即有上述之功效,是心血管病常用之药。

［用量］常用量 12 ~ 15g。

18. 瓜蒌、薤白

［功效］宽胸行气,活血化瘀,宣通心阳。

［主治］胸痹刺痛,气滞血瘀之症。

［方义］瓜蒌功效参见瓜蒌、丹参配伍所述,薤白有助胸阳,开心窍散胸中之气滞,兼能活血,两者配用,宽胸理气、活血化瘀之功更为显著。

［用量］瓜蒌 30g,薤白 15g,可据病情而调之。

19. 川楝子、元胡

［功效］疏肝理气,行气止痛。

［主治］肝气郁滞所致的肋胁作痛,脘腹胀痛,时痛时止,喜凉饮食,口干等症。

［方义］川楝子入肝经,疏肝理气而解郁滞,元胡有“行血中气滞,气中血滞”之效,其辛温善走,活血行气,血气通则不痛,两者相

配,每多取效。如金铃子散。

[用量] 一般用量 9～12g。

20. 桃仁、杏仁

[功效] 行气活血,止痛润便。

[主治] 年老体衰或久病血虚津亏所致血少肠燥、大便秘结不通之症。

[方义] 桃仁有活血散瘀入血分之润燥滑肠作用,杏仁有行气散结入气分之润肠通便作用,合用行气活血通便。气行血活便通而痛止,为其二者的妙用。

[用量] 一般用量 6～9g,两者捣碎为泥,吞服效佳。

21. 白芍、甘草

[功效] 养血荣筋,缓急止痛,柔肝安脾。

[主治] 肝脾失和,脘腹挛急作痛及血虚引起的四肢拘挛作痛。

[方义] 白芍能补血养阴而柔肝,又能安脾,用生白芍为佳,补而不散,甘草有补脾、清热解毒、缓急调和药性之功,前人认为"甘草能缓急",甘草味甘,有缓急作用。经药理研究证明,甘草有缓解胃肠平滑肌痉挛的作用,这对甘草的缓急有了进一步的认识,同时有类似肾上腺皮质激素样作用,能镇静、保肝、解热、抗炎、抗过敏、抗心律失常、降血脂、抗动脉硬化,并有镇咳祛痰、抗病毒、抗菌、抗肿瘤等作用。两药配用,柔肝和脾,缓急解痉,常用于胸腹挛急,时有痛作之症。

[用量] 白芍宜重用30g以上,甘草12g。

22. 郁金、枳壳

[功效] 清热散瘀,解郁行气。

[主治] 气滞血瘀,胸胁胀痛,脘腹不适之症。

[方义] 郁金味辛,苦,性寒,有凉血散瘀、行气解郁之效,其辛散、苦降之性,能够解气郁、散血瘀,对气滞血瘀所致的胸胁胀闷,刺痛,脘腹作痛疗效显著。郁金含有挥发油,能溶解胆固醇、促进胆汁

分泌和胆囊收缩,其行气解郁用广郁金为佳(川郁金活血化瘀较强,广郁金行气解郁为优)。枳壳味苦、酸,性微寒,有行气开胸宽肠之功,可使胸中结逆之气下行,宽胸消胀,枳壳煎剂可使胃肠、子宫平滑肌兴奋性增强,且可使胃肠蠕动规律化。

[用量] 一般用量 12～15g。

23. 香附、郁金

[功效] 行气解郁,理气止痛。

[主治] 由于气机阻滞,所致经脉不通而胀痛之症。

[方义] 香附味辛,微苦,性平而宣畅,能通行十二经、八脉之气分,古人称能"主一切气",解六郁(气郁、血郁、痰郁、食郁、火郁、湿郁),善解肝气郁滞所致的脘腹胀满、肋胁胀痛、纳呆、善太息之候。气行经通则可定痛,即谓"通则不痛"之理,香附既能行气又入血分,为"血中气药",常以理气调经而著称,有"妇科要药"之称,其生用偏于上行胸膈,外达皮肤,熟用则偏入肝肾而利腰足。通行经络时宜酒炒,消食积宜醋炒,消厌食宜姜汁炒。用于妇女崩漏、月经过多,宜炒炭用,人称黑香附,有止血作用。郁金味辛,苦,寒,主有活血化瘀、凉血、行气、解郁之功能,对肝气郁结、气郁生火之吐血、衄血、咳血,甚而血热神昏、癫狂、惊痫,用本品清心热而开心窍。对胸肋胀闷,胸腹疼痛,胆热黄疸可配诸药调之。香附行气之中兼能理血,郁金破血之中兼能理气。

[用量] 一般用量在 9～12g,据病情增减。

24. 酸枣仁、柏子仁

[功效] 养肝,宁心,安神,润燥,通便敛汗。

[主治] 肝胆血虚不能养心所致心烦不眠,多梦,易惊,盗汗便秘之症。

[方义] 酸枣仁味甘酸,性平,有补养心肝之血而安神定志的作用,甘酸能敛虚汗,并能生津,对久病失血,或忧思劳伤心脾而致的疲乏、出汗、烦渴、心惊,可配合治疗;研究证明,酸枣仁能抑制中枢

神经系统,有镇静催眠作用,生用或微炒用。炒则无镇静效能,故常用新炒为佳。柏子仁味甘,性平,亦有养心安神、润燥通便之效,对年老久病,体衰津血枯耗而致的大便秘结,两药配伍,有协同之效,是苏老师常用之药味,除它们有安神定志之功外,其生津通便功不可没,"便通神自安",其理为粪便中含有的如3-甲基吲哚等代谢产物经再吸收后刺激中枢神经而兴奋心神,一旦经粪便被排出,心神自然会安定,这就是"便通神自安"之理。

〔用量〕用量均在 20～30g。

25. 枳实、大黄

〔功效〕宽胸理气,推陈致新。

〔主治〕高热不退,午后加重,晚有神昏谵语,循衣摸床,腹部胀满,痞硬拒按,舌苔黄厚而干,脉沉实。

〔方义〕枳实味苦,性微寒,有破气、消积、导滞、除痞之功。善于破泄胃肠气结,大便不畅,气行则积消。大黄性味苦寒,可泻血分实热,下肠胃积滞,推陈致新。临床常用以通便泻火、清热燥湿、活血通经。大黄生用泻下力强(攻下方中用时,常生用注明"后下")。酒炒则能达身体上部而驱热下行,治目赤、牙痛、口疮、胸中烦热者;蒸熟则泻力缓和,适用于老年人及体弱者。炒炭可治大便下血,有止血作用。枳实大黄配伍是苏老师临床常用之法,主在通泻胃肠积滞以泻热除烦,用枳实行气导滞之功配大黄苦寒泻下之效,实为小承气汤之意,善用其法,每多有效。另有大黄芒硝同用泻下之力强而快,配黄芩栀子泻肺火,配黄连泻心火,配胆草泻肝火,配生石膏泻胃火。

26. 黄连、肉桂

〔功效〕清心火泻胃热,引火归元而安神。

〔主治〕心肾不交失眠症,心火偏盛致使烦躁不宁,心神忘迷而少寐多梦,神疲倦怠。

〔方义〕黄连味苦性寒,可清心泻火、除胃热、凉肝胆、解热毒,有燥湿之作用,用于心热亢盛而致心烦失眠。热邪结滞于胃脘而心下痞满、脘腹热痛(黄连配枳实而治之),黄连配吴茱萸可用于肝火旺、肝胃不和所致胃痛嘈杂、泛吐酸水;配细辛可用于口疮;配木香可治痢疾;配干姜治腹寒痛下痢;配大蒜可治大便下血。前人经验告知一寒一热,一阴一阳,互相配伍,互相制约而取得功效,值得后人借鉴。肉桂,味辛,甘,性热,有温补肾阳、温中逐寒、宣导血脉之功,偏暖下焦,能助肾中阳气(命门之火),能纳气归肾,引火归元。血行脉中,遇寒则凝涩,遇温则通。命门火衰即致虚阳外上越,即需用肉桂引火归元。黄连肉桂配伍,实为一寒一热之典范,用黄连清心火,泻胃热,借肉桂之辛热,引热下行而归元,以达心肾相交,阴平阳秘,而心安神宁。经现代研究,黄连有广泛的抗菌作用,其中对痢疾杆菌作用最强。黄连偏于清中焦湿热,并清心火;黄柏偏于清下焦湿热,并能坚肾。肉桂有扩张血管作用,增强血液循环;有缓解胃肠痉挛、镇静、镇痛、解热抗惊厥等作用;其有效成分桂皮油对革兰氏阳性及阴性菌有抑制作用。

[用量]肉桂一般用量9~12g,黄连一般用量6~9g。

27. 黄芪、防己

[功效]补中益气,利尿消肿。

[主治]脾胃虚弱,中气不足而致体倦,懒言,纳呆,面黄气短,头面及四肢水肿之症。

[方义]黄芪味甘,性微温,有补中益气、固表止汗、补气生血、消水肿、托毒排脓之功效。其固表止汗常配白术、防风(如玉屏风散);补中益气,升提清气,常配党参、升麻等(如补中益气汤);补气生血,治血虚气脱需配当归;其托毒排脓之效,在于它可加强毛细血管抵抗力,扩张血管改善血行,故可托里排脓,敛疮收口。黄芪药理作用:能促进机体的代谢,抗疲劳;对血糖有双向调节作用;能增强和调节机体的免疫功能,可增强机体的抗病力;有明显的利尿作用,能消除实验性肾炎尿蛋白;增强心肌收缩力,抗心律失常,扩张冠脉及

外周血管,降低血压,保护心血管系统;并能降低血小板黏附力,抗血栓;还有降血脂、抗衰老、保肝等作用。防己大苦辛寒,主能利水、祛风、通经活络、泻下焦血分之湿热。风水(头面四肢浮肿并有恶风关节痛,脉浮)、皮水(四肢水肿明显)可配麻黄、桑皮;配威灵仙、独活等可用于风湿痹证的关节肿痛、肢体挛急之症;配木通、泽泻等可利膀胱湿热,治小便不利等症。汉防己与木防己的作用大致相同,但汉防己偏于祛湿利水,治下半身水肿,木防己偏于祛风通络止痛,治上半身水肿及风湿疼痛。防己有明显的镇痛、解热、消炎、抗过敏、利水降压、松弛肌肉等多种作用。黄芪配防己主用益气生血、消水肿之力,用小量汉防己可使尿量增加,临床疗效卓著,故苏老师善用之。

[用量] 黄芪常用量为 20～30g,急煎抢救黄芪量需大,60～120g 之间,防己常用量为 6～9g。

28. 黄芪、三七

[功效] 益气健体,活血止痛。

[主治] 老年及体弱,伴有气短、乏力、倦怠,甚者时有胸前作痛、心悸,痛牵肩臂时作时休之候。

[方义] 黄芪参上条所述。三七味微苦,性温,主散瘀止血、消肿定痛。配沙参、白及、藕节等可治咯血;配生赭石、白及、灶心土等可治吐血;配白茅根、大小蓟、血余炭等可治衄血;配黄柏炭、茅根炭、生地黄等可治尿血;配地榆炭、赤石脂、槐花炭等可治便血;配阿胶、当归炭等可治子宫出血或月经过多;其散瘀血、消肿定痛的功效,临床常配乳香、没药、血竭、川断等治跌打损伤、瘀血青肿等症。黄芪、三七配伍,常用于患有心脑血管疾病的年老体衰患者,黄芪随病情之具体情况酌量治之,多用汤剂。

[用量] 黄芪如前所述,三七多以粉剂为佳,量大可至 5～9g,研粉吞服。

29. 人参、附子

[功效] 大补元气,回阳救逆。

[主治]久病气虚或失血,或急性暴病所致的气微欲绝,四肢厥冷,虚汗淋漓,神昏不语,脉微,散似有似无等气脱危证。人参味甘,微苦,生者性平,熟者性温,有补五脏安精神、健脾补肺、益气生津、大补元气之功能。

(1)急救:急用人参30～50g煎汁灌服,如独参汤;若配附子9～12g,如参附汤有增强回阳救逆的作用。

(2)人参可疗气虚之疾,脾为后天之本,为人体生气之源。肺主一身之气,为人体真气之海。两脏气虚则呈气短懒言,声低气微,四肢倦怠,纳呆面㿠,动则气喘,脉虚无力,可用人参治之,如四君子汤、补肺汤(人参、黄芪、熟地、五味子等),有肺肾气虚而喘者,可与蛤蚧合用,如参蛤散。

(3)扶正祛邪:人参能补益正气,增强抗病能力,对正虚之候在方药中配加人参可增强扶正祛邪的作用,如参苏饮可治体弱气虚而患感冒咳嗽等症;人参白虎汤可治气分高热,热邪伤正,正虚热战之候。一般临床常以党参代之,但在重危患者(如虚脱休克等)以人参为宜。人参有野生的和人工栽培的2种,野生的有野山参或老山参,人工栽培的有红人参、白人参和生西参,产于朝鲜的称高丽参。红人参补气之中带有刚健温燥之性,能振阳气,宜回阳救逆。生西参性较平和,既可补气又能养津,适用于扶正祛邪。白人参(糖参)性最平和,宜于健脾益肺。野山参大补元气,无温燥之性,补气之中兼滋养阴津。

[方义]苏老师认为人参有大补元气、回阳救逆之功,但现在抢救重危疾患时,难以发挥其能,主在用药途径不力。苏老师在20世纪60年代从事克山病防治工作时每日都可见心力衰竭甚至心源性休克的亡阳虚脱之证。曾用高丽参50g救治,其效甚微,其因在用药途径受限,因救逆之疾多是危症,需争分夺秒,而汤剂服用多为远水不解近渴之状,常需急用西药治疗,救急之后方可用中医调补之,这是经验之谈。

[用量] 人参 10 ~ 20g,制附子 10 ~ 12g^(先煎)。

三、角药鼎立

临床用药配伍之法另有 3 味药组合为临床常用,如焦三仙(神曲、麦芽、山楂)、三子(苏子、白芥子、莱菔子),生脉饮中的人参、麦冬、五味子,这些都是前人的经验结晶,现称此为角药或三味煎,苏老师临床常用角药如下:

(1)麻黄、杏仁、甘草:宣肺散寒,止咳平喘。治气喘咳嗽,如三拗汤。

(2)防风、羌活、当归:祛风胜湿,活血止痛。治痹证痛甚,如蠲痹汤。

(3)黄芩、黄连、黄柏:清火解毒,清泄下焦。治三焦热火或毒疮疡,如黄连解毒汤。

(4)花粉、天冬、麦冬:清肺润燥。治咳嗽咯血,如滋燥饮。

(5)银柴胡、青蒿、鳖甲:清虚热除骨蒸。治骨蒸劳热心烦,如青蒿除蒸汤。

(6)桂枝、白术、茯苓:温化痰湿,祛痰健脾。治痰饮病,如苓桂术甘汤。

(7)麻黄、附子、细辛:温阳解表。治伤寒少阴病,如麻黄附子细辛汤。

(8)葛根、黄芩、黄连:清热除湿,止泻止痛。治痢疾、泄泻之疾,如葛根芩连汤。

(9)泽泻、云苓、猪苓:利水渗湿。用于水肿、尿少、尿闭等症,如五苓散。

(10)杏仁、薏苡仁、蔻仁:利湿化浊。用于湿温证,如三仁汤。

(11)山药、乌药、益智仁:温肾止遗。用于尿失禁、遗尿、频数之疾,如缩泉丸。

(12)侧柏叶、干姜、艾叶:温经止血。治虚寒性吐血、出血,如祛寒止血汤。

(13)干姜、人参、半夏:温中补虚,降逆止呕。用于脾胃虚寒之呕吐,如温胃汤。

(14)熟附子、干姜、炙甘草:温阳救逆。治少阴病阳虚寒战之证,如四逆汤。

(15)丹参、檀香、砂仁:和胃止痛。主治胃脘痛,如丹参饮。

(16)黄芪、防风、白术:固卫止汗,益气补脾。治脾虚、自汗、畏风等,如玉屏风散。

(17)人参、熟地、天冬:养阴润燥。治疗虚损体弱、口干咽痒等,如三才汤。

(18)太子参、合欢皮、川芎:调畅心脉,益气和阴。治疗胸痹、心肌炎、心律失常之疾。

四、四味组方

1. 葛蛭三军散

组成:葛根60g,水蛭5g,三七6g,生大黄6g。

功效:通经活络,活血抗凝。

主治:胸痹,眩晕。

服法:煎葛根为汁约500mL,余药为粉末,分4次以汁冲粉吞服,早晚半空腹服。

2. 四红汤

组成:丹参30g,红花12g,红曲30g,三七5g$^{(冲)}$。

功效:活血化瘀,通经止痛。

主治:血瘀甚者,或兼高脂血症者。

服法:水煎服400mL,分早晚各200mL,温服。

3. 补气饮

组成:人参10g$^{(另煎兑服)}$,麦冬30g,冬虫夏草6g,五味子10g。

功效:益气补虚,提高免疫力。

主治:气虚体弱者,心气虚更宜。

服法:水煎频服。

4. 滋阴汤

组成:元参 30g,熟地 20g,黄精 20g,麦冬 20g。

功效:滋阴生津,补虚健体。

主治:阴虚火旺,烦热体弱。

服法:水煎服 400mL,分早晚各 200mL,温服。

5. 两双汤

组成:山萸肉 30g,山药 30g,天冬 20g,麦冬 20g。

功效:养阴生津,止渴除烦。

主治:阴虚烦渴,消瘦尿多。

服法:水煎服 400mL,分早晚各 200mL,温服。

6. 定眩汤

组成:天麻 20g,泽泻 30g,白术 20g,生槐角 15g。

功效:平肝潜阳,除眩定志。

主治:各种原因所致的眩晕症。

服法:水煎服 400mL,分早晚各 200mL,温服。

7. 降脂汤

组成:首乌 20g,山楂 30g,姜黄 20g,红曲 30g。

功效:降脂清浊,强身健体。

主治:高脂血症。

服法:水煎服 400mL,分早晚各 200mL,温服。

8. 降压煎

组成:天麻 20g,钩藤 30g[后下],胆草 20g,地龙 12g。

功效:平肝潜阳,通经活络。

主治:高血压病。

服法:水煎服 400mL,分早晚各 200mL,温服。

9. 利水煎

组成:猪苓 20g,泽泻 30g,云苓 40g,防己 15g。

功效:健脾利湿,利水宁心。

主治:各种水肿症。

服法:水煎服400mL,分早晚各200mL,温服。

10. 强心剂

组成:制附片10g,北五加皮6g,葶苈子20g,云苓40g。

功效:强心利水,安神定志。

主治:各类心力衰竭。

服法:水煎频服。

11. 龟鹿二仙胶

组成:龟板胶20g^(烊化),鹿角胶20g^(烊化),西洋参20g,三七粉5g^(冲)。

功效:益气养阴,通络安神。

主治:各类脑病。

服法:兑服。

12. 补虚调律汤

组成:苦参20g,麦冬15g,五味12g,炙甘草15g。

功效:益气养阴,调律强体。

主治:心肌炎后遗症。

加减:胸痛加丹参20g,檀香6g,砂仁10g;

失眠加酸枣仁20g,夜交藤20g;

畏寒肢冷加桂枝10g;

纳呆加焦三仙各30g,鸡内金20g。

服法:水煎服400mL,分早晚各200mL,温服。

13. 四黄汤

组成:黄芪30g,黄精20g,姜黄20g,大黄10g^(后下)。

功效:益气养阴,降脂通便。

主治:气阴双虚,体弱便秘者。

服法:水煎服400mL,分早晚各200mL,温服。

14. 顺气汤

组成:桔梗 10g,枳壳 10g,杏仁 10g,薤白 10g。

功效:开胸顺气。其中桔梗升,枳壳降,薤白左,杏仁右。所谓上下左右无气不行,四味同用有开胸顺气、无气不行之效。

主治:一切属气机不畅所致胸膈胀闷不舒之候。

服法:水煎服 400mL,分早晚各 200mL,温服。

五、常用验方

1. 冠心灵

组成:瓜蒌 30g, 黄芪 30g, 葛根 20g, 丹参 30g, 川芎 15g, 赤芍 12g, 羌活 15g, 降香 12g , 三七粉 3~5g。

功效:宽胸理气,活血通络。

加减:心率快,可加重丹参剂量,反之则减量或去除;

胸痛甚者可加镇痛安神之品,如元胡、茯神等。

2. 降压汤

组成:天麻 20g,勾藤 30g$^{(后下)}$,石决明 20g$^{(先煎)}$,牛膝 12g,杜仲 15g,葛根 15g,地龙 10g,川芎 12g,炙甘草 12g。

功效:平肝潜阳,通经活络。

加减:属收缩期高血压病,酌加龙胆草 20g, 夏枯草 15g, 黄芩 12g;

属舒张期高血压病,酌加龙齿 30g$^{(先煎)}$,牡蛎 30g$^{(先煎)}$,石决明 20g$^{(先煎)}$;

属收缩压舒张压均高,可二者兼顾之。

3. 温阳利水煎

组成:黄芪 50g,茯苓 50g,丹参 30g,防己 30g,葶苈子 30g,车前子 30g,附片 10~12g,桂枝 10~12g。

功效:温阳利水,益气强心。

加减:气虚甚者,酌加人参、红参、太子参等;血瘀甚者,酌加五灵脂、桃仁、红花等;腹胀纳呆者,酌加枳壳、莱菔子、山楂等;心悸者,酌加朱砂、珍珠母、柏子仁等;痰多者,酌加桔梗、杏仁、百部等;水肿甚者,酌加猪苓、泽泻、冬瓜皮等;便秘者,酌加大黄。

4. 增脉汤

组成:黄芪 30g,细辛 3g,制附片 10g(先煎),麻黄 10g,桂枝 10g,赤芍 15g,川芎 15g,炙甘草 12g,三七粉 3g(冲服)。

功效:益气温阳,活血通痹。

5. 益气健心方

组成:黄芪 30g,丹参 30g,炙甘草 12g,麦冬 20g,太子参 20g,焦山楂 30g,柏子仁 30g。

功效:益气养阴,清热活血。

加减:热盛者,酌加黄芩、连翘、大青叶;阴虚者,酌加黄精、首乌、五味子;畏寒者,酌加桂枝、附片、细辛;胸痛者,酌加三七、元胡、葛根;胸闷者,酌加瓜蒌、郁金、香附;心神不宁者,酌加酸枣仁、珍珠母、夜交藤;脉结代者,酌加苦参、紫石英。

6. 心肌健方

组成:玄参 20g,丹参 30g,太子参 20g,苦参 15g,黄芪 30g,黄精 20g,姜黄 20g,大黄 10g,炙甘草 6g。

功效:益气养阴,活血调律。

7. 复律汤

组成:黄芪 20g,鹿寿草 10g,鹿角胶 10g(烊化),甘松 10g,黄连 10g,苦参 12g,三七粉 3g(冲服),丹参 20~30g,麦冬 10g,生地 10g,川芎 15g,山楂 12g,羌活 12g,元胡 15g,柏子仁 20g,炙甘草 12g。

功效:益气活血,滋阴复律。

加减:气虚甚者,重用黄芪;气阴两虚者,酌加西洋参、黄精;血虚甚者,酌加当归、熟地;阴虚甚者,重用麦冬、鹿角胶,酌加沙参、玉竹;阳虚甚者,酌加桂枝;气滞血瘀者,酌加枳壳、蒲黄、红花;兼有痰湿者,酌加瓜蒌、半夏、郁金。

8. 延寿方

组成:丹参 20g,瓜蒌 20g,葛根 12g,羌活 15g,三七粉 3g^(冲服),焦山楂 15g,水蛭 9g,降香 12g,黄芪 20g,黄精 20g,姜黄 15g,远志 12g,酒大黄 12g。

功效:抗栓防凝,强心健脑,延年益寿。

9. 蒜瓜百草汤

组成:瓜蒌 20g,百部 15g,桔梗 10g,杏仁 12g,橘红 12g,陈皮 12g,半夏 12g,款冬花 12g,蒜瓣 6 ~ 8 枚^(后下或另煎)。

功效:清热解毒,止咳化痰。

参考文献

[1] 苏亚秦,王莎萍,吴亚兰.自拟增脉汤治疗迟脉症 26 例[J].陕西中医,1986,59(11):487-488.

[2] 苏亚秦.以泻下剂为主治疗老年心系疾患的体会[J].天津中医,1989,1:9.

[3] 苏亚秦.自拟益气健心汤治疗病毒性心肌炎 32 例[J].陕西中医,1990,106(10):444-445.

[4] 苏亚秦.温阳利水煎治疗充血性心力衰竭 30 例[J].陕西中医,1994,15(3):98.

[5] 苏亚秦,朱胤龙,许建秦.心脉复康胶囊治疗高脂血症 42 例[J].陕西中医,2001,22(10):601-602.

[6] 艾颖娜,张笑峥.苏亚秦自拟增脉汤治疗迟脉症的临床经验[J].陕西中医,2014,35(9):1225-1226.

[7] 张军茹.自拟增脉汤治疗病态窦房结综合征的临床观察[J].中西医结合心脑血管病杂志,2015,13(2):229-230.

[8] 任得志,张军茹,张笑峥,等.温阳利水煎对慢性心力衰竭心肌重构钙调磷酸酶信号通道的影响[J].陕西中医,2015,36(1):125-126.

[9] 谢华宁,高安.温阳利水煎治疗慢性心力衰竭的疗效分析[J].中西医结合心脑血管病杂志,2017,15(2):194-196.

[10] 艾颖娜,张军茹,高安. 苏亚秦运用母子方治疗冠心病之经验探讨[J]. 江苏中医药,2019,51(05):14-17.

[11] 艾颖娜,张军茹,张笑峥. 苏亚秦运用心肌健方治疗病毒性心肌炎的经验[J]. 临床医学研究与实践,2019,4(33):124-125.

[12] 王永炎,李明富,戴锡孟,等. 中医内科学[M]. 上海:上海科学技术出版社.1997:108-110,117-120.

第四章 典型医案

第一节 胸痹心痛病医案

1.冠心病、稳定型心绞痛

李某,男,53岁。

初诊:2015年11月12日。

主诉:反复心前区疼痛1年余,加重2个月。

现病史:1年来无诱因反复出现心前区疼痛,呈针刺样,时间为几十秒钟到1min,开始可自行缓解,近半年每次服用速效救心丸或硝酸甘油片才能缓解,伴有胸闷、气短,夜寐差,纳可,二便调。舌暗红,苔白腻,脉沉滑。

查体:血压100/80mmHg,双肺(-),心率75次/min,律齐。心电图:①窦性心律,心率76次/min,律齐;②ST-T异常改变。

既往史:患有2型糖尿病5年。

中医诊断:胸痹心痛病,痰瘀互结。

西医诊断:①冠心病,稳定型心绞痛,心功能Ⅱ级。②2型糖尿病。

治法:宽胸理气,活血通络。

方药:冠心灵汤加味:瓜蒌20g,丹参20g,赤芍12g,川芎15g,羌活15g,降香12g,黄芪20g,元胡15g,火麻仁20g,酸枣仁30g,酒大黄

10g,益智仁15g,山萸肉12g,生山药12g,炙甘草12g,三七粉5g^(冲)。6剂水煎服,每日1剂,早晚分2次服用。

二诊:2015年11月19日。服药后心前区疼痛减轻,偶有胸闷,气短。舌暗红,苔白略腻,脉沉滑。查体:血压110/80mmHg,心率76次/min,律齐。继续服用上方,6剂,水煎服。

三诊:2015年11月26日。服药后心前区疼痛明显减轻,胸闷,气短症状缓解,盗汗,夜寐可,二便调。舌淡红,苔薄白,脉沉细。查体:血压115/80mmHg,心率76次/min,律齐。上方加黄精20g,连服30剂后偶有胸闷,气短,再未出现胸痛。

【按】由于七情内伤,或怒伤血逆,血不归经,形成瘀血,致使心脉痹阻不通;或忧虑伤脾,阻滞营血化生,而生痰浊,亦可导致营血瘀滞不通,痰浊与瘀血互结于胸中,而成胸痹。胸痹为本虚标实或虚实同见,虚证有气虚、血虚、阳虚、阴虚,实证主要是"痰"和"瘀",后期往往以痰瘀互结证为主。气为血帅,血为气之母,血在脉中运行,有赖于气的推动,维持气机的正常功能又要靠血的滋养,若两者功能失调,则可产生痰瘀。该患者疼痛固定,以心前区为主,疼痛性质为刺痛,瘀血阻滞于胸中,即所谓"不通则痛",气滞血瘀则出现胸闷、气短、苔白腻、脉沉滑为痰湿内盛的表现。所以治疗常以活血化瘀、辛温通阳、泄浊豁痰为主,该患者既往有糖尿病史,今加用山萸肉、山药滋补肾阴。

2.冠心病、陈旧性心梗、PCI术后、劳力性心绞痛

康某,男,47岁。

初诊:2016年9月10日。

主诉:间断胸闷、心慌、气短半年。

现病史:患者半年前因急性心梗行PCI术,术后规律服药,仍时感胸闷、心慌、气短,劳累后症状加重,情绪容易紧张,自服硝酸甘油效果不明显,食纳可,夜寐可,二便调。舌淡苔黄,脉弦滑。

查体:血压150/90mmHg,双肺(-),心率75次/min,律齐,心音略低钝。心电图示:异常 Q 波,T 波改变。

既往史:既往体健。

中医诊断:胸痹心痛病,气滞血瘀。

西医诊断:①冠心病,陈旧性心梗,PCI 术后,劳力性心绞痛,心功能 Ⅱ 级。②高血压病 1 级(高危)。

治法:宽胸理气,活血通络。

方药:冠心灵汤加味:瓜蒌、丹参各 20g,川芎、羌活各 15g,赤芍、降香、水蛭、地龙、远志、香附、郁金各 12g,柏子仁 30g,葛根 20g,天麻 20g,龙齿 20g$^{(先煎)}$,三七粉 5g$^{(冲)}$,炙甘草 12g。每日 1 剂,水煎服,连服 6 剂。

二诊:2016 年 9 月 18 日。服药后症状减轻,血压 140/90mmHg,舌淡,苔白,脉沉细。继服 6 剂,水煎服。

三诊:2016 年 9 月 26 日。服药后症状明显缓解,偶有胸闷气短,时有心慌,食纳可,夜寐可,二便正常。舌淡红,苔薄白,脉沉细。查体:血压 135/75mmHg,心肺(-)。继用上方加紫石英 20g,连服 20 剂后上述症状基本消失。

【按】中年男性,每因劳累、饮食不当或情志因素使脾运失健,聚湿成痰,痰阻脉络,血瘀胸中,气机阻滞,不通则痛,从而导致胸闷、心慌、气短,全方在宽胸理气、活血化瘀的基础上加用水蛭、地龙,以加强活血通络的作用。考虑到患者容易受情绪的影响,给予郁金和香附,并用天麻和龙齿平抑肝阳,稳定血压。在治疗胸痹的同时兼顾降血压,以提高治疗效果。

3.冠心病、陈旧性心梗、PCI 术后、不稳定型心绞痛

吕某,男,61 岁。

初诊:2015 年 6 月 26 日。

主诉:间断胸痛、胸闷 6 年,再发 1 周。

现病史:患者自诉 6 年前常于劳累后感胸痛、胸闷,曾于外院诊为"冠心病",未坚持治疗。2 年前因"急性心肌梗死"于唐都医院行

PCI 术(具体诊治过程不详),术后坚持服药,病情尚平稳,平素无明显不适。1 周来无明显诱因胸痛、胸闷再发,每于发作自服"速效救心丸"10 丸可迅速缓解,自感全身乏力,动后尤甚,自汗,纳可,寐欠佳,二便调。舌质暗红,苔薄白,脉沉细。

查体:血压:130/90mmHg,双肺(-),心率 56 次/min,律齐,心音低钝,双下肢轻度凹陷性水肿。心电图示:窦性心律,ST-T 改变。

中医诊断:胸痹心痛病,气虚血瘀。

西医诊断:冠心病,陈旧性心梗,PCI 术后,不稳定型心绞痛,心功能 Ⅱ 级。

治法:宽胸理气,活血通络。

方药:冠心灵汤加减:瓜蒌 30g,川芎 15g,赤芍 12g,羌活 15g,降香 12g,水蛭 12g,地龙 12g,三七粉 5g$^{(冲)}$,葶苈子 20g,五加皮 15g,炙甘草 12g,泽泻 20g,炒白术 20g,茯苓 40g,陈皮 12g,茯神 10g,酸枣仁 30g。6 剂,每日 1 剂,水煎 400mL,分早晚温服。

二诊:2015 年 7 月 3 日。患者胸痛减轻,仍感胸闷、乏力,登梯则气短,双下肢轻度水肿,纳可,眠改善,二便调。舌质暗红,苔薄白,脉沉细。查体:血压:130/85mmHg,心肺同前。上方加黄芪 20g,12 剂继服。

三诊:2015 年 7 月 17 日。药后胸痛已不显,胸闷、乏力等症均减轻,纳寐均可,二便调。查体:血压:130/80mmHg,心肺同前。舌质淡红,苔薄白,脉沉细。遵上方 12 剂继服。

四诊:2015 年 8 月 7 日。药后偶感胸闷,活动后略觉气短、乏力,纳寐均可,二便调。舌淡红,苔薄白,脉细。8 剂,服 2 停 1 以巩固疗效。

【按】本案患者是支架术后心绞痛伴见心功能减退,在用药治疗过程中应以宽胸理气、通经活络、益气活血为主,辅以强心利水。方选冠心灵以宽胸理气、活血化瘀,加用水蛭、地龙、三七助以通经活络、活血化瘀。患者心功能减退,加用葶苈子、北五加皮以强心利水,心力衰竭的病理基础是心肾阳虚,多伴有双下肢水肿,故在此用黄芪、泽泻、白术及重用茯苓,以健脾益肾、除湿利水。

4.冠心病、稳定型心绞痛

徐某,女,59岁。

初诊:2015年1月9日。

主诉:间断胸痛、胸闷5年余。

现病史:患者5年来每因劳累或情志不舒发作胸痛伴胸闷、气短,自服"复方丹参滴丸或硝酸甘油"可缓解,多次于外院查心电图提示ST-T改变,但未予重视及系统诊治。1年来患者因时感情志不舒上症发作较前频繁,程度加重,常牵及左肩臂及后背痛,两胁胀满,双眼干涩,纳呆,眠差,二便调。

查体:血压:130/85mmHg,双肺(-),心率72次/min,律齐,心音略低钝。心电图示:窦性心律,$V_4 \sim V_6$导联ST段下移0.05~0.1mV。舌质暗红,苔白腻,脉沉弦细。

中医诊断:胸痹心痛病,气滞血瘀。

西医诊断:冠心病,稳定型心绞痛,心功能Ⅱ级。

治法:宽胸理气,活血化瘀。

方药:冠心灵汤加减:瓜蒌30g,丹参30g,赤芍12g,川芎15g,羌活15g,降香12g,郁金12g,薤白12g,元胡15g,黄芪20g,柏子仁30g,远志12g,三七粉3g$^{(冲)}$。6剂,每日1剂,水煎400mL,分早晚温服。

二诊:2015年1月16日。药后胸痛及肩背痛均减轻,尤其两胁胀满已缓解,纳可,眠差,二便调。上方加酸枣仁30g,12剂继服,持续服药1个月余。

三诊:2015年2月27日。患者已无明显不适,纳可,眠可,二便调。查体:血压:120/80mmHg,心肺(-)。心电图、血尿粪常规、肝肾功、血脂均未见明显异常。

【按】本病多属老年疾病,首有先天禀赋不足,后有饮食不节、情志不畅、过度劳累、昼夜颠倒,日久均可导致脏腑功能衰退而成为本病的主要病因,尤因情绪波动、劳累过度亦可诱发该病发作。该病病位在心,痹阻心阳,气滞血瘀,心脉失养。故在治则上应以益气养血,滋阴温阳,活血化瘀为主。本案在用方上以自拟冠心灵汤加减化裁,冠心灵方宽胸理气,活血通络,加用郁金以理气,薤白通胸阳之闭结,散阴寒之凝滞,元胡用以止痛,黄芪益气,柏子仁、远志安神定志,患者服之病情得以改善。

5. 冠心病、不稳定型心绞痛

孙某,男,85 岁。

初诊:2015 年 7 月 10 日。

主诉:反复胸闷、胸痛伴心慌、气短 1 年,加重 10d。

现病史:患者 1 年来常感胸闷、胸痛伴心慌、气短、头晕、乏力等症。曾于外院查心电图示:ST-T 改变、心肌缺血,诊为"冠心病",间断服用"倍他乐克、复方丹参片、拜阿司匹林肠溶片"等药。10d 来因劳累上症再发加重,遂来我院门诊求治,现感胸闷、胸痛,以刺痛为主,心慌,气短,头晕,乏力,双足发麻,纳可,眠差易醒,小便调,大便干。

查体:血压:140/70mmHg,双肺(-),心率:74 次/min,律齐,心音略低钝。心电图示:窦性心律,ST-T 改变。舌质暗红,苔白腻,脉沉细。

中医诊断:胸痹心痛病,气阴两虚兼血瘀。

西医诊断:冠心病,不稳定型心绞痛,心功能 Ⅱ 级。

治法:益气养阴,活血通络。

方药:延寿汤加减化裁:丹参 30g,瓜蒌 30g,葛根 20g,羌活 15g,水蛭 12g,降香 12g,三七粉 5g$^{(冲)}$,黄芪 20g,黄精 20g,姜黄 20g,大黄 10g$^{(后下)}$,生山楂 30g,远志 12g,川芎 15g,银杏叶 15g。6 剂,每日 1 剂,水煎 400mL,分早晚温服。

二诊:2015 年 7 月 17 日。药后胸部刺痛已缓解,心慌、气短减轻,仍感胸闷,偶感头晕、乏力,双足发麻无明显改善,双下肢肿胀,纳可,眠差,二便调。查体:血压:136/70mmHg,双肺(-),心率:68 次/min,律齐,心音略低钝。舌质暗红,苔白略腻,脉沉细。上方加茯神 10g,酸枣仁 30g,五味子 15g,车前子 30g^(包煎),12 剂继服。

三诊:2015 年 7 月 24 日。药后偶感胸闷、乏力,余无明显不适,纳可、眠可,二便调。查体:血压:138/72mmHg,双肺(-),心率:70 次/min,律齐,心音略低钝。舌质淡红,苔薄白,脉细。遵上方 8 剂,服 2 停 1 以巩固疗效。

【按】患者为老年男性,其症状多为老年性病变,各脏器趋于衰退,阴阳均具有不足之象,特别是心脏,心血不足,心失所养,心阳鼓动乏力,使心血瘀阻,血流不畅,而出现胸闷、疼痛、气短乏力等症。人的一生就是一个动脉逐渐硬化的过程,本方正是针对老年人的这一征象而设,方义在于宽胸理气,益气养阴,通经活络,安神定志,服之能减轻和缓解老年病患,使其延长寿命,故命名延寿方。

6. 冠心病、稳定型心绞痛、心律失常、室性早搏

蒋某,女,66 岁。

初诊:2013 年 11 月 22 日。

主诉:间断胸痛、胸闷 3 个月。

现病史:患者自诉 3 个月前无明显诱因出现间断胸痛、胸闷,伴心慌,偶有头晕、头痛,休息后可缓解,纳可,眠欠佳,二便调。

查体:血压:106/70mmHg,双肺(-),心率:68 次/min,律齐,心音可。心电图示:窦性心律,室性早搏,T 波低平。舌质暗红,苔薄白,脉沉弦细。

中医诊断:胸痹心痛病,气滞血瘀。

西医诊断:冠心病,稳定型心绞痛,心律失常,室性早搏,心功能Ⅱ级。

治法:宽胸理气,活血化瘀。

方药:冠心灵汤加减:瓜蒌 30g,丹参 30g,川芎 15g,赤芍 12g,

羌活 15g,降香 12g,朱茯神 10g,柏子仁 30g,远志 12g,元胡 12g,葛根 30g,三七粉 3g$^{(冲)}$。7 剂。水煎 400mL,分早晚温服。

二诊:2013 年 11 月 29 日。药后胸痛、胸闷减轻,偶感心慌,头晕、头痛减,口干,纳可,眠差,二便调。查体:血压:110/70mmHg,心率:66 次/min,律齐,心音可。舌质淡红,苔薄白,脉沉细。上方加黄精 20g,夜交藤 30g,继服 6 剂。

三诊:2013 年 12 月 6 日。药后胸闷、胸痛已缓解,偶有心慌、头晕,纳可、眠可,二便调。查体:血压:108/68mmHg,双肺(-),心率:65 次/min,律齐,心音可。舌质淡红,苔薄白,脉细。上方加黄芪 30g,继服 7 剂以巩固疗效。

【按】患者证属气血凝滞、络脉痹阻而致痛证。冠心灵方是苏老师治疗胸痹心痛的基础方,该方对缓解胸痛、胸闷症状,改善气滞不畅,血脉瘀滞,心脉痹阻而致的胸闷气短疗效显著。应用时要主次分明攻其主症,首解其病痛,次症兼之才有较好的效果。

7.冠心病、稳定型心绞痛

张某,男,60 岁。

初诊:2014 年 4 月 11 日。

主诉:间断胸痛 1 年,加重半个月。

现病史:患者自诉 1 年来间断出现胸痛,晨起明显,午后减轻。半个月前因疼痛程度加重于外院行冠脉造影示:RCA1 段 25% 狭窄,3 段 75% 狭窄,LMT25% 狭窄,LAD6 段 25% 狭窄,7 段 30% 狭窄,经规律服药后胸痛明显减轻,但时有胸闷、气短,纳可,眠差,二便调。

查体:血压:120/80mmHg,双肺(-),心率:78 次/min,律齐,心音可。心电图示:窦性心律,ST-T 改变。舌质暗红,苔黄腻,脉沉细。

中医诊断:胸痹心痛病,痰瘀互结。

西医诊断:冠心病,稳定型心绞痛,心功能Ⅱ级。

治法:宽胸理气,活血化痰。

方药:冠心灵汤加减化裁:瓜蒌 30g,丹参 30g,川芎 15g,赤芍

12g,羌活 15g,降香 10g,地龙 10g,水蛭 10g,朱茯神 10g,元胡 15g,三七粉 3g^(冲)。7 剂,水煎 400mL,分早晚温服。

二诊:2014 年 4 月 18 日。药后胸痛、胸闷减轻,仍感气短,晨起明显,纳可,眠改善,二便调。查体:血压:118/76mmHg,双肺(-),心率:72 次/min,律齐,心音可。舌淡暗,苔薄白,脉沉细。上方加黄芪 20g,薤白 20g,6 剂继服。

三诊:2014 年 4 月 25 日。药后气短明显减轻,余无明显不适,纳可、眠可、二便调。查体:血压:118/74mmHg,双肺(-),心率:68 次/min,律齐,心音可。舌质淡暗,苔薄白,脉沉细。上方加太子参 15g,继服 6 剂以巩固疗效。

四诊:2014 年 5 月 3 日。药后偶有胸痛,偶发气短,纳可、眠可,二便调。查体:血压:120/70mmHg,双肺(-),心率:72 次/min,律齐,心音可。舌质淡红,苔薄白,脉细。上方加香附 15g,红花 12g,继服 6 剂以巩固疗效。嘱可根据病情间断服用,或配中成药以巩固疗效,注意生活调摄,适当运动,保持乐观心态。

【按】胸痹多为寒凝、血瘀、痰阻所致,气虚易痹阻胸阳,瘀血易内阻心脉,不通则痛。患者久病导致痰瘀互阻,则胸闷胸痛,舌质暗红为瘀血之症,舌苔黄腻为痰湿内阻,治疗原则应活血化痰,酌加行气之品,以助血行。

8. 冠心病、不稳定型心绞痛、心律失常、室性早搏、房性早搏

王某,女,64 岁。

初诊日期:2016 年 3 月 11 日

主诉:间断牙痛伴胸痛 5 年,加重伴心慌 1 周。

现病史:患者自诉 5 年来间断出现牙痛伴胸痛,1 周来无明显诱因上症再发加重,并出现心慌、胸闷、气短、乏力、指麻,纳可、眠可,二便调。

查体:血压:136/80mmHg,双肺(-),心率:84 次/min,心律不齐,可闻及早搏,心音可。心电图示:窦性心律,偶发室早,频发房早,ST-T改变。舌质淡暗,苔薄白,脉沉细。

既往:腔隙性脑梗死病史。过敏性体质。

中医诊断:胸痹心痛病,气虚血瘀。

西医诊断:冠心病,不稳定型心绞痛,心律失常,室性早搏,房性早搏,心功能Ⅱ级。

治法:益气活血。

方药:冠心灵汤加减化裁:瓜蒌30g,丹参30g,川芎15g,赤芍12g,羌活15g,降香12g,葛根20g,鹿角胶15g$^{(烊)}$,生地15g,桑枝12g,怀牛膝12g,三七粉5g$^{(冲)}$,炙甘草12g,苦参12g,甘松10g。7剂。水煎400mL,分早晚温服。

二诊日期:2016年3月18日。药后牙痛、胸痛、胸闷、心慌、气短等症均减轻,纳可、眠可,二便调。查体:血压:130/74mmHg,双肺(-),心率:82次/min,心律不齐,可闻及早搏,心音可。舌淡暗,苔薄白,脉沉细。上方加鹿寿草20g,6剂继服。

三诊:2016年3月25日。药后偶有胸闷,余无明显不适,纳可、眠可,二便调。查体:血压:120/80mmHg,双肺(-),心率:75次/min,律齐,心音可。舌质淡红,苔薄白,脉细。上方加郁金15g,继服6剂以巩固疗效。

【按】患者为过敏性体质,因此服药过程中要谨慎细心,嘱可根据病情,从服1剂停1剂过渡至服1剂停2剂,先少量频服,适应后可顿服。该患者间断服药3个月后,上症再未发作,偶有不舒,短时即过,程度亦轻。后复查心电图仍有ST-T改变,但室早、房早均消失。嘱其半年复查1次,要注意生活饮食调理并提高自身免疫功能,心态乐观,强身健体,以益身心健康。

9. 冠心病、不稳定型心绞痛

郑某,女,65岁。

初诊:2017年3月17日。

主诉:间断胸痛、胸闷3个月,加重伴气短2d。

现病史:患者于 3 个月前无明显诱因出现胸痛、胸闷,主要为胸前区刺痛,伴憋闷不适,无大汗、恶心、呕吐,无左肩及前臂放射痛,经休息后持续数分钟可缓解,呈间断发作。未在外院诊治。2d 前胸痛、胸闷较前加重,伴活动后气短,食纳可,夜休差,易醒、多梦,二便调。舌淡暗,苔白略腻,脉弦。

查体:血压 142/84mmHg,心率 78 次/min,律齐,心音可,各瓣膜听诊区未闻及病理性杂音。双下肢无水肿。冠脉造影示:LCX 中度狭窄 90%,余血管未见明显狭窄。

中医诊断:胸痹心痛病,气滞血瘀。

西医诊断:冠心病,不稳定型心绞痛,心功能Ⅱ级。

治法:宽胸理气,活血通络。

方药:冠心方加减:瓜蒌 30g,丹参 30g,川芎 15g,赤芍 12g,羌活 15g,降香 12g,五味子 15g,延胡索 15g,太子参 20g,水蛭 12g,地龙 12g,茯神 10g,炙甘草 12g,酸枣仁 20g,柏子仁 20g。3 剂水煎服,每日 1 剂,每剂 400mL,分 2 次早晚分服。

二诊:2017 年 4 月 7 日。患者服药后胸痛、胸闷较前减轻,偶有活动后气短,大便次数较前增多,每日 2～3 次,大便不成形,食纳可,夜休差,易醒多梦,小便调。查体:血压 142/86mmHg,心率 72 次/min,律齐,心音可,各瓣膜听诊区未闻及病理性杂音。双下肢无水肿。脉弦细,舌胖有裂纹。患者病情较前好转,因大便不成形,故瓜蒌改瓜蒌皮,余药不变,继服 12 剂,服法同前。

三诊日期:2017 年 4 月 21 日。患者服药后症状较前改善。时有胸闷、气短,全身乏力感,夜间口干等症状较前好转,纳可,夜休差,入睡困难,多梦,小便调,大便调。查体:140/95mmHg,心率 68 次/min,律齐,心音可,各瓣膜听诊区未闻及病理性杂音。双下肢无水肿。舌淡暗,苔白略腻,脉细。原方酌加龙骨、牡蛎各 20g 以安神助眠,继服 12 剂,服法同前。

四诊:2017 年 5 月 26 日。患者诉偶因天气变化出现胸前区胸闷不适,持续数秒可自行缓解,余无明显不适,夜休改善,纳可,二便调。查体:130/92mmHg,心率 67 次/min,律齐,心音可,各瓣膜听诊区未闻及病理性杂音。双下肢无水肿。舌淡暗,苔薄白,脉细。继予 6 剂以固疗效。

【按】本案初诊系气滞血瘀、胸阳不振之胸痹,日久出现气阴两虚,神不守舍之象。气机不畅,心脉痹阻,故胸闷,不通则痛,则胸痛;胸前区刺痛多血瘀为患,憋闷不适则提示气滞,活动后,心脉痹阻加重,故见气短;心脉阻滞,心神失养,加之日久心之气阴不足,故见夜休差、易醒、多梦。治当宽胸理气、活血通络,重用瓜蒌宽胸通阳,丹参、川芎、赤芍活血化瘀,降香、延胡索行气活血止痛,水蛭、地龙破气逐瘀、力大效宏,羌活味辛能行能散,可行气散瘀,太子参、五味子益气养阴,茯神、酸枣仁、柏子仁安神宁心,炙甘草调和。方证相合,胸痛悉除。

10. 心律失常、窦性心动过速

马某,男,47 岁。

初诊:2017 年 6 月 2 日。

主诉:间断胸闷、气短 1 周。

现病史:患者于 1 周前无明显诱因出现胸闷、气短,多在晨起时出现,余无明显不适症状,纳可、眠可,大便不成形,小便黄。查体:血压 126/96mmHg,心率 108 次/min,律齐,心音可,各瓣膜听诊区未闻及病理性杂音,双下肢无水肿。心电图示:窦性心动过速。舌暗红,苔黄腻,脉滑数。

既往史:既往高血压病史 2 年,最高血压 170/100mmHg,未规律口服降压药,未监测血压。

中医诊断:胸痹心痛病,痰瘀互结。

西医诊断:①心律失常,窦性心动过速。②高血压病 2 级(高危)。

治法:豁痰宣痹、活血化瘀、清肝泻火。

方药:冠心灵汤加减:丹参 30g,川芎 15g,赤芍 12g,羌活 15g,降香 30g,瓜蒌 30g,黄芪 30g,酒黄精 20g,龙胆草 20g,黄芩 15g,杜仲 20g,姜黄 20g,决明子 20g,炙甘草 12g,珍珠母 30g^(先煎),三七粉 3g。7 剂水煎服,每日 1 剂,每剂 400mL,分 2 次早晚分服。

二诊:2017 年 6 月 9 日。患者服药后胸闷、气短减轻,偶有头晕,纳可、眠可,二便调。查体:血压 150/98mmHg,心率 88 次/min,律齐,心音可,各瓣膜听诊区未闻及病理性杂音,双下肢无水肿。患者症状较前改善,结合患者目前症状,在原方基础上加用菊花 15g,龙齿 30g^(先煎)。予 7 剂,水煎服,每日 1 剂,每剂 400mL,分 2 次早晚分服。

三诊:2017 年 6 月 23 日。患者胸闷、气短发作次数明显减少,程度减轻,头晕减轻,纳可、眠可,二便调。查体:血压 140/88mmHg,心率 86 次/min,律齐,心音可,各瓣膜听诊区未闻及病理性杂音,双下肢无水肿。结合患者症状,在原方基础上加用夏枯草 20g,予 7 剂以固疗效。

【按】本案系痰瘀互相胶结之胸痹,然兼肝火上炎之象。脾失健运,水谷不归正化,聚湿成痰,痰浊阻于心脉,痰瘀交阻,胸阳不运,发为胸闷、气短;脾失健运,水谷下走大肠,故见大便不成形。至于兼夹之症,可偶发头晕、小便黄则是肝火上冲下移之表现。治疗上,以豁痰宣痹、活血化瘀、清肝泻火为法。方中以瓜蒌宽胸通阳、豁痰宣痹,为治疗胸痹之主药,丹参、川芎、赤芍活血化瘀,降香、三七粉活血行气止痛,取羌活能行能散之用,龙胆草、黄芩直折肝火,杜仲、黄精滋补肝肾之阴,收敛上炎之肝火,决明子、珍珠母、姜黄清肝降压,此外黄芪、黄精补气阴,防止火热伤阴耗气,甘草使以为调。

第二节 眩晕病医案

1.高血压病2级、冠心病

张某,女,47岁。

初诊:2016年2月10日。

主诉:间断头晕2周。

现病史:患者自诉2周来无诱因出现头晕,偶有头痛,时测血压可达160/100mmHg,自服降压药后血压维持在130~140/80~90mmHg,仍觉头晕,偶有胸闷、气短,口干,乏力,纳可,夜寐可,尿频,大便调。查体:血压150/86mmHg,双肺(-),心率70次/min,律齐。舌淡,苔黄,脉弦滑。心电图示:窦性心律,T波改变。

既往史:冠心病病史4年。

中医诊断:眩晕,肝阳上亢。

西医诊断:①高血压病2级(极高危)。②冠心病,稳定型心绞痛,心功能Ⅱ级。

治法:平肝潜阳,行气活血。

方药:降压汤合冠心灵加减:天麻20g,钩藤30g,葛根20g,地龙10g,杜仲15g,黄芩15g,龙胆草20g,龙齿30g$^{(先煎)}$,牡蛎30g$^{(先煎)}$,牛膝15g,瓜蒌20g,丹参30g,川芎15g,赤芍12g,羌活15g,降香12g,莱菔子30g,茯神10g,炙甘草12g,三七粉5g$^{(冲)}$。6剂水煎服,每日1剂,分早晚服用。

二诊:2016年2月17日。服药后头晕稍缓解,偶有头痛,胸闷气短不显,口干多汗,怕热,纳可,夜寐差,二便调。查体:血压140/86mmHg,心率70次/min。舌淡,苔黄,脉弦。在上方基础上加山栀12g,薄荷6g,6剂水煎服。

三诊:2016年2月24日。药后头晕明显缓解,偶有气短,仍觉口干,纳可、眠可,二便调。查体:血压 130/80mmHg,心率 70 次/min。舌淡,苔白,脉细。上方去黄芩、龙胆草、莱菔子、牡蛎,加芦根 30g,6 剂水煎服。连服 25 剂后血压平稳,偶有头晕,余无明显不适。

【按】肝主疏泄,主藏血,肝的病证有虚实之别。虚证多见血虚及阴伤,实证多见血瘀火盛以及寒邪、湿热等侵犯。本病为肝火循经上溢,气血涌盛脉络,故头晕胀痛;津被火热所灼,故口干;肝气郁结,经气不利,故胸闷、气短。气病及血,气滞血瘀,故时有胸痛、头痛,所以治为宽胸理气、平肝潜阳、活血通络。在调节血压的同时,也要考虑患者的冠心病的治疗,这就体现出了中医的整体治疗原则。

2. 高血压病 2 级

张某,男,55 岁。

初诊:2016 年 6 月 9 日。

主诉:间断头晕、头痛 10d。

现病史:患者自诉 10d 前生气后出现头晕、头痛,自测血压达 165/90mmHg,自服倍他乐克片后降为 140/80mmHg,此后时感头晕、头痛,烦躁,口干口苦,纳可,夜寐差,小便调,大便干燥。查体:血压 160/86mmHg,心率 70 次/min,律齐。心电图示:①窦性心律,心率 72 次/min,②ST-T 改变。

中医诊断:眩晕,肝阳上亢。

西医诊断:高血压病 2 级。

治法:平肝潜阳,活血通络。

方药:降压汤加味:天麻 20g,钩藤 30g,葛根 20g,杜仲 15g,地龙 12g,龙胆草 20g,龙齿 30g(先煎),牡蛎 30g(先煎),茯神 10g,川牛膝 12g,桑枝 12g,酸枣仁 30g,柏子仁 30g,夏枯草 12g,三七粉 5g(冲),炙甘草 12g。6 剂水煎服,每日 1 剂,分早晚服用。

二诊:2016 年 6 月 16 日。药后血压波动在 135～150/80～90mmHg 之间,诉头晕、头痛、口干口苦等症均减轻,纳可、寐可,小便调,大便干燥。查体:血压 150/86mmHg,舌淡红,苔薄黄,脉弦紧。在上方基础上加酒大黄 10g,6 剂水煎服,每日 1 剂。

三诊:2016 年 6 月 23 日。服药后偶有头晕,再未出现头痛,无口干口苦,纳可、寐可,二便调。查体:血压 135/80mmHg,舌淡红,苔薄黄,脉细,继用上方加莱菔子 20g,连服 25 剂后,再未出现头晕、头痛等不适,自测血压波动在 120~130/70~80mmHg 之间。

【按】本病的病位在肝,累及心脾肾三脏,可由七情内伤、饮食不节、劳逸不均、起居失调以及先天禀赋不足、体质虚衰等因素所致。该患者口干口苦、心烦易怒、脉弦数,均为肝火旺盛的表现,肝阳上亢则表现为头晕头痛,所以治疗上在平肝潜阳、活血通络的基础上加用安神之品及通腑泻滞之剂以增强临床疗效。

3. 高血压病 3 级

马某,男,45 岁。

初诊日期:2015 年 8 月 4 日

主诉:发现血压升高 5 年,头晕 2d。

现病史:因体检发现血压升高 5 年,最高达 180/100mmHg,长期服"苯磺酸氨氯地平片 5mg/d",血压控制在 130/80mmHg,平素无明显不适。2d 来无明显原因出现头晕、头痛伴耳鸣、心慌,双侧太阳穴区胀痛,自测血压升高,最高可达 230/115mmHg,手足心发热,口干口苦,双下肢无力,纳可,寐可,二便调。查体:血压 155/90 mmHg,心率 75 次/min,律齐。舌淡,边有齿痕,苔薄白,脉弦沉。心电图示:窦性心律,ST-T 改变。

中医诊断:眩晕,肝阳上亢。

西医诊断:高血压病 3 级(极高危)。

治法:平肝潜阳,活血通络。

方药:降压汤加减:天麻 20g,钩藤 30g,野菊花 15g,珍珠母 20g,葛根 20g,川芎 15g,赤芍 12g,莱菔子 30g,防己 20g,杜仲 15g,紫石英 20g,怀牛膝 15g,柴胡 15g,白芷 15g,龙胆草 20g,麦冬 20g,炙甘草

12g,熟三七粉 3g^(冲)。6 剂水煎服,每日 1 剂,分早晚温服。

二诊:2015 年 8 月 11 日。药后头晕、头痛、耳鸣、心慌等症均明显减轻,口干口苦不著,太阳穴胀痛、手足心发热均减轻。查体:血压 140/90 mmHg,心率 72 次/min,律齐。舌淡,边有齿痕,苔薄白,脉弦。上方加香附 15g,郁金 15g,6 剂水煎服。

三诊:2015 年 8 月 18 日。药后诸症继减,查体:血压 140/80mmHg,心率 72 次/min,律齐。舌淡红,苔薄白,脉细。效不更方,6 剂水煎服,连服 20 剂后无明显不适,自测血压波动在 130 ~ 140/80 ~90mmHg 之间。

【按】肝肾之阴不足,肝阳亢逆无制,气血上冲,则眩晕耳鸣,头目胀痛,上盛下虚故双下肢乏力,口干口苦为肝火旺盛的表现,方中天麻、钩藤、野菊花、龙胆草清肝火,珍珠母平肝潜阳,柴胡、白芷为阳明经的引经药,再加入活血化瘀的川芎、赤芍、葛根,牛膝引血下行,莱菔子降舒张压,防己利水以降压。

4. 高血压病 3 级、便秘

李某,男,56 岁。

初诊:2014 年 10 月 12 日。

主诉:发现血压升高 20 余年,头痛半月余。

现病史:患者自诉 20 余年前发现血压升高,未予重视及规律服药,平素无明显不适。半月来无明显诱因出现持续性头痛,曾治以"镇肝熄风汤""珍菊降压片"等药,收效甚微,头痛无明显缓解,故求诊于我院。症见:形体胖大,面色微赤,头痛似裂,日晡加剧,心烦易怒,夜眠不宁,气粗味秽,口干不欲饮,脘腹痞满,大便数日未解,小便短赤。脉弦滑而数,舌质红,苔黄厚腻,舌脉粗怒。脉症相参,考虑为肝经郁热,腑气壅滞之证。查体:血压:190/102mmHg,心肺(-)。

中医诊断:①眩晕,肝经郁热。②便秘,腑气壅滞。

西医诊断:①高血压病 3 级(极高危)。②便秘。

治法:平肝潜阳,通腑导滞。

方药:降压汤加减:天麻20g,钩藤30g^(后下),杜仲12g,地龙10g,川芎12g,生石决明20g^(先煎),枳实12g,生大黄12g^(后下),生山栀12g,龙胆草20g,生甘草12g。3剂,水煎500mL,分早晚温服,每日1剂。

二诊:2014年10月15日。患者述,1剂药后,大便通,如酱似胶,量多气秽,腹胀立减,心安夜宁,头痛大有减轻。血压下降为150/86mmHg。舌质红,苔薄白稍腻,脉弦,舌脉尚粗,原方中生大黄减少为3g,加生地6g,牛膝10g,6剂继服带方。

三诊:2014年11月12日。服药后,诸症均减,头痛消失,纳寐均可,二便调。查体:舌淡红,苔白薄,脉弦,舌脉尚粗。血压130/80mmHg。嘱暂停服药,观察1月。戒烟限酒,注意生活调理,少食膏粱厚重之味,避免过度劳累,注意大便通畅,可以参加适当的工作及体力劳动,以诱导情志及生活进入亚健康状态。

【按】因情志失调心烦易怒,过食肥甘,肝经蕴热,腑气不通,日久化火,大便秘结,小便短赤,上扰清窍而致。故以降压汤化裁,且注意便通后生大黄可减少为3g。

5. 高血压病3级、失眠

刘某,男,63岁。

初诊:2015年3月7日。

主诉:发现血压升高10余年,头晕、头痛1周。

现病史:患者自诉发现血压升高10余年,自服"卡托普利、硝苯地平"等药,血压尚可维持在170/95mmHg左右,诉平素偶有头晕、头痛,工作生活不受影响。近期因工作较忙,生活起居不规律,1周来头晕、头痛频发加重,精神倦怠,乏力,偶有出汗,纳呆,夜寐差,甚而彻夜不能成寐,二便调,自测血压达220/105mmHg,故来我院门诊治疗。查体:血压180/95mmHg,形体消瘦,目光无神,哈欠频作,神清语利,对应如流,鼓嘴呲牙均正常。伸舌居中,诊脉弦数,舌淡,苔薄白,边有齿痕,舌脉稍怒张。

中医诊断：①眩晕，阴虚阳亢。②不寐，心神不宁。

西医诊断：①高血压病3级（极高危）。②失眠。

治法：平肝滋阴，清泻心火。

方药：降压汤加减：天麻20g，钩藤30g^{（后下）}，珍珠母15g，炒杜仲12g，地龙10g，牛膝12g，知母10g，黄芩10g，栀子10g，煅牡蛎30g^{（先煎）}，生龙齿30g^{（先煎）}，夜交藤15g，朱茯神10g，酸枣仁30g，五味子10g，元胡15g，川芎15g，炙甘草12g。6剂，每日1剂，水煎500mL，分早晚餐后温服。

二诊：2015年3月14日。患者述3剂后，入寐稍安，但多梦，尚有头痛乏力，6剂后，诸症均瘥，寐稍安，测血压160/70mmHg，6剂原方继服。

三诊：2015年3月20日。药后诸症皆稳，夜寐明显改善，血压140/70mmHg，上方去钩藤、煅牡蛎，加葛根20g，丹参20g，继服6剂，嘱注意生活调理，饮食清淡少盐、低脂低糖，少量多餐，避免过劳。随访间断服药2个月后，血压平稳入寐安然。

【按】患者患病日久，长期血压控制欠佳，可知肝阳上亢日久，耗伤肝阴，损及肾水，水不涵木，因劳加重，阳亢于上，清窍被扰故频发头晕、头痛；思虑劳倦，伤及于脾，脾失健运，水湿内蕴，故纳呆；心神不宁故眠差甚则彻夜不眠。该患者收缩压、舒张压均升高，故以降压汤同时加用清泻肝火之品如黄芩、栀子以及重镇固涩之品如牡蛎、龙齿等，配合酸枣仁、茯神、五味子、炙甘草以宁心安神、益气养阴，元胡、川芎以行气止痛，虚实兼顾、标本兼施，使血压得降，诸症皆安。

6. 眩晕综合征、高血压2级

皮某，女，61岁。

初诊：2017年2月17日。

主诉：头晕、耳鸣1年余。

现病史：患者于1年前无明显诱因出现头晕、耳鸣，站立不稳，无视物旋转,无恶心、呕吐,无听力下降,无意识障碍及晕厥。食纳欠佳,夜休可,二便调。

查体:血压120/80mmHg,心率68次/min,律齐,心音可,各瓣膜听诊区未闻及病理性杂音。脉弦细,舌淡红,苔白。

既往史:既往高血压病史10年余,最高达166/84mmHg,长期口服"硝苯地平缓释片"30mg/d,血压控制在110～130/60～80mmHg,平素无明显不适。

中医诊断:眩晕,肝阳上亢。

西医诊断:①眩晕综合征。②高血压病2级(中危)。

治法:平肝潜阳,活血通络。

方药:降压汤加减:天麻20g,杜仲15g,地龙15g,怀牛膝12g,石决明20g,远志15g,紫石英15g,延胡索15g,川芎15g,粉葛根20g,羌活12g,独活12g,磁石20g(先煎),茯苓15g,夏枯草15g。3剂,每日1剂,水煎400mL,分2次早晚分服。加服参芪五味子胶囊2粒,口服,3次/d。

二诊:2017年3月3日。患者服药后头晕症状较前减轻,仍自觉耳鸣,2d前因受凉后出现鼻塞、流涕、咽痛,无发热恶寒,夜休差,睡后易醒,多梦,纳可,二便调。查体:血压118/70mmHg,心率55次/min,律齐,心音可,各瓣膜听诊区未闻及病理性杂音。心电图示:窦性心律,窦性心动过缓。血脂示:甘油三酯2.05mmol/L。脉弦细,舌淡红,苔白。结合患者目前症状,在原方基础上去茯苓、夏枯草,加姜黄15g、茯神10g。3剂,每日1剂,水煎400mL,分2次早晚分服。配服降脂通络软胶囊2粒口服,3次/d。

三诊:2017年3月31日。患者服药后头晕、耳鸣症状较前明显减轻,夜休欠佳,入睡困难,纳可,二便调。查体:血压116/80mmHg,心率60次/min,律齐,心音可,各瓣膜听诊区未闻及病理性杂音。脉细,舌淡红,苔白。患者病情好转,在原方基础上加用土元10g、五灵脂12g,予3剂,服法同前,余治疗不变,以巩固治疗。

【按】患者为老年女性,肝肾之阴不足,肝阳亢逆无制,气血上冲,则头晕;瘀阻清窍,脑窍失养,则耳鸣;肝阳横逆犯脾,脾失运化,则食纳欠佳;脉弦细,舌淡红,苔白为肝肾阴虚的表现。方中天麻、地龙平肝熄风,石决明、紫石英平肝潜阳,怀牛膝、杜仲补肝肾,再加入活血通络的川芎、葛根、延胡索,远志醒脑窍,羌活、独活祛风通窍,磁石治耳鸣,夏枯草清肝降压,茯苓健脾安神,全方共奏平肝潜阳、活血通络之功。

7. 眩晕综合征、失眠

王某,女,46 岁。

初诊:2017 年 3 月 31 日。

主诉:间断头晕 2 个月余。

现病史:患者诉于 2 个月前无明显诱因出现头晕,视物旋转,无恶心、呕吐,时有心慌,呈间断发作,夜休差,入睡困难,易醒,每晚可睡 3h,情绪易波动,四肢冰凉,易出汗,月经经期提前,量少,色淡,无血块及痛经。纳可,大便不成形,小便调。

查体:血压 130/80mmHg,心率 70 次/min,律齐,心音可,各瓣膜听诊区未闻及病理性杂音。心电图示:ST 段改变。脉弦细,舌淡红,苔薄白。

既往史:既往体健。

中医诊断:①眩晕,脾虚痰浊。②不寐,心阳不振。

西医诊断:①眩晕综合征。②失眠

治法:安神定志,活血通络。

方药:定眩汤加减:桂枝 6g,茯苓 30g,泽泻 30g,白术 15g,半夏 20g,人参 10g,天麻 10g。3 剂水煎服,每日 1 剂,水煎 400mL,分 2 次早晚分服。加用参芪五味子胶囊 2 粒,口服 3 次/d。

二诊:2017 年 4 月 7 日。患者诉服药后头晕基本消失,时有气短,活动后加重,夜寐差,多梦,易醒,夜间手足心易出汗,晨起自觉面部及双眼睑肿胀,纳可,二便调。查体同前。患者头晕症状改善,结合患者目前症状,在原方基础上加用龙胆草20g,茯苓15g,牡蛎30g,茯神10g。予6剂水煎服,每日1剂,水煎400mL,分2次早晚分服。并继续口服参芪五味子胶囊。

三诊:2017年4月21日。患者诉服药后症状较前缓解,偶有头晕、胸闷、气短,偶有烘热、手足汗出,纳可,夜休差,夜尿频多,2~3次/d,大便不成形,每日1行。舌淡,苔白,脉细。在原方基础上加用浮小麦30g,予6剂水煎服,每日1剂,水煎400mL,分2次早晚分服。并继续口服参芪五味子胶囊以巩固治疗。

【按】此案系脾虚痰浊兼见心阳不振之证,脾失健运,津液停聚为痰浊,痰浊上犯,清窍被蒙,则头晕、视物旋转;心阳不振,痰浊凌心,心主不安,故见心慌、夜休差;"阳虚则寒",阳虚四肢失于温煦,则四肢冰凉;脾气虚失于固摄则易汗出,失于封藏则月经提前,气血生化不足,故见月经量少、色淡;痰浊下走大肠,故见大便不成形。脉弦细,舌淡红,苔薄白,乃脾虚的表现。半夏燥湿化痰,泽泻渗湿定眩,天麻化痰止眩,茯苓、白术健脾燥湿,桂枝温补心阳,人参健脾益气,全方以健脾益气,燥湿化痰,温补心阳为法,从而达到安神定志、降逆定眩的目的。

8.高血压病1级

王某,男,56岁。

初诊:2017年5月26日。

主诉:头晕、乏力1周。

现病史:患者于1周前无明显诱因出现头晕,自觉头脑昏沉,无视物旋转,伴乏力,双眼干涩、流泪,纳可、眠可,二便调。

查体:血压152/82mmHg,心率78次/min,律齐,心音可,各瓣膜听诊区未闻及病理性杂音。舌苔黄,有裂纹,脉弦。

中医诊断:眩晕,肝阳上亢。

西医诊断:高血压病1级(低危)。

治法:平肝潜阳,活血通络。

方药:降压汤加减:天麻 20g,杜仲 15g,地龙 10g,怀牛膝 12g,石决明 20g^(先煎),延胡索 15g,川芎 15g,粉葛根 20g,钩藤 30g^(后下),黄芩 15g,龙胆草 30g,龙齿 30g^(先煎),生牡蛎 30g^(先煎),山栀 20g,知母 20g,防己 20g,车前子 30g^(包煎),炙甘草 12g,夏枯草 20g。3 剂,每日 1 剂,水煎 400mL,分 2 次早晚分服。

二诊:2017 年 6 月 2 日。患者服药后头晕症状较前减轻,偶有头痛,眼睛干涩减轻,无流泪,乏力减轻,纳可、眠可,大便不成形,2~3 次/d,白天尿少,夜间尿多 4~5 次。查体同前。脉弦细,舌淡红,苔薄白。患者症状明显改善,效不更方,予原方 6 剂,服法同前。

三诊:2017 年 6 月 9 日。患者诉头晕较前改善,仍诉双眼干涩,余无明显不适,纳可、眠可,二便调。查体:血压 140/80mmHg,心率 74 次/min,律齐,心音可,各瓣膜听诊区未闻及病理性杂音。脉弦细,舌淡红,苔薄白。患者症状改善,结合患者症状,在原方基础上加用槐角 15g。予 6 剂水煎服,每日 1 剂,水煎 400mL,分 2 次早晚分服。

【按】患者为中年男性,急性起病,情绪失调,肝郁化火,肝火上冲,气血痹阻脑络,故见头晕、头昏;"肝开窍于目",肝火上炎,则易流泪,双眼干涩;舌苔黄,有裂纹,脉弦乃肝火盛伤津之象。纵观此例系肝火上炎,伴有津伤之证,急则清肝泻火。方中龙胆草、栀子、夏枯草、黄芩清肝泻火,天麻、钩藤、地龙平肝熄风,石决明、龙齿、生牡蛎潜阳平肝,再加之川芎、葛根、延胡索以活血通窍,防己利水降压,车前子导热从小便而走,知母清热生津,加之炙甘草调和诸药,全方共奏清肝泻火、平肝潜阳、活血通络之功。

9.高血压病 3 级

张某,女,70 岁。

初诊日期:2017 年 5 月 5 日

主诉:间断头晕 2 个月,加重 1 周。

现病史:患者于 2 个月前无明显诱因出现头晕,伴视物旋转,伴恶心,未呕吐。无头痛、耳鸣、听力下降,无意识障碍及晕厥,双下肢发胀,纳可、眠可,大便 2 次/d,不成形,小便调。查体:血压 186/100mmHg,心率 80 次/min,律齐,心音可,各瓣膜听诊区未闻及病理性杂音。双下肢轻度凹陷性水肿。舌红,苔薄黄,脉弦细。

中医诊断:眩晕,肝阳上亢。

西医诊断:高血压病 3 级(极高危)。

治法:平肝潜阳,活血通络。

方药:降压汤加减:天麻 20g,钩藤 30g^(后下),龙胆草 20g,黄芩 12g,杜仲 15g,野菊花 15g,川牛膝 15g,石决明 20g^(先煎),龙齿 30g^(先煎),生牡蛎 30g^(先煎),炙甘草 12g,地龙 10g,夜交藤 30g,防己 20g,猪苓 20g,茯苓 30g。3 剂,每日 1 剂。水煎 400mL,分 2 次早晚分服。配合替米沙坦片 80mg,口服 1 次/d。

二诊:2017 年 5 月 26 日。患者服药后头晕症状减轻,无视物旋转,偶有心慌,纳可、眠可,大便不成形,小便调。查体:血压 130/78mmHg,心率 74 次/min,律齐,心音可,各瓣膜听诊区未闻及病理性杂音。双下肢轻度凹陷性水肿。舌红,苔薄黄,脉弦细。患者病情好转,效不更方,予原方 3 剂,服法同前,并继续按时按量口服降压药。

三诊:2017 年 6 月 29 日。患者自诉头晕基本消失,双下肢水肿明显减轻,心慌未再出现,纳可、眠可,大便偏稀,2~3 次/d,小便调。查体:血压 130/76mmHg,心率 70 次/min,律齐,心音可,各瓣膜听诊区未闻及病理性杂音。双下肢无明显水肿。舌淡红,苔薄白,脉细。患者症状较前明显减轻,结合患者症状,在原方基础上加用白术 20g,余药物不变,予 6 剂水煎服,每日 1 剂,水煎 400mL,分 2 次早晚分服。

【按】患者为老年女性,肝肾之阴不足,肝阳亢逆无制,气血上冲,则头晕、视物旋转;脾失运化,水谷不归正化,聚湿为水饮,停蓄于胃,胃气上逆则恶心;"脾主四肢",脾失运化,水湿下走,故见双下肢水肿、发胀;舌红,苔薄黄,脉弦细,乃肝肾不足的表现。患者肝肾阴虚,肝阳上亢致头晕为病证的本,而脾虚水停为病证的兼夹,治疗上,在平肝潜阳、活血通络的基础上,加以健脾渗湿利水。方中天麻、钩藤平肝熄风,石决明、龙齿、生牡蛎平肝潜阳,怀牛膝、杜仲补肝肾,龙胆草、黄芩、野菊花清热平肝,再加入活血通络的地龙,夜交藤安神,防己利水降压,猪苓、茯苓健脾渗湿利水,炙甘草调和。

10.眩晕综合征

周某,女,56岁。

初诊日期:2017年4月7日。

主诉:头晕、耳鸣1周。

现病史:患者于1周前因情志不舒出现头晕,伴视物旋转,耳鸣,无恶心、呕吐,伴反酸,眠差,易惊醒,口干、口苦,纳差,二便调。

查体:血压132/94mmHg,心率68次/min,律齐,心音可,各瓣膜听诊区未闻及病理性杂音。双下肢无水肿。舌淡,苔薄白,有齿痕,脉弦细。

既往史:否认高血压、冠心病、糖尿病病史。

中医诊断:眩晕,肝阳上亢。

西医诊断:眩晕综合征。

治法:平肝潜阳,活血通络。

方药:降压汤加减:天麻20g,粉葛根30g,丹参30g,龙胆草20g,黄芩15g,地龙10g,川芎15g,姜黄20g,茯神10g,夜交藤30g,远志15g,三七粉3g。6剂水煎服,每日1剂,水煎400mL,分2次早晚分服。并配服奥美拉唑肠溶胶囊20mg,口服1次/d。

二诊:2017年4月15日。患者服药后头晕、耳鸣症状较前减轻,无明显视物旋转,无恶心、呕吐,反酸较前有所改善,纳可、眠可,二便调。查体:血压130/84mmHg,心率64次/min,律齐,心音可,各瓣膜听诊区未闻及病理性杂音。双下肢无水肿。舌淡,苔薄白,脉弦细。患者症状好转,效不更方,予原方7剂水煎服,每日1剂,水煎400mL,分2次早晚分服。继续口服奥美拉唑肠溶胶囊。

三诊:2017 年 4 月 23 日。患者服药后症状明显减轻,头晕、耳鸣基本消失,无反酸,纳可、眠可,二便调。查体:血压 124/76mmHg,心率 70 次/min,律齐,心音可,各瓣膜听诊区未闻及病理性杂音。双下肢无水肿。舌淡,苔薄白,脉细。患者症状明显好转,效不更方,予原方 6 剂继续治疗。随访患者未再发作头晕。

【按】患者为中年女性,急性起病,肝失条达,肝气郁结化火,肝火上扰清窍,发为眩晕、视物旋转,脑窍及耳窍被扰,则耳鸣;肝火横逆犯胃,胃失和降,胃气上逆,则反酸;肝火上炎,胆汁上逆,故口苦,伤津耗液,则口干;肝火扰心,则眠差,易惊醒;肝郁乘脾,脾失健运,故食纳欠佳。舌淡,苔薄白,有齿痕,脉弦细,乃肝郁脾失健运之象。本病病性属实,治当以祛邪为主,治以清肝泻火。方中龙胆草、黄芩清肝泻火,天麻、地龙熄风定眩通络,葛根、丹参、川芎、三七粉活血通络,茯神、夜交藤、远志安神定志,姜黄降压,诸药合而用之。

第三节　心衰病医案

1.冠心病、心功能Ⅳ级、心包积液

符某,女,68 岁。

初诊:2010 年 8 月 4 日。

主诉:反复胸闷 10 余年,再发加重 3 个月。

现病史:患者有冠心病病史 10 余年,未规律服药,平素偶感胸闷。3 个月前感冒后出现胸闷再发加重,于西京医院诊为冠心病,心力衰竭,经治仍觉胸闷、心慌、气喘,头胀,脘腹胀满伴乏力,双下肢水肿,无发热,无咯血,无明显胸痛,纳差,夜寐差,二便调。

查体:血压 130/70 mmHg,心率 75 次/min,律齐。心电图示:ST-T 改变。心脏 B 超示:①心包积液(大量);②左室舒张功能降低。舌淡,苔薄白,脉沉细。

中医诊断:心衰病,水气凌心。

西医诊断:冠心病,心功能IV级,心包积液。

治法:健脾利水,活血化瘀。

方药:五苓散加减:瓜蒌30g,苏子30g,莱菔子30g,猪苓20g,泽泻30g,白术20g,防己20g,茯苓30g,柏子仁30g,远志12g,车前子30g$^{(包煎)}$,三七粉3g$^{(冲服)}$,丹参20g。3剂水煎服,每日1剂,分早晚餐后温服。

二诊:2010年8月8日。服药后双下肢水肿减轻,夜寐改善,但仍感胸闷、气短、心慌、头胀。查体:血压126/70 mmHg,心率70次/min,律齐。舌淡,苔薄白,脉沉细。上方加葛根20g,天麻20g,郁金15g,6剂水煎服。

三诊:2010年8月18日。服药后精神状态好转,胸闷、气喘、心慌、头胀等症状明显减轻,双下肢水肿明显减轻,纳可、寐可,二便调。查体:血压120/70mmHg,心率68次/min,律齐。舌淡红,苔薄白,脉沉细。上方加地龙12g,6剂水煎服。

四诊:2010年8月25日。患者补诉平素易感,纳可、寐可,二便调。查体:血压120/74mmHg,心率66次/min,律齐。舌淡红,苔薄白,脉沉细。在上方基础上加防风12g、生地12g,连服25剂后偶有胸闷气短,余无不适,复查心脏B超示:心包未见积液。长期随访病人病情稳定,无明显不适。

【按】脾虚湿盛,运化失常,水湿泛滥,故肢体水肿;湿阻气机,则脘腹胀满,上逆迫肺而气喘;水湿壅盛,水道不通,则小便不畅;瘀血阻滞则胸闷,心慌。方中猪苓、泽泻、茯苓、车前子利水渗湿,白术健脾气而运化水湿,瓜蒌、苏子、莱菔子宽胸降气,三七粉、丹参活血化瘀,全方合用则标本兼治,水湿瘀血自除。

2. 冠心病、房颤、心功能III级

吴某,女,78岁。

初诊:2015年4月17日。

主诉:间断胸闷、气短伴心慌10余年,再发伴双下肢水肿1个月。

现病史:患者10余年来间断现胸闷、气短伴心慌,多在休息后自行缓解,未予重视及系统诊治,间断自服倍他乐克、阿司匹林、替米沙坦片、灯盏细辛胶囊等药。1个月来上症反复发作,尤其胸闷明显,并出现双下肢水肿,头晕,口干,自汗,胃脘胀满,纳呆,寐差,诉二便尚调。于外院诊断为"冠心病,心律失常,房颤,心衰"(具体诊治过程不详),因疗效不显,故求诊于我院。

查体:血压140/60mmHg,双肺(-),心率64次/min,心律绝对不齐,第一心音强弱不等,双下肢中度压陷性水肿。辅助检查:心电图示:异位心律,房颤,ST-T改变。舌质暗红,苔少,脉结代,舌脉怒张。

既往史:慢性胃炎6年。

中医诊断:心衰病,气阴两虚、痰瘀互结。

西医诊断:冠心病,心律失常,心房颤动,心功能Ⅲ级。

治法:益气养阴,活血化瘀,温阳利水。

方药:冠心灵汤加减:瓜蒌30g,川芎15g,赤芍12g,羌活15g,降香12g,葶苈子30g,防己20g,茯苓40g,黄精20g,石斛20g,麦冬30g,太子参20g,玄参20g,茯神10g,三七粉5g^(冲),柏子仁20g,酸枣仁20g,炙甘12g。3剂带方,每日1剂,水煎400mL,分早晚温服。配合口服替米沙坦片。

二诊:2015年4月24日。药后诸症均明显减轻,双下肢轻度水肿,纳眠改善,小便频,大便调。查体:血压110/60mmHg,双肺(-),心率66次/min,心律绝对不齐,第一心音强弱不等,舌质暗红,苔薄,脉结代,舌脉怒张。上方加仙鹤草20g,益智仁20g,12剂继服,患者坚持服药2个月余。

三诊:2015年6月26日。药后偶感心慌,无明显胸闷、气短,双下肢不肿,精神好转,胃脘偶感胀满,纳可、寐可,二便调。查体:血压116/70mmHg,双肺(-),心率68次/min,律齐,心音尚可,舌质暗红,苔薄白,脉沉细。

上方去茯苓,继服 10 剂,服 2 停 1 以巩固疗效。

【按】心衰乃冠心病发展中、后期,该患者为老年女性,持续 10 余年冠心病,长期的疾患发展导致心衰。心力衰竭主要由于心肺脾肾阳气虚衰,尤其是心气虚,不能运化水湿及鼓动营血,因而造成水湿内停,瘀血阻络,形成标实本虚的病理改变,水湿、瘀血为标,气虚为本,气、血、水三者相互影响,交互为病,形成了心衰互为因果的恶性病理循环。水得瘀愈聚,瘀得水而愈痼,水瘀交阻心气更虚,导致心衰进一步发展。本案例,用药以自拟方冠心灵汤通经活络,宽胸理气,加用太子参、玄参益气养血,麦冬、黄精滋阴益气,加用三七粉以助活血而不伤血,加强活血化瘀之力,以茯神、柏子仁、酸枣仁安神定志,葶苈子、防己强心利水,辨证施治共奏益气活血、滋阴安神、强心利水,故收效较好。

3. 风湿性心脏病、窦性停搏、交界性逸搏、心功能Ⅳ级

刘某,女,63 岁。

初诊日期:2013 年 9 月 13 日。

主诉:反复胸闷、气短 15 年,加重 1 个月。

现病史:患者诉 15 年前无明显诱因出现胸闷、气短、乏力伴双下肢水肿,于外院诊为"风湿性心脏病",经药物治疗,上症仍间断发作,多次住院治疗。1 个月前无明显诱因上症再发加重,夜不能平卧,纳眠差,尿量少,大便调,经当地医院住院诊治后疗效不显,故求诊于我院。

查体:血压 124/62mmHg,神志清,精神差,双肺呼吸音粗,双肺底可闻及少量湿啰音,心率 84 次/min,律齐,二尖瓣听诊区可闻及双期杂音,肝脾肋下未及,双下肢中度压陷性水肿。辅助检查:心电图示:窦性心律,窦性停搏,交界性逸搏。舌淡,苔白腻,脉沉细。

中医诊断:心衰病,气虚血瘀水停 。

西医诊断:风湿性心脏病,心律失常,窦性停搏,交界性逸搏,心功能Ⅳ级。

治法:强心利水,活血健脾。

方药:益泵汤加减:五加皮15g,葶苈子20g,鸡血藤30g,防己20g,川芎15g,赤芍12g,茯苓50g,泽泻30g,炒白术20g,车前子30g$^{(包)}$,黄芪30g,苏子15g,柏子仁20g,炙甘草12g;红参10g$^{(另煎)}$。3剂带方,每日1剂,水煎400mL,分早晚温服。

二诊:2013年9月20日。药后精神改善,胸闷、气短减轻,尿量较前增加。查双肺底湿啰音减少,双下肢水肿减轻。上方减泽泻为20g,6剂继服。

三诊:2013年11月22日。持续服药2个月后,诸症明显减轻,精神好转,胸闷、气短不显,查双肺底啰音消失,双下肢无水肿,舌暗淡,苔薄白,脉沉细。上方继服10剂以巩固疗效。

【按】风湿性心脏病的病因为风寒湿邪或风湿热邪侵入人体,合而为痹,由经络入脏腑,痹阻心脉而为病。病理变化为邪痹心脉,心阳不振,心血瘀阻而致胸闷、气短。该患者病程迁延日久,心肾阳衰,寒水不化,上则凌心射肺,下则膀胱开阖不利,而见胸闷气短、小便不利等症。方中红参、黄芪有益心气;葶苈子、五加皮泻肺平喘,又有强心作用;茯苓、泽泻、炒白术、车前子健脾利水,全方共奏益气强心利水、活血健脾之功效,患者药后诸症减轻,随访病情平稳。

4.风湿性心脏病、心功能Ⅳ级

谢某,女,64岁。

初诊日期:2017年6月30日。

主诉:反复胸闷、气短2年,加重伴腹胀半个月。

现病史:2年前患者无明显诱因出现活动后胸闷、气短,行走100m即发作,休息后可缓解,且有头晕,肢冷乏力,无胸痛、大汗等症。求诊于交大一附院,诊为"风湿性心脏病",并给予相关治疗后好转出院(具体不详)。出院后未规律口服药物治疗,半个月前心慌、气短再发加重,伴腹胀,无明显腹痛,纳眠差,夜不能平卧,小便量少,大便调。舌淡,苔薄白,脉沉细。

查体:血压 84/58mmHg,心率 80 次/min,律齐,心音亢进,各瓣膜听诊区未闻及病理性杂音。腹大如鼓,双下肢重度凹陷性水肿。

既往史:否认有其他疾病史。

中医诊断:心衰病,心肾阳虚,血瘀水停。

西医诊断:风湿性心脏病,心功能Ⅳ级。

治法:温阳利水,活血健脾。

方药:益泵汤加减:五加皮 15g,葶苈子 20g,鸡血藤 30g,防己 20g,川芎 15g,赤芍 12g,茯苓 50g,泽泻 30g,炒白术 20g,车前子 30g$^{(包煎)}$,黄芪 30g,柏子仁 20g,炙甘草 12g。3 剂水煎服,每日 1 剂,每剂 400mL,分 2 次早晚分服。

二诊:2017 年 7 月 7 日。服药后胸闷、气短略减轻,头晕减轻,食纳、夜休改善,小便量增加,大便调。舌淡,苔薄白,脉沉细。查体:血压 90/60mmHg,心率 78 次/min,律齐,心音亢进,各瓣膜听诊区未闻及病理性杂音。腰及双下肢水肿减轻。效不更方,予原方 7 剂,服法同前,严密观察病情变化,嘱不适及时随诊。

三诊:2017 年 7 月 14 日。患者胸闷、气短症状较前进一步改善,腹胀明显减轻,乏力减轻,偶有头晕,口干,纳眠改善,小便量增加,大便调。舌淡,苔薄白,脉细。查体:血压 94/60mmHg,心率 68 次/min,律齐,心音亢进,各瓣膜听诊区未闻及病理性杂音。腰及双下肢水肿进一步减轻。患者症状较前改善,结合目前症状,在原方基础上加用阿胶 20g,酒黄精 20g,余药不变,予 6 剂,服法同前。此后坚持门诊复诊,3 个月后水钠潴留体征消失,已可生活自理。

【按】患者年过六旬,脏器亏虚,气虚日久伤及阳气,致阳气虚衰,失于温煦,则见肢冷乏力;气虚水液运化无权,水湿内停,水气凌心射肺,则胸闷、气短,活动后尤甚;水湿内停,阻于中焦,脾失健运,气机不畅,则腹胀;水湿下注,泛溢肌肤,则腰部及双下肢水肿。初诊以黄芪、五加皮以益气温阳,茯苓、泽泻、炒白术、车前子、防己以健脾益气、利水消肿,葶苈子邪肺平喘利水,久病必瘀,配伍鸡血藤、川芎、赤芍以活血通络。二诊患者诸症改善,故效不更方。三诊患者诸症进一步改善,但见口干,故酌加阿胶、黄精以养阴,防治利水伤阴。

5. 冠心病、房颤、心功能Ⅲ级

贾某,女,82 岁。

初诊日期:2017 年 6 月 16 日。

主诉:反复胸闷、气短 1 年,加重伴双下肢水肿半年。

现病史:1 年前无明显诱因出现胸闷、气短,伴心慌,乏困无力,无大汗淋漓、恶心、呕吐。半年前上述症状较前加重,稍动即作,逐渐出现双下肢水肿,纳眠欠佳,小便频数、量少,大便干结。舌紫暗,苔白,舌下脉络迂曲,脉细结代。查体:血压 150/100mmHg,心率 97 次/min,心律不齐,第一心音强弱不等,各瓣膜听诊区未闻及病理性杂音。双下肢中度凹陷性水肿。心电图示:异位心律,房颤 ST-T 改变。

既往史:既往高血压病 3 级、2 型糖尿病病史。

中医诊断:心衰病,气虚血瘀水停。

西医诊断:①冠心病,心律失常,房颤,心力衰竭,心功能Ⅲ级。②高血压病 3 级(极高危)。③2 型糖尿病。

治法:益气强心,活血利水。

方药:益泵汤加减:五加皮 15g,葶苈子 20g,鸡血藤 20g,防己 15g,党参 20g,川芎 15g,赤芍 12g,冬瓜皮 30g,茯苓 40g,炒白术 20g,车前子 30g（包煎）,地龙 10g,水蛭 10g,丹参 20g,桃仁 15g,红花 12g,黄芪 15g,酒黄精 15g,炙甘草 12g。3 剂水煎服,每日 1 剂,水煎 400mL,分 2 次早晚分服。

二诊:2017 年 6 月 23 日。患者服药后胸闷、气短较前稍改善,双下肢水肿仍较明显,纳眠差,小便频数、量少,大便干结。舌紫暗,苔白,脉细结代。查体:血压 130/80mmHg,心率 88 次/min,心律不齐,第一心音强弱不等,各瓣膜听诊区未闻及病理性杂音。双下肢中度凹陷性水肿。患者症状稍改善,在原方基础上加猪苓20g,泽泻30g,予7剂,服法同前。

三诊:2017年6月30日。服药后胸闷、气短明显改善,双下肢水肿较前减轻,纳可,睡眠欠佳,小便调,大便尚可。舌淡暗,苔白,脉细结代。查体:血压134/78mmHg,心率65次/min,心律不齐,第一心音强弱不等,各瓣膜听诊区未闻及病理性杂音。双下肢轻度凹陷性水肿。患者病情明显好转,酌加酸枣仁30g,夜交藤30g以安神助眠,予7剂以巩固疗效,服法同前。

【按】患者年过八旬,脏器亏虚,气虚血瘀,心肺气机不畅,故见胸闷、气短、心慌;气虚水液运化无权,水湿内停,凌心射肺,故稍动即作;脾虚,运化无权,精微不布,肢体失养则乏力;水湿下注,泛溢肌肤,故见双下肢水肿;脾虚则纳差,心神失养则眠差。初诊予黄芪、五加皮、炒白术、茯苓、党参以健脾益气,冬瓜皮、车前子、防己以利水消肿,配伍黄精养阴以防利水伤阴,患者舌质紫暗,舌下脉络迂曲,提示血瘀重症,予鸡血藤、川芎、赤芍、水蛭、地龙、丹参、桃仁、红花等活血药以祛瘀通络。二诊患者症状改善不明显,仍以水肿为著,故酌加猪苓、泽泻以加强利水消肿之功。三诊诸症减轻,予酸枣仁、夜交藤以助眠。心神得安,可助疾病向愈。

第四节　迟脉症医案

1. 窦性心动过缓、窦性停搏

王某,女,64岁。

初诊:2017年4月21日。

主诉:突发晕厥2h。

现病史:患者自诉2h前活动时突发晕厥,无恶心、呕吐,无四肢抽搐,无二便失禁,数分钟后自行苏醒,感头晕、胸闷,于社区查心电图提示:窦性心动过缓伴窦停,心率35 次/min,乏力,纳欠佳,眠差多梦,二便调。

查体:T:36.6°C,P:40 次/min,R:18 次/min,Bp:100/60mmHg,神清,自动体位,一般状况可,无唇绀及静脉怒张,两肺呼吸音(-),心界叩诊不大,心率40 次/min,律齐,心音略低钝,各瓣膜听诊区未闻及病理性杂音,腹软,肝脾未触及,双下肢无水肿,生理反射存在,病理反射未引出。舌淡,苔白腻,脉沉迟。

既往史:体健。

家族史:父亲猝死,原因不详。

中医诊断:迟脉症,阳虚血瘀。

西医诊断:心律失常,窦性心动过缓,窦性停搏。

治法:益气温阳,活血通痹。

方药:增脉汤加减:麻黄10g,细辛3g,制附片10g,仙鹤草12g,黄芪20g,赤芍12g,桂枝10g,炙甘草12g,苦杏仁15g,茯苓20g,陈皮15g,神曲20g,柿蒂12g,三七粉3g。3 剂带方,每日1 剂,水煎400mL,分早晚温服。

二诊:2017 年4 月28 日。患者药后症状改善不明显,仍感时发头晕、胸闷,诉咳嗽,咳痰不利,纳可,夜寐差,二便调。血压:120/70mmHg,心率46 次/min。舌淡,苔薄白,脉沉迟。上方加瓜蒌20g,半夏12g,莱菔子20g,6 剂继服,配鲜竹沥膏2 瓶。

三诊:2017 年6 月30 日。诉连续服药后头晕、胸闷明显改善,乏力大减,自扪脉率波动在60 次/min,尚有失眠,偶吐白痰,近期查B超示:颈动脉斑块形成。查体:血压:118/74mmHg,心率58 次/min。舌淡红,苔薄白,脉沉细。上方加百部15g、酸枣仁20g,7 剂继服。

四诊:2017 年8 月25 日。诉入睡困难,余无明显不适。血压:110/70mmHg,心率63 次/min。舌淡红,苔薄白,脉沉细。上方酸枣仁加量至30g,酌加夜交藤30g。6 剂继服。

五诊:2017 年9 月01 日。自诉活动甚则气稍短,偶觉胃脘部发凉,余无明显不适,纳可、眠可,二便调。查体:血压:120/80mmHg,心率63次/min。舌淡红,苔薄白,脉沉细。心电图示:窦性心律,65次/min。上方去柿蒂加小茴香12g,3剂带方继服,根据病情间隔服。嘱其注意生活调理,避免受凉、过劳,清淡饮食,参与社会活动,保持乐观心态。

【按】患者年迈体虚,肾精亏损,命门火衰而心阳失助,心阳虚则鼓动无力,加之痰浊瘀血内生,心脉痹阻,故胸闷,运血无力上行,脑窍失养则头晕甚突发晕厥。方以增脉汤酌加茯苓、神曲、杏仁、陈皮以健脾化痰,柿蒂以开痰并药理研究证实其有抗心律失常作用。二诊见咳嗽、咳痰,故加瓜蒌、半夏以宽胸化痰。五诊以小茴香温中行气。全方针对病机变化加减,使患者诸症得愈,后随访诉仅间断服药,无明显不适,自扪脉率不低于60次/min。

2. 窦性心动过缓、窦性停搏

曹某,女,42岁。

初诊:2015年3月9日。

主诉:间断头晕伴心慌1年,加重伴胸闷1个月。

现病史:患者自诉1年来时有头晕伴心慌,常感乏力,1个月来上症明显加重,甚有黑蒙及胸闷,纳寐尚可,二便调,于外院诊治建议安装心脏起搏器(具体不详),患者拒绝,遂求诊于我院,症见患者精神倦怠,少语懒言,形寒肢冷,甲绀,舌淡红,苔薄白,脉沉迟无力。心电图示:窦性心动过缓,心率42次/min,可见窦性停搏。

中医诊断:迟脉症,心阳不振,络脉痹阻。

西医诊断:心律失常,窦性心动过缓,窦性停搏。

治法:益气温阳,活血通络。

方药:增脉汤加减:黄芪30g,细辛3g,制附片10g,川芎15g,赤芍12g,麻黄10g,红花12g,仙鹤草20g,三七粉3g[冲],炙甘草12g。6剂,每日1剂,水煎400mL,分早晚餐后温服。

二诊:2015年3月16日。药后诸症均减,精神好转,再未发黑蒙,乏力不著,偶胸闷,自扪脉搏波动在 65~80 次/min。舌淡红,苔薄白,脉沉细。血压:120/70mmHg,心率 72 次/min、律齐。心电图提示:窦性心律,心电图大致正常。上方加太子参 20g,五灵脂 15g,14剂继服,因路远来往不便,嘱间断服药,以病情而定,适当锻炼,避免过劳及情绪刺激。

三诊:2015 年 11 月 18 日。患者诉诸症均消失,与健康人无异,诉体检提示高脂血症。血压:116/77mmHg,心率 70 次/min、律齐。予口服血脂康胶囊。

【按】患者为女性,操劳过累,损亏心阳,致使脉络痹阻,铸成危疾时可危及生命,初诊以增脉汤加减以益气温阳活血,二诊仍诉乏力、胸闷,酌加太子参益气、五灵脂活血,三诊诸症皆愈,灵活以血脂康胶囊以降脂。该案患者发作虽重,幸及早治疗,服药得当,又对药效敏感,虽服用药剂不多,却获可喜的疗效。

3. 窦性心动过缓

滕某,男,44 岁。

初诊:2017 年 5 月 26 日。

主诉:间断心慌、胸闷 5 年,再发加重 1 个月。

现病史:患者自诉 5 年来时有心慌、胸闷,偶感胸痛,偶有头晕伴天旋地转感,未予重视及诊治。1 个月来上症再发加重,甚有黑蒙欲扑、恶心欲吐,遂于外院查心电图示:窦性心动过缓,心率 38 次/min,继查动态心电图示:窦性心动过缓,平均心率 50 次/min,最慢心率36 次/min,建议安装起搏器,患者拒绝,故求诊于我院。症见乏力、纳呆,多梦易醒,小便调,大便溏稀 3~4 次/d,舌淡红,苔薄白,脉沉细。查体:血压:114/80mmHg,双肺(-),心率 42 次/min、律齐,心音尚可。

中医诊断:迟脉症,心阳不振,络脉痹阻。

西医诊断:心律失常,窦性心动过缓。

治法:益气温阳,活血通络。

方药:增脉汤加减:炙麻黄15g,细辛3g,肉桂12g,仙鹤草20g,黄芪20g,赤芍12g,炙甘草12g,桂枝10g,炒白术20g,生山楂30g,陈皮12g,太子参20g,酒黄精20g,桃仁12g,红花10g,川芎15g,三七粉3g^(冲),天麻20g。3剂带方,每日1剂,水煎400mL,分早晚餐后温服。

二诊:2017年6月23日。药后心慌、胸闷减轻,偶有胸痛,乏力减,纳眠改善,小便调,大便次数减少至2~3次/d。舌淡红,苔薄白,脉沉细。查体:血压110/80mmHg,心率54次/min、律齐。上方加羌活15g,12剂继服。

三诊:2017年7月7日。患者诉心慌、胸闷等症大减,胸痛不著,偶有头晕,余无明显不适。查体:血压126/86mmHg,心率60次/min,律齐。上方加葛根15g,继服12剂,嘱据病情间隔服。1个月后随访,未诉明显不适。

【按】该患者除阳虚见症外,又有气虚血瘀征象,故辅以益气健脾、活血化瘀之品,其中川芎、葛根为心脑同治的要药,药理研究证实能扩张心脑血管,增加血流量,心为诸阳之会,故二诊加羌活取其辛温通阳之性以缓解胸痛。纵观施治过程,以病机为本,标本兼顾,主次分明,徐徐图之,诸症皆愈。

4.病态窦房结综合征、房颤、高度AVB、室性逸搏

王某,女,64岁。

初诊:2017年3月17日

主诉:反复胸闷、胸痛、心慌2年。

现病史:患者于2年前无明显诱因出现胸闷、胸痛、心慌,偶有头晕,夜间易汗出,口干,咽干,四肢冰凉,纳眠尚可,小便频,大便调。舌质淡,苔薄白,脉细。

查体:血压134/70mmHg,心率60次/min,心律绝对不齐,第一心音强弱不等。心电图示:心房纤颤,60次/min。动态心电图示:①窦性心律+异位心律,房颤,平均心室率44次/min;②高度房室传导阻滞伴高位室性逸搏及高位室性逸博律;③室性早搏:总数28次,成对室早1次;④ST-T异常改变。

中医诊断:迟脉症,气阴两虚兼血瘀。

西医诊断:病态窦房结综合征,房颤伴高度房室传导阻滞,室性逸搏。

治法:益气温阳,养阴活血。

方药:平律汤加减:黄芪20g,鹿寿草10g$^{(烊化)}$,甘松10g,黄连10g,苦参12g,三七粉3g$^{(冲服)}$,丹参20g,麦冬10g,生地10g,川芎15g,山楂12g,羌活12g,元胡15g,炙甘草12g。7剂水煎服,每日1剂,每剂400mL,分2次早晚分服。

二诊:2017年4月21日。患者胸闷、胸痛、心慌症状较前改善,晨起头闷感,咳白痰,口干,偶有口苦,心烦易怒,呃逆,平躺时脐上有跳动感,侧睡时症状消失,纳可,夜休差,小便调,大便不成形,每日4~5次。舌淡红,苔薄白,脉细。治法:益气温阳,活血调律。方药:增脉汤加减:炙麻黄10g,细辛3g,黑附子10g$^{(先煎)}$,仙鹤草12g,黄芪20g,赤芍12g,桂枝10g,炙甘草12g,杏仁15g,茯苓20g,陈皮15g,神曲20g,柿蒂12g,三七粉3g$^{(冲服)}$。7剂水煎服,每日1剂,每剂400mL,分2次早晚分服。

三诊:2017年6月30日。服药后症状明显改善,晨起后偶有咳白痰。舌淡,苔白,脉细。查体:血压120/70mmHg,心率62次/min,心律绝对不齐,第一心音强弱不等。治法同前,方药在原方基础上加用百部15g,瓜蒌20g。7剂水煎服,每日1剂,每剂400mL,分2次早晚分服。

四诊:2017年8月4日。服药后上述症状明显缓解,偶有晨起头闷感,纳可、眠可,二便调。继服原方6剂以固疗效。

【按】患者素体脏器亏虚,患病日久,损及阴阳,心阳亏损,胸阳不振,心脉不畅,故胸闷、心慌;心血瘀阻,则胸痛;肾阳亏虚,失于温煦则肢冷;阴虚津液不足,失于濡润则口干、咽干;阳虚不敛阴液则汗多。初诊予黄芪、鹿寿草、生地、麦冬益气温阳养阴;丹参、川芎、三七粉、山楂活血化瘀;现代药理研究认为延胡索、甘松、苦参、黄连可抗心律失常,故伍其以调律。二诊:患者胸闷、心慌改善,但出现晨起头闷感、咳痰、呃逆诸症,考虑阳气亏虚,水液不化,痰湿内生所致,故方药调整为增脉汤以加强温阳益气、振奋心阳之功。三七粉活血化瘀,陈皮、茯苓、酸枣仁意在健脾益气、化痰止咳,柿蒂降逆止呕。三诊时患者诸症明显改善,但时有咯痰,遂于前方基础上配伍百部、瓜蒌以加强清肺化痰之力,巩固疗效。

5. 窦性心动过缓

李某,女,55 岁。

初诊:2017 年 7 月 7 日。

主诉:反复头晕半年。

现病史:半年前无明显诱因出现头晕,自觉站立不稳,昏昏欲扑,偶有后背疼痛,乏力,多汗,纳可,眠安,二便调。舌质淡暗,苔白,脉沉细。

查体:血压 86/60mmHg,心率 58 次/min,律齐,心音可,各瓣膜听诊区未闻及病理性杂音。

既往史:甲状腺结节病史。

中医诊断:迟脉症,心阳不振,络脉痹阻。

西医诊断:窦性心动过缓。

治法:益气温阳,活血通络。

方药:增脉汤加减:炙麻黄 15g,细辛 3g,肉桂 12g,仙鹤草 20g,黄芪 20g,赤芍 12g,炙甘草 12g,桂枝 10g,酒黄精 20g,太子参 20g,鹿衔草 15g,益母草 15g,浮小麦 30g,防风 15g,延胡索 15g,粉葛根 20g,熟三七粉 3g$^{(冲服)}$。7 剂水煎服,每日 1 剂,每剂 400mL,分 2 次早晚分服。

二诊:2017 年 7 月 14 日。头晕症状较前好转,乏力明显缓解,仍有汗出。舌质淡暗,苔白,脉细。查体:血压 98/62mmHg,心率 62 次/min,

律齐,心音可,各瓣膜听诊区未闻及病理性杂音。患者病情好转,效不更方,继续予原方 7 剂,服法同前。

三诊:2017 年 7 月 21 日。头晕症状基本消失,无明显乏力,汗出大减。舌淡红,苔白,脉细。查体:血压 110/74mmHg,心率 68 次/min,律齐,心音可,各瓣膜听诊区未闻及病理性杂音。患者病情明显好转,继以原方 3 剂,嘱其后续服参仙升脉口服液以巩固疗效。

【按】该患者除阳虚见症外,又有表虚自汗征象,故辅以浮小麦、防风以固表止汗,以头晕为见症,故酌加葛根扩张脑血管,增加脑血流量,延胡索活血止痛可缓解背痛不适,又具有抗心律失常的药理作用。本案加减,标本兼顾,主次分明,愈后以中成药以巩固疗效,亦便于患者服用。

第五节 心肌炎医案

1. 窦性心动过缓

刘某,男,50 岁。

初诊:2016 年 5 月 6 日。

主诉:心慌、胸闷、气短 1 个月。

现病史:1 个月前外感后出现心慌,胸闷,气短,伴心前区隐痛,乏力,劳则加剧,于外院诊为病毒性心肌炎,经住院治疗后疗效不著而出院,遂来门诊求中医调理。舌质红,苔黄,脉沉细。查体:BP:110/70mmHg,双肺(-),心率:53 次/min,第一音减弱,律齐,二尖瓣听诊区可闻及 3/6 级收缩期吹风样杂音。X 线示:左室扩大,ECG示:左室高电压,心率 53 次/min。

中医诊断:迟脉症,热毒侵心。

西医诊断:病毒性心肌炎,窦性心动过缓。

治则:益气养阴,清热驱邪。

方药:心肌健方加减:黄芪80g,黄芩15g,蒲公英15g,蓝根20g,虎杖20g,大青叶20g,太子参30g,黄精20g,元参20g,丹参10g,炙甘草12g,苦参15g,仙鹤草20g,炙麻黄12g,细辛3g。每日1剂,水煎400mL,早晚温服(试服3剂,无明显毒副作用,可按方继服)。

二诊:2016年8月5日。临床诸症消失,查体:BP:120/75mmHg,心率65次/min。复查胸片同前,左心室再未扩大。遂停服上方2周,后因劳累时又感气短乏力,继服上方3个月后症状消失,随访1年病情稳定。

【按】外感邪毒,侵及心脉,心阳不振故心慌、胸闷、气短;瘀血内阻,不通则痛,故胸部隐痛;邪毒内踞日久,正邪相争,正气亏虚故乏力。本案以心肌健方以益气养阴、活血调律,患者心动过缓,考虑心阳不振所致,故以炙麻黄、细辛联用以鼓动心阳。辨证与辨症相结合,治证亦治症,故获效颇显。

2. 窦性心动过速

黎某,女,56岁。

初诊:2011年9月2日。

主诉:头晕伴心慌半年,加重伴胸痛1周。

现病史:半年前发热后感头晕、心慌,于外院诊断为心肌炎,住院治疗18d后出院,其后上症仍时有发作,甚则晕厥。1周前因外感上症再发加重,伴胸痛阵作,口干,乏力,纳一般,眠差,二便尚调。舌红少苔,脉细弦。

查体:血压110/70mmHg,双肺(-),心率132次/min,律齐,各瓣膜听诊区未闻及病理性杂音。ECG示窦性心动过速,心率138次/min。

中医诊断:心悸病,气阴两虚夹瘀。

西医诊断:病毒性心肌炎,窦性心动过速。

治则:益气养阴,活血安神。

方药:心肌健方加减:太子参20g,玄参20g,丹参30g,苦参15g,黄芪40g,黄精20g,姜黄15g,酒大黄12g,益母草30g,川芎15g,瓜蒌 30g,元胡 15g,三七粉 3g,(冲)柏子仁 30g,远志 15g,琥珀 10g(冲),炙甘草 12g。3 剂带方,每日 1 剂,水煎 400mL 早晚温服,无明显毒副作用,可按方继服,若有即停服。

二诊:2011 年 9 月 23 日。服药后诸症均有好转,过劳后感心慌明显,纳可、寐可,二便调。舌淡,苔薄白,脉弦细。查体:血压 120/70mmHg,心率 75 次/min。ECG 示窦性心律,心率 81 次/min,超声心动图示大致正常。上方加茯神 10g,继服。嘱:①避免过劳,预防感冒;②清淡饮食;③适当活动;④根据症状减轻可服 2 停 1 至服 1 停 1 至服 1 停 2,最后停服汤剂。追踪随访 1 年后,病情稳定,处于亚健康状态,工作学习生活如常人。

【按】本案亦予心肌健方加减,但因胸痛明显,故强化活血宽胸之品,酌加益母草、川芎、瓜蒌、元胡、三七粉等;心动过速致心室不能充分充盈射血,脑窍失养故头晕,心神不宁则眠差,治从安神定悸着手,故酌加琥珀、柏子仁、远志等安神之品,重镇安神与养心安神并用,心率得减,脑窍充盈,心神得安,睡眠则佳。心肌炎痊愈时间较长,往往需 1 年余,故嘱其注意生活饮食起居调摄以助康复。

3. 窦性心动过速、室性早搏

曹某,男,17 岁。

初诊:2013 年 7 月 26 日。

主诉:间断心慌、胸闷 1 年,再发加重 3d。

现病史:患者 1 年前因感冒后出现心慌、胸闷,于外院诊为病毒性心肌炎、频发多源室早,经治疗 9 个月后病情稳定。3d 前活动后上症再发,伴明显乏力、口干、多汗,纳食一般,二便调。舌淡红,苔薄白,脉沉细而结代。

查体:血压 105/65mmHg,双肺(-),心率 115 次/min,心律不齐,可闻及早搏,各瓣膜听诊区未闻及病理性杂音。心电图示窦性心动过速,频发室性早搏。

中医诊断:心悸病,气阴两虚夹瘀。

西医诊断:病毒性心肌炎,窦性心动过速,室性早搏。

治则:益气养阴,活血调律。

方药:复律汤加减:黄芪30g,太子参20g,麦冬20g,苦参15g,甘松12g,鹿角胶10g^(烊),羌活15g,元胡12g,川芎12g,茵陈20g,炙甘草15g,三七粉3g^(冲)。3剂带方,每日1剂,水煎400mL,分早晚温服。

二诊:2013年8月2日。心慌、乏力明显好转,现偶有胸闷,纳可、眠可,二便调。舌淡红,苔薄白,脉沉细。查体:血压110/66mmHg,双肺(-),心率106次/min,心律不齐,可闻及早搏,各瓣膜听诊区未闻及病理性杂音。拟上方加瓜蒌30g,6剂,水煎分早晚温服,每日1剂。

三诊:2013年8月9日。胸闷好转,现睡前偶有心悸,口干,纳可、眠可,二便调。舌淡红,苔薄白,脉沉细。血压115/70mmHg,心率97次/min,心律不齐,可闻及早搏,上方加柏子仁20g,元参15g,继服。

四诊:2013年8月30日。偶有心慌,余无明显不适,纳可,寐一般,二便调。舌淡红,苔薄白,脉沉细。血压125/72mmHg,心率88次/min,心律齐,未闻及早搏。上方继服。

五诊:2013年10月25日。夜休前偶感心慌,双手发冷,纳可、寐可,二便调。舌淡红,苔薄白,脉沉细。血压118/66mmHg,心率74次/min,心律齐,未闻及早搏。上方去茵陈加桂枝10g。续服1个月后,无明显不适,逐渐减服。

【按】本案心动过速伴室早频发,故治以复律,复诊过程中严格遵循"证"的变化灵活加减。苦参、甘松经现代药理研究证实有明显抗心律失常作用;方药的调整注重因时而变,本例初诊为仲夏时节,第五次复诊已入秋冬,故患者有夜休前心慌、双手发冷之症,乃由阳气不足、心阳不振所致,故去茵陈,酌加桂枝以温经通阳,则诸症得消。

4. 室性早搏

唯某,男,31 岁。

初诊:2017 年 8 月 4 日。

主诉:间断胸痛 1 周。

现病史:1 周前因受凉感冒后胸前区疼痛不适,无明显放射痛,发作后经休息可迅速缓解,每日可发作数十次,伴乏力,偶有左肩部及左上肢轻微疼痛。舌质淡红,舌尖红,脉沉细。

查体:血压 110/80mmHg,心率 74 次/min,律不齐,偶可闻及早搏,心音可,各瓣膜听诊区未闻及病理性杂音。心电图示:窦性心律,室性早搏。24h 动态心电图示平均心率 72 次/min,窦性心律+异位心律,室性早搏 10485 个。

中医诊断:胸痹心痛病,气阴两虚兼瘀。

西医诊断:病毒性心肌炎,室性早搏。

治法:益气养阴,活血调律。

方药:复脉汤加减:甘松 15g,苦参 12g,鹿角胶 12g$^{(烊化)}$,鹿衔草 15g, 黄连 12g,生地黄 12g,麦冬 20g,丹参 20g,焦山楂 20g,炙甘草 12g,延胡索 15g,粉葛根 20g,羌活 15g,板蓝根 20g,大青叶 20g,熟三七粉 3g$^{(冲服)}$。7 剂水煎服,每日 1 剂,每剂 400mL,分 2 次早晚分服。

二诊日期:2017 年 8 月 11 日。胸前区疼痛不适感较前减轻,无明显乏力,查体:血压 114/82mmHg,心率 68 次/min,律齐,心音可,各瓣膜听诊区未闻及病理性杂音。患者病情好转,效不更方,继续予原方 7 剂,服法同前。

三诊日期:2017 年 8 月 20 日。胸前区疼痛不适感基本消失,无乏力,纳可、眠可,二便调。继续原方 3 剂以巩固治疗。

【按】外感邪毒,侵及心脉,心血瘀滞故胸痛,心阳不振故室早频发;瘀血阻滞肢体经络,故左肩部及左上肢疼痛;邪毒内踞日久,伤及气阴,故乏力。方中鹿角胶、鹿衔草、生地、麦冬以益气养阴,板蓝根、大青叶以清热解毒,丹参、山楂、三七粉以活血化瘀,羌活行气通络止痛,配伍甘松、黄连、苦参、延胡索以抗心律失常。诸药共伍,以奏益气养阴、活血调律之功。

5.Ⅱ度Ⅱ型房室传导阻滞、Ⅲ度房室传导阻滞、室性早搏、室性逸搏、房性心动过速

苏某,男,5 岁。

初诊:2017 年 5 月 26 日。

主诉:心慌 1 个月。

现病史:患者于 1 个月前因感冒受凉后出现心慌,活动后加重,乏力,以双下肢为著,盗汗,纳可、眠可,二便调。舌尖红,苔白,脉细。查体:血压 100/60mmHg,心率 70 次/min,律不齐,偶可闻及早搏,各瓣膜听诊区未闻及病理性杂音。双下肢无水肿。心电图示窦性心律兼异位心律,异常心电图,高度房室传导阻滞,室性逸搏心律。24h 动态心电图示:窦性心律兼异位心律,平均心率 65 次/min,最慢心率 51 次/min,最快心率 165 次/min,室性早搏 41054 个,Ⅱ度Ⅱ型房室传导阻滞、Ⅲ度房室传导阻滞交替出现,阵发性房性心动过速。

中医诊断:心悸病,气阴两虚。

西医诊断:病毒性心肌炎,Ⅱ度Ⅱ型房室传导阻滞,Ⅲ度房室传导阻滞,室性早搏、室性逸搏,房性心动过速。

治法:益气养阴,清热解毒,活血调律。

方药:复脉汤加减:玄参 6g,丹参 10g,太子参 10g,苦参 6g,甘松 6g,黄连 6g,延胡索 6g,炙甘草 9g,大青叶 10g,板蓝根 12g,重楼 6g,生地黄 12g,酒黄精 12g,鹿角胶 9g^(烊化),鹿衔草 15g,川芎 10g。3 剂水煎服,每 2 日 1 剂,分 2 次早晚分服。

二诊:2017 年 6 月 2 日。心慌症状明显减轻,乏力改善,盗汗缓解。查体:血压 98/64mmHg,心率 68 次/min,律不齐,偶可闻及早搏,各瓣膜听诊区未闻及病理性杂音。患儿症状较前改善,效不更方,继续予 6 剂以巩固治疗。

【按】患者年幼,感受邪毒,侵犯于心,心脉受损,则感心慌;邪毒内侵日久,伤及气阴,气虚运化无权,四肢失养故乏力;气虚卫外不固,阳不敛阴,则汗多;心阴亏损,心脉失养,故期前收缩频发。方中太子参、生地、鹿角胶、鹿衔草益气养阴,大青叶、板蓝根、玄参、重楼清热解毒,配伍丹参、川芎活血化瘀通络,苦参、甘松、黄连、延胡索以调律抗心律失常。诸药合用,共奏益气养阴、清热解毒、活血调律之功。

第六节 心悸病医案

1. 冠心病、心律失常、房颤

姬某,男,75 岁。

初诊:2015 年 3 月 12 日。

主诉:间断胸闷、心慌半年。

现病史:近半年来,自觉胸闷心慌,活动后加重,尤其心前区跳动感明显,口服胺碘酮可缓解,无胸痛,伴有全身乏力,纳差,夜寐可,小便调,大便干燥。

查体:血压 130/85mmHg,双肺(-),心率 116 次/min,心律绝对不齐,第一心音强弱不等,各瓣膜听诊区未闻及病理性杂音。心电图示:快速房颤。舌暗红,苔薄黄,脉沉细而结代。

既往史:既往体健。

中医诊断:心悸病,气阴两虚。

西医诊断:冠心病,心律失常,房颤。

治法:益气养阴,活血复律。

方药:复律汤加减:炙甘草12g,黄芪20g,苦参15g,生地12g,麦冬12g,鹿角胶12g^(烊),淫羊藿15g,川芎15g,甘松12g,仙鹤草15g,鹿衔草20g,酒黄精20g,玄参20g,太子参20g,枳壳15g,酒大黄10g,

紫石英20g,三七粉5g^(冲)。6剂水煎服,每日1剂,分早晚服用。

二诊:2015年3月19日。服药后心慌稍缓解,仍觉胸闷,全身乏力,纳差,夜寐可,二便正常。查体:血压130/85mmHg,双肺(-),心率98次/min,心律绝对不齐,第一心音强弱不等,各瓣膜听诊区未闻及病理性杂音。舌暗红,苔薄黄,脉沉细而结代。继续服用上方。6剂,水煎服。

三诊:2015年3月26日。服药后心慌明显减轻,时有胸闷,偶有乏力,纳可,夜寐可,二便调。查体:血压130/85mmHg,双肺(-),心率76次/min,心律绝对不齐,第一心音强弱不等,各瓣膜听诊区未闻及病理性杂音。舌暗红,苔薄黄,脉沉细而结代。继续服用上方。连服30剂后,偶有心慌、胸闷,再无乏力感。

【按】阳气衰弱,不能温养心脉,故血液运行不畅,心悸不安,方中炙甘草甘温复脉,以利心气,黄芪、太子参补气,生地、麦冬养心阴,鹿角胶、鹿衔草、甘松、苦参调节心律,淫羊藿温补肾阳,川芎活血化瘀,患者大便干燥加用枳壳、酒大黄。诸药配合,能使气血充盈,则心动悸而脉结代之症可解。

2. 冠心病、心律失常、房性早搏

宋某,男,56岁。

初诊:2015年5月14日。

主诉:间断心慌1年。

现病史:1年前无诱因出现心慌,持续数分钟或至数小时,心烦,偶伴胸闷气短,无胸痛,纳可,夜寐可,二便调。查体:血压130/68mmHg,心率90次/min,心律不齐,可闻及早搏。心电图示①窦性心律;②频发房性期前收缩。舌淡红,苔薄白,脉沉细。

既往史:既往体健。

中医诊断:心悸病,气阴两虚。

西医诊断:冠心病,心律失常,房性早搏。

治法:益气养阴,活血调律。

方药:复律汤加减:炙甘草12g,黄芪20g,苦参12g,生地20g,黄连12g,丹参20g,麦冬20g,鹿角胶10g^(烊化),淫羊藿10g,川芎15g,甘松12g,三七粉5g^(冲服)。6剂水煎服,每日1剂,分早晚2次服用,其中三七粉每次服用2.5g。

二诊:2015年5月21日。服药后心慌发作次数较前减少,偶有胸闷气短,咽干,纳可,夜寐可,二便调。查体:血压132/80mmHg,心率80次/min,心律不齐,可闻及早搏。舌淡红,苔薄白,脉细。上方加当归15g,6剂水煎服。

三诊:2015年5月29日。服药后偶有心慌,余未诉不适。查体:血压128/66mmHg,心率78次/min,心律齐。舌淡红,苔薄白,脉细。继服上方。30剂后心慌、胸闷均未发作。

【按】该患者年近六旬,脏气渐亏,气阴两虚,心神失养,故而心慌、胸闷,或伤及肾阴,致肾水素亏,水不济火,虚火妄动,上扰心神,故心烦。舌淡红,苔薄白,脉沉细均为心血不足的表现。治疗上在益气养阴、活血调律的同时,还要补养心血。

3. 心律失常、房颤、房扑、完全性左束支传导阻滞

刘某,男,50岁。

初诊:2016年3月5日。

主诉:间断心慌伴头晕半年。

现病史:患者自诉半年来无明显诱因出现间断心慌伴头晕,短则持续1~2h,长则可达4h,于外院诊为"阵发性房颤/房扑",予服胺碘酮后控制可,但出现肝损害故予停服,纳可,眠差,二便调。

查体:血压120/60mmHg,双肺(-),心率87次/min,心律绝对不齐,第一心音强弱不等,各瓣膜听诊区未闻及病理性杂音。动态心电图示:窦性并异位心律,阵发性房颤,阵发性房扑,完全性左束支传导阻滞,ST-T改变。舌暗红,苔白腻,脉弦结代。

既往史:高血压病史。

中医诊断:心悸病,气阴两虚夹瘀。

西医诊断：心律失常，房颤，房扑，完全性左束支传导阻滞。

治法：益气养阴，活血通络。

方药：复律汤加减：炙甘草12g，黄芪20g，苦参15g，生地15g，黄连12g，丹参20g，麦冬20g，鹿角胶10g$^{(烊)}$，淫羊藿15g，川芎15g，甘松12g，酸枣仁30g，茯神10g，酒黄精20g，生山楂20g。6剂水煎服，每日1剂，分早晚服用。

二诊：2016年03月12日。服药后心慌、头晕程度较前减轻，偶有胃部不适感，偶有后背疼痛，诉颠顶疼痛时测血压升高，纳可，眠改善，二便调。查体：血压140/100mmHg，双肺(-)，心率74次/min，心律绝对不齐，第一心音强弱不等，各瓣膜听诊区未闻及病理性杂音。舌淡红，苔白腻，脉细结代。上方基础上加葛根20g，6剂，水煎服。

三诊：2016年3月19日。药后偶有心慌，持续数分钟即可缓解，余无明显不适，纳可，眠差，诉夜间心烦但自扪脉律齐整，二便调。查体：血压140/80mmHg，双肺(-)，心率65次/min，心律绝对不齐，第一心音强弱不等，各瓣膜听诊区未闻及病理性杂音。舌淡红，苔白略腻，脉细结代。上方基础上加地骨皮、夜交藤、合欢皮、莱菔子各20g，连服20剂后未再出现心慌等不适。

【按】心律失常包括节律及频率的异常，中医认为心律失常的发生多由于心肾脾阳气衰微，阴寒内盛及痰阻、血瘀、寒凝引起。病理变化主要有虚实两方面：虚者为气血阴阳亏损，使心失所养，以致心悸；实者多由痰火扰心，水饮上凌或心血瘀阻，气血运行不畅而引起。虚实之间可以相互夹杂或转化，实证日久，病邪伤正，可分别兼气血阴阳之亏损，而虚证也可因虚致实，兼见实证的表现。方中生地、麦冬滋阴，甘松、苦参、鹿角胶调节心律，丹参、山楂活血化瘀，酸枣仁、茯神安神定志，二诊、三诊根据病情变化酌加活血清心之品，标本兼治，共收良效。

4. 心律失常、窦性心动过缓

马某，男，65岁。

初诊:2014 年 7 月 18 日。

主诉:阵发性心慌 3 年,加重 1 个月。

现病史:患者 3 年来每遇紧张或劳累后出现心慌,休息后可缓解。1 个月前因劳累心慌再发,自觉心慌,伴胸闷、胃脘胀满、乏力,纳可,眠差,小便调,便秘。查体:血压:110/70mmHg, 双肺(-),心率 58 次/min,律齐,各瓣膜听诊区未闻及病理性杂音。心电图示:窦性心动过缓,心率 52 次/min。胸片:心肺未见异常。舌暗红,苔白腻,脉细迟。

中医诊断:心悸,脾肾阳虚。

西医诊断:心律失常,窦性心动过缓。

治法:益气养阴,活血调律。

方药:复律汤加减:鹿角胶 12g,鹿寿草 20g,甘松 12g,苦参 12g,羌活 15g,降香 10g,郁金 12g,枳实 12g,三七粉 5g,黄芪 20g,茯神 10g,远志 12g,炙甘草 12g。3 剂带方,水煎 400mL,每日 1 剂,分早晚温服。

二诊:2014 年 7 月 25 日。服药后自觉心慌减轻,仍感胃胀,眠差,二便调。查体:血压:120/70mmHg,双肺(-),心率 62 次/min,律齐,各瓣膜听诊区未闻及病理性杂音。舌质红,苔白腻,脉细。上方去枳实加枳壳 12g,瓦楞子 12g,茯神 10g,酸枣仁 30g,12 剂继服。

三诊:2014 年 8 月 8 日。服药后病情一直较稳定,因近日劳累心慌再发,自感乏力,胃脘胀满有所减轻。舌淡红,苔薄白,脉沉细。嘱继服上方 12 剂。

四诊:2014 年 9 月 5 日。患者未诉心慌、胸闷、乏力等不适,胃脘胀满减轻,纳可、眠可,二便调。舌淡红,苔薄白,脉细。遵上方继服,可根据病情调服法,服 2 停 1 或服 1 停 1,以保持疗效,稳定病情。

【按】患者因精血不足而虚劳乏力,方中鹿角胶、鹿寿草补肾壮阳、活血通络,补虚血亏,以助阳气。苦参、甘松治心腹气结,宽胸健脾,理气止痛,除心腹痛满。鹿角胶、鹿寿草、甘松、苦参四药配伍,得以补肾壮阳,补心气不足,调节心律。羌活、降香、枳壳以宽胸理气、消滞镇痛,辅以三七以促活血化瘀。心律失常多因气血不足而致,所以酌加黄芪以补益心气,使气血充盈,气引血行,枳实与枳壳是消积化痰、行气消滞之药,枳实力强在临床上为破气药,枳壳力较缓,在这里用枳壳、瓦楞子以消胃胀满痛。在此用朱茯神、酸枣仁以安神定志,调畅情志以助康复。

5. 病毒性心肌炎、心律失常、房性早搏

王某,男,12 岁。

初诊:2015 年 9 月 18 日。

主诉:心慌伴胸闷、气短 3 个月。

现病史:患者自诉 3 个月前因感冒于外院诊治,症状减轻,但 2 周后出现心慌伴胸闷、气短,乏力明显,于外院进一步诊治疗效不显,遂求诊于我院。患者形体消瘦,面色灰暗,少气无力,精神倦怠,心慌,气短,胸闷,全身乏力,自觉活动后上症加重,并伴有面部麻木,纳寐差,小便调,大便稀。查体:血压 110/70mmHg,双肺(-),心率 98 次/min,心律不齐,可闻及早搏,心音尚可。辅助检查:心电图示:窦性心律,房早,ST-T 改变。舌质淡红,苔薄白,脉细数。

中医诊断:心悸,气阴血虚,瘀血阻络。

西医诊断:病毒性心肌炎,心律失常,房性早搏。

治法:益气养阴,清热调律。

方药:四参汤加减:玄参 15g,丹参 12g,苦参 12g,太子参 15g,川芎 15g,远志 12g,柏子仁 20g,麦冬 20g,党参 20g,板蓝根 20g,大青叶 20g,炙甘草 12g。6 剂,每日 1 剂,水煎 400mL,分早晚温服。

二诊:2015 年 9 月 25 日。药后心慌、胸闷、气短等症均减轻,活动后仍感乏力,纳差,眠差梦多,小便调,服药后大便溏稀,每日 3~4 次。查体:血压 110/70mmHg,心率 82 次/min,心律不齐,早搏减少,心音尚可。舌质淡红,苔薄白,脉细。上方加黄芪 20g、酸枣仁 30g,

12剂继服,配服凝结芽孢杆菌活菌片。

三诊:2015年11月20日。患者坚持按方服药,诸症均有明显改善,现偶感乏力,纳可、寐可,二便调。查体:血压112/74mmHg,心率73次/min,律齐,未闻及早搏,心音尚可。舌质淡红,苔薄白,脉细。上方去酸枣仁,8剂,服2停1,继服1停2。患者病情已好转,服药可逐渐减少,以巩固疗效。

【按】心悸病机无外虚实两种,气血阴阳亏虚,心失所养,邪扰心神,心神不宁。本案例为青少年,证属气阴两虚,心神失养,加之感冒病邪内侵,热毒攻心,出现心悸,心律失常。治则以益气滋阴,清热安神定悸为主。方药以玄参、丹参、太子参、苦参为主药,玄参滋阴益精,太子参补气生精,丹参活血化瘀,破缩血,生新血,活血通心络,苦参去心腹气结,4味合用可活血通络,滋阴益气,养心、安神、定志。既有清热、解毒、去烦、驱邪之效,又能防病邪内侵,热毒得除,便心神得安,加川芎以增强活血化瘀,党参以助太子参益气养血,麦冬以助玄参滋阴强心,清利心肺,柏子仁、远志以安神定志,板蓝根、大青叶以清热解毒,炙甘草调和诸药。此方配伍精良,患者服之多有疗效,诸症得以好转。

第五章　师徒对话

第一节　苏亚秦与张栩师徒对话(冠心病)

一、中医对冠心病的认识

张栩(徒)：请问老师,冠心病从中医学的角度如何认识和理解?

苏亚秦(师)：要认识西医所论述的冠心病,首先要有人体解剖及生理相关知识,要了解人体内的许多动脉、静脉以及各级分支血管和心脏一起共同构成机体的心血管系统,血管内含氧的动脉血由动脉运输,血管内缺氧的静脉血由静脉运输,但肺动脉是唯一一条运输静脉血的动脉。血液在静脉内回流入心脏的速率与心脏泵出血液的流速相等,平均约每分钟完成一次全身循环。心脏的双泵结构：静脉血流入右心,被右心泵入肺进行气体交换,与氧结合成含氧动脉血,动脉血自肺流入左房左室,被左心泵达全身,机体才能耳听、目视,脑才有思维考虑问题,四肢百骸才能活动行走。心脏的活动需要大量供氧(需要量仅次于脑),需要丰富的血液供给。在心脏内循环的血液不能供应心肌本身,心脏的血供依靠一套独立的血管网,称作冠状动脉系统。它们来自主动脉根部分出的右冠状动脉及左冠状动脉,左冠状动脉又分为前降支和回旋支,同时冠状动脉伴随着冠状静脉,其静脉负责将缺氧血液及代谢产物运离心脏,汇合后流入心脏背侧的冠状窦,经此窦回流入右心房。当你了解心脏内部的供血供氧系统及冠状动脉的情况后,自然而然就容易理解,一旦任何一支冠状动脉狭窄或堵塞,均可导致心肌缺血缺氧,人体就会出现诸多临床症状。冠状动脉粥样硬化性心脏病简称冠心病,是在冠状动脉粥样硬化导致管腔狭窄的基础上,冠状动脉供血不足,心肌发生急性或短暂性缺血缺氧引起的临床综合征。冠心病是心血管系统的常见病、多发病。

我国古代医籍中虽然没有冠心病这个病名,但有许多描述冠心病的症状和体征的相关记载。早在《素问·藏气法时论》曰:"心病者,胸中痛,胁支满,胁下痛,膺背肩胛间痛,两臂内痛",是对冠心病疼痛部位的描述;《灵枢·厥病》曰:"真心痛,手足青至节,心痛甚,旦发夕死,夕发旦死",是对冠心病急性心肌梗死并发休克及病情转归与预后的描述。汉代张仲景在《金匮要略》中对胸痹心痛有专病专篇论治,《金匮要略·胸痹心痛短气》有"胸痹之病,喘息咳唾胸背痛,短气"以及"胸痹,不得卧,心痛彻背"等记载,是对冠心病合并心力衰竭的描述。历代中医古籍对冠心病的记载为后世医家研究探讨冠心病奠定了基础。

张栩(徒):本病的发生与年龄及生活习惯相关吗?

苏亚秦(师):本病多在中年后发生,首有先天禀赋不足,后有生活习惯不当,如饮食不节、情志不畅如恐惧紧张、过度劳累、昼夜颠倒、酗酒及吸烟等,日久均可导致脏腑功能衰退(包括调节、代偿、免疫等功能的减退)而成为本病发生的主要原因,同时亦是该病发作的诱因,尤其情绪激动、劳累过度,甚至饱食是诱发加重本病的重要因素。本病虽属中老年疾患,但近年来有年轻化的趋势,现代人生活节奏的加快、工作压力的增大以及生活环境的恶化(主要指空气水质的污染、食品添加剂的繁多)均可导致人体脏腑功能的障碍而致病。需要指出的是,以上因素均可导致本虚标实之证,本虚多为气虚、气阴两虚及阳气虚衰,标实有血瘀、寒凝、痰浊、气滞等,但常相兼为病,如气滞血瘀、寒凝气滞及痰瘀互结等。

二、中医对冠心病病因病机的认识

张栩(徒):请问老师,冠心病的病因病机是如何认识的?

苏亚秦(师):中医学对冠心病的病因病机有较多研究与记载,发病多与寒邪内侵、饮食不当、情志失调及年老体衰等相关。病机有虚实两方面,实为寒凝、气滞、瘀血、痰阻等痹遏心阳、阻滞心脉;虚为心脾肝肾亏虚或心脉失养,《黄帝内经》有"忧思则心系急,心系急则气道约,约则不利"之论,又指出"手少阴气绝则脉不通,脉不通则血不流"。由此可见,古人对心痛的认识,归属于心脏病变,病位在心但与脾肾有关,其发病机理,主要是气血不通,不通则痛。中医有"气为血之帅,血为气之母,气行则血行,气滞则血凝"之说,其心主脉,脉为血之府,血循脉中,周流不息,而血液的循行,依赖于心阳的鼓动,若心阳不振,则血流不畅。心脏以血为体,以阳为用,体和用两者是相辅相成、息息相关的,若有偏衰,均可成疾。由此所见心阳不振、心脉痹阻、血瘀所致是其病因病机。

张栩(徒):您在冠心病的诊治中,其辨证要点是什么?

苏亚秦(师):其辨证要点是:①辨虚实:实者应区分寒凝、痰阻、瘀血、气滞的不同,本虚又应区别阴阳气血亏虚的不同;②辨疼痛:疼痛发生的部位、性质及疼痛程度对于分清证型及判断预后有重要意义。

三、冠心病的中医药施治

张栩(徒):老师,您在临床是遵循什么思路如何治疗冠心病的?

苏亚秦(师):该病的治疗遵循着中医的辨证施治进行,即辨证求因、审因论治、依法选方及据方议药。治病必先求本即找病因,寻找病机及病位方能立法选方。病因是致病的根源,病位是发病的所在,病机是疾病发生的机理,症状是病情的具体表现,其大多数症状多可随病因病机的改善减轻或消除。依胸痹心痛而言,病因是先有心血之痹阻,并有阳气之不足,病位在心脉,病机是血瘀不通才有心痛的症状或牵及其他诸脏腑的症状。

张栩(徒):老师,您的自拟方组方思路是什么?

苏亚秦(师):中医传统的组方思路是在辨证论治思想的指导下,区分病情或病因中的主次矛盾而组方议药加以治疗。就胸痹心痛而言,多以心痛为主要矛盾,投以活血化瘀之剂,常用冠心二号方、活络效灵丹、血府逐瘀汤及桃红四物汤之类化裁,每多能获得较快的疗效,症状缓解但多持时不长,病情易于反复发作。我在多年的临床实践中悟出其理,"治病必求于本"以探求病因、病位,尤其是病机的探索,再加上症状的防治,才拟出"冠心灵"一方,经过多年临床的反复验证,证实其具有持久稳定的临床疗效,病情反复发作者较少,多数患者可达亚健康状态。

张栩(徒):老师,您治疗冠心病的冠心灵一方有何特点?

苏亚秦(师):我通过多年的临证积累,总结出冠心灵方作为治疗冠心病的基础方,其组成为:瓜蒌、黄芪、葛根、丹参、川芎、赤芍、羌活、降香、三七粉等,功效:宽胸理气、活血化瘀。方中瓜蒌、黄芪、葛根3味药是针对病因而设的药物,瓜蒌为开胸顺气之要药,能荡胸中的郁热,可消肺经的痰结,有宽胸降气、润肠通便的作用;黄芪为益气药之首选,既有补气健脾升阳之效,又有强心保护心肌之功能,改善异常的血流变状态及抑制血小板功能的作用;葛根为补虚升阳之要药,能解肌止痉、生津止渴,有抗心肌缺血、抗心律失常、抗血小板聚集、扩张血管改善微循环、降压、降糖、降脂、抗氧化等诸多作用。丹参、川芎、赤芍3味是针对病位、病机的药物,《妇人明理论》有云"一味丹参散,功同四物汤",丹参为活血之要药,其味苦,性微寒,有活瘀血、生新血、凉血、安神等作用;川芎味辛,性温,有行气活血、搜风开郁的作用,为血中气药,上行头目,下行血海,辛温走窜,走而不守,是行气活血的常用药;赤芍味辛苦,性微寒,有活血散瘀、凉血、止痛,善治血瘀疼痛之症。羌活、降香、三七这3味药是为心痛症状而设,羌活除有辛温解表之外,祛风是它的一大特点,有较强的镇痛作用,尤其对胸背颈项疼痛,有良好的作用;降香有行气化瘀、消肿止痛的作用,羌活和降香配伍有良好的协同作用;三七既可祛瘀止血,又可活血止痛,有溶栓、降压、抗动脉粥样硬化及抗心律失常的作用,同时亦可降脂、降糖、抗衰老、促进蛋白质合成等。

张栩(徒):老师,冠心灵在临床治疗中如何随症加减?

苏亚秦(师):在临床的诊治中要根据病情的轻重、体质的强弱、季节的不同,随时调整加减作用力强弱不同的药物,如对病因可依次调用:黄芪、太子参、西洋参、党参、红参、高丽参等,对病位病机所用活血之品,可逐次调用:川芎、赤芍、桃仁、红花、三棱、莪术、水蛭、虻虫等,对症状而设镇痛药物可慎调:乳香、没药、元胡、白芷等。眩晕伴高血压者可选加天麻、钩藤、龙胆草、黄芩、生石决明、地龙等,心悸者选加柏子仁、远志、珍珠母、川连等,心律不齐属心率偏快者加丹参、川连,心率偏慢者加炙麻黄、细辛等,脉结代者可选苦参、甘松、羌活、炙甘草等。上述药味的剂量可根据病情、季节、地域等变化灵活加减,不可拘泥。

张栩(徒):好的,我明白了,通过您的讲解,我体会到冠心病是以"通则不痛、痛则不通"为治疗原则指导用药的。此病的发生和发展均为气血失调而致脉络瘀阻,各证型均不同程度地存在着血行瘀阻之征象。在临床上应适量选用扩张冠状动脉,增加血流量的药物,即活血化瘀通络药物。高血压、高血脂是形成冠状动脉粥样硬化的重要因素,对血压高或血脂高的冠心病患者,在临床治疗时,还需适量加入有降血压或降血脂的药物,以降低血液黏稠度。本病在临床治疗中,应根据疾病的转化,结合证候,辨明虚实缓急,确定祛邪扶正的主次,以达到最佳效果,更好地体现中医辨证论治的精髓。

第二节　苏亚秦与魏菊萍师徒对话
（胸痹心痛病痰瘀互结证）

魏菊萍(徒)：请问苏老师,胸痹心痛病中痰瘀互结是如何形成的?

苏亚秦(师)："痰"之为病非常广泛。它不仅指排出体外的有形之痰,而且还泛指表现为"痰"的特异症状。"湿"这里是指内生之湿,而非外邪"六淫"的湿邪,内湿既是一种病理产物,又是致病的因素。内湿由脾不健运而生,故脾虚则湿聚,湿聚则生痰,阻于脉络则发为形体肥胖、胸闷、眩晕、肢体麻木等症状。瘀血主要是由七情内伤,或怒伤血逆,血不归经,形成瘀血,致使心脉痹阻不通;或忧虑伤脾,阻滞营血化生,而生痰浊,亦可导致营血瘀滞不通,痰浊与瘀血互结于胸中,而成胸痹。或久食膏粱厚味,及过食生冷,可致中焦脾胃损伤,运化失司,津液代谢失调,聚湿成痰,痰浊上扰,阻于心胸,则血行亦阻,心脉痹阻而成胸痹。此种疾患多发生于中老年患者。胸痹的临床表现最早见于《黄帝内经》,但在《金匮要略》才正式提出胸痹的名称。

魏菊萍(徒)：张仲景提出的"阳微阴弦"为什么说是中医辨证治疗的重要证据?

苏亚秦(师)：汉代张仲景提出的"阳微阴弦",是中医辨证治疗胸痹的重要证据,是对胸痹心痛病因病机的高度概括。心为"君主之官"为阳脏,年老体衰,久病失养,或病邪久居,心阳失其温煦,血脉艰涩和凝滞,因此《金匮要略·胸痹心痛短气病脉证治第九》提出："夫脉当取太过不及,阳微阴弦,即胸痹而痛,所以然者则其极虚也,今阳虚知在上焦,所以胸痹心痛者,以其阴弦故也。"张仲景也提出温阳通脉的主要治法,并运用于临床。

魏菊萍(徒):为什么胸痹心痛病的后期以痰瘀互结为主要见症?

苏亚秦(师):胸痹为本虚标实或虚实同见,虚证有气虚、血虚、阳虚、阴虚,实证主要是"痰"和"瘀",后期往往以痰瘀互结证为主。气为血帅,血为气之母,血在脉中运行,有赖于气的推动,维持气机的正常功能又要靠血的滋养,若两者功能失调,则可产生瘀血,叶天士谓"久病必治络,其谓病久气血推行不利,血络之中必有瘀凝"。所以气虚则无力推动血液运行,血行缓慢,日久则血瘀,瘀血阻于经脉,阻碍气机的运行,同样可影响津液的代谢。气机不畅则影响水谷精微的化生,反而聚湿生痰。而痰浊的形成与肺脾肾三脏关系密切,其中尤以脾脏为关键,脾为后天之本,气血生化之源,饮食水谷入胃,须脾之健运,方能化生精微,上奉于心,变而司呼吸,是心中阳气之根源。气和血皆由脾土化生,脾不健运,则气血亏乏,心阳不振,或者痰浊内生浊邪壅遏,阻塞脉道,则生瘀血,痰浊与瘀血互结胸中,又相互化生,所以在胸痹的中后期以痰瘀互结为主要病机,只是二者也有主次之分,在临床辨证时要依据症状。

魏菊萍(徒):请老师谈谈痰瘀互结的临床表现?

苏亚秦(师):《金匮要略》中对胸痹的痰饮证有系统描述,《金匮要略·胸痹心气短心痛脉证治》中云:"胸痹之病,喘息咳唾,胸背痛,短气寸口脉沉而迟,关上小紧数""胸痹心中痞气,气结在胸,胸满胁下逆抢心"等,瘀血在胸痹中的表现可见于"背痛胁胀,胸烦咽干,手足青至节,朝发而暮殂矣"。《医说》云:"故有患胸痹者,心中急痛如锥刺,不得仰卧。"临床上胸痹的主症可见胸闷胸痛,伴有头重身困,口黏有痰,恶心呕吐,纳呆脘胀,舌质紫暗或紫斑,苔腻,其中尤以苔腻质暗为主,脉滑或数,或舌下脉络怒张;偏于血瘀者可见胸痛明显,痛有定处,入夜更甚,尤以舌紫暗或有瘀斑为主;偏于痰浊者可兼肢体困重,气短喘促,形体肥胖等症状。

魏菊萍(徒)：请问老师痰瘀互结证的治疗原则是什么？

苏亚秦(师)：治疗原则应急先治其标，缓则治其本。祛邪常以活血化瘀、辛温通阳、泄浊豁痰为主，扶正固本应以温补阳气、滋阴益肾为主。

魏菊萍(徒)：请问老师具体应如何用药？

苏亚秦(师)：如上所述，该病为本虚标实，或虚实相兼，首立其法为宽中理气，活血通络。即可用自拟方"冠心灵"加减化裁而应之，痰湿过重者加菖蒲、竹沥、浙贝母之类强化化痰，寒湿重者加温通散寒的细辛、官桂、干姜，气虚者可用炙黄芪、人参、白术，胸痛甚者可加用乳香、没药、元胡等。总之用药要随病情的发展而灵活运用，不能拘泥。

魏菊萍(徒)：谢谢老师！通过您的讲授我体会到胸痹心痛病痰瘀互结是指痰浊和瘀血互结胸中，常出现在胸痹的后期，和心脾肾关系密切。要理解所谓的"痰"是指有形之痰和无形之痰，常见有口黏有痰，纳呆脘胀，头身困重，恶心呕吐，形体肥胖等，治疗上分清急缓，急则治标，缓则治本，治疗上在活血化瘀、理气豁痰的同时，结合病人的症状根据瘀血、痰浊的偏盛灵活加减药物以提高临床疗效。

第三节　苏亚秦与魏菊萍、艾颖娜师徒对话(高血压)

一、中医对高血压的认识

魏菊萍(徒)：老师，请您谈谈对高血压的认识。

苏亚秦(师)：何为血压？心脏就像一台高速运转的水泵，而血管像有弹性的输水管道，把心脏泵出的血液连续不断送至全身各处，心脏不停地跳动，推动血液，这种由于心脏收缩所产生的压力，通过血液作用在血管壁上,称为血压。心脏的跳动分 2 个时相(收缩及舒张),收缩时动脉内压力最大,其顶峰称"收缩压",亦称高压,而心脏舒张时,动脉内压力下降,称"舒张压",亦称低压。高血压顾名思义是指血压升高了、不正常了,从而产生的病理状态。高血压分为原发性高血压和继发性高血压,我们通常所说的高血压是指原发性高血压病,是以血压升高为主要临床表现的心血管综合征。高血压是多种心、脑血管疾病的重要病因和危险因素,影响重要脏器如心、脑、肾的结构与功能,最终导致这些器官的功能衰竭,迄今仍是心血管疾病死亡的主要原因之一。

艾颖娜(徒):请问老师,原发性高血压的病因是什么?

苏亚秦(师):原发性高血压是遗传易感性和环境因素相互作用的结果。高血压具有明显的家族聚集性,约60%的高血压患者可询问到有高血压家族史。环境因素方面,如高钠、低钾饮食是我国大多数高血压患者发病主要的危险因素之一。此外超重与肥胖因素不容忽视,腰围男性≥90cm 或女性≥85cm 者发生高血压的风险是腰围正常者的 4 倍以上。饮酒、精神紧张均与发病程度呈正相关。高血压的发病机制主要集中在交感神经兴奋、肾性水钠潴留、RAAS系统激活、胰岛素抵抗等方面,在此不一一赘述了。

艾颖娜(徒):中医对高血压是如何认识的?

苏亚秦(师):在中医学中虽无高血压这一病名,但其头晕、头痛等症状使得本病可归属于中医"眩晕""头痛"等病范畴。尤其眩晕是指由于风、火、痰、虚、瘀引起清窍失养,临床上以头晕、眼花为主症的一类病证。其轻者闭目可止,重者如坐车船,旋转不定,不能站立,或伴有恶心、呕吐、汗出、面色苍白等症状,严重者可突然仆倒。历代医籍对眩晕的记载有很多,比如《黄帝内经》中说:"诸风掉眩,皆属于肝。"告诉我们眩晕与肝的关系密切,又说:"上虚则眩",告诉我们虚也可以致眩。元代朱丹溪又提出了"无痰不作眩",到了明代张景岳又提出了"下虚致眩"的理论。时至今日,这些理论仍值得我们借鉴。

二、中医对高血压病因病机的认识

魏菊萍(徒):请问老师,中医学对高血压的病因是怎么认识的?

苏亚秦(师):众所周知,中医是一种宏观医学。它对疾病的认识是从临床症状开始的,通过对疾病的发生发展过程中所表现出来的不同"证候"进行综合分析、归纳,最后才推论出该病的病因病机,我们把这种方法叫作"审证求因"。中医认为高血压病的发生是由于肝、肾、心以及冲任等经络的阴阳、气血失去平衡所致。本病的病位在肝,累及肾、心、脾三脏,可由七情内伤、饮食不洁、劳逸不适、起居失调以及先天禀赋不足、体质虚衰等原因,导致风火痰虚瘀等病理变化而发病。

魏菊萍(徒):如何理解七情内伤?

苏亚秦(师):七情是指喜、怒、忧、思、悲、恐、惊7种情志变化,当某种情志太过时,就可能演变成致病因素,精神状态不佳会导致形体发病,即所谓"神(精神、七情)伤形(躯体、形体)",反之亦然。《黄帝内经》说:"百病生于气也。怒则气上,喜则气缓,悲则气消,恐则气下,惊则气乱,思则气结",由此可见情志变化过激每多影响人体内脏功能失调,从而引起疾病发生,由此称"七情内伤"。七情影响最大的是肝心二脏,据中医"脏腑学说"理论,肝藏血,主疏泄,性喜条达而恶抑郁,情志为怒,当人发怒后会致肝疏泄功能失调,产生肝气郁结,肝气上逆,甚则"气有余便是火",而出现肝火上炎的病理表现,如头晕、头痛、面红、目赤、目眩、鼻衄甚则昏仆气绝等危症。心脏在中医认为是"君主之官",是人体主要脏器之一,有"主神明"和"主血脉"的功能,所谓"神明"是指情志和思维活动的中枢,心"主血脉"又为人体生命活动的中心。由此可知,中医的"心"实际上包括现代医学心脏和大脑功能在内的人体情志的变化,大喜大悲等无不扰乱神明,导致心的功能失调,如思虑过度、耗伤营阴、心阴不足、心火亢盛而内扰等,则出现心悸、怔忡、心烦、失眠、梦遗、盗汗等症状。由此可见七情内伤而引起的肝心二脏受损,导致阴阳气血失调,是导致高血压病的主要病因之一。

魏菊萍(徒):如何理解饮食不节?

苏亚秦(师):《黄帝内经》指出:"仆击、偏枯……,甘肥贵人则膏粱之疾也。"明代张介宾更是指出高血压、中风是由于"酒色过度",所以突然"昏愦""仆倒",临床中每多发现过食厚甘厚味(膏粱)或嗜食盐酱者,其血压比一般人高得多,饮食无度,甚至酒后入房,淫欲无度者,常可引起血压骤升,甚而诱发中风。另有饮食失调,损伤脾胃功能者,导致脾虚运化失司,痰湿内滞,阻于脉中,或因脾虚而无以生化气血,导致气血两虚的病理变化。

魏菊萍(徒):如何理解劳逸失调?

苏亚秦(师):劳逸失调是引起人体内脏阴阳气血失调的重要因素之一,同样可影响高血压病的发生发展。体力过劳是一方面,但中医学把性生活过于频繁,导致体力、精气耗伤,也归于过劳,称"房劳"。中医学认为肾为"作强之官",主骨生髓,又主藏精,司人的性及生殖功能。《黄帝内经》中说:"入房过度则伤肾",另一方面,体力劳动太过也会伤及肾气,故《黄帝内经》又说:"因而强力肾气乃伤"。临床上房事不节或劳累过度时,不但会引起血压突然升高,还可能引起中风、心绞痛、心肌梗死等严重的高血压并发症。任何事物都是一分为二的,过劳可致病,过逸也可致病,《黄帝内经》有"久卧伤气,久坐伤肉",人如果过于安逸,懒于活动,则可伤损人的气血。俗话说"心宽体胖",体胖则血脂升高,血压亦随之升高,临床常见一些长期从事脑力劳动的患者,缺乏体力及体育活动,其高血压的患病率就比一般人高。

魏菊萍(徒):如何理解禀赋不足、体质虚衰?

苏亚秦(师):高血压病的发生与先天禀赋和体质盛衰密切相关。"肾气"的强弱授之于父母,即现代医学中"遗传"的概念。"肾气"又分为阴阳两类,肾阴主濡养一身之阴血,肾阳主温煦一身之阳气。如果素体偏于肾阴不足,会致阴血虚衰的病证,或因阴阳失调,产生阴虚阳亢的病理变化,表现为心肾不交,肝阳上亢或肝风上扰等症。若素体偏于肾阳不足者,则会引起阳气不足的病证,阳虚阴盛,无以气化温煦导致阴寒湿停于体内,出现痰饮阻脉、水气凌心等证。

魏菊萍(徒):高血压的病机是什么?

苏亚秦(师):中医认为,主要是由于肝肾心脾的功能失调,这是病理基础,其中以肝肾二脏阴阳失调尤为多见。本病较为复杂,既有脏腑虚损、正气不足等"虚证"表现,又有肝阳、肝风、痰浊、痰火、血瘀等"实证"表现,所以本病为"本虚标实"的病证。高血压病的基本病理变化在于肝肾的"阴"偏虚,阴虚则阳亢,阳亢则火升,故表现为眩晕、头痛、心烦、手足发热、失眠、口干口苦、面赤舌红、舌脉怒张、脉弦紧等体征。如阳亢至极,化火生风甚发中风,若阴营继亏,无以滋养阳气,日久阳气亦虚,称"阴损及阳",高血压晚期临床表现为阴阳两虚的证型,就是这种病理变化的结果。中医认为人体的气机有4种基本运动形式,即"升、降、出、入",由下而上为升,由上而下为降,由内而外为出,由外而内为入,以此概括了人体所有的生命活动,其活动之过或不及,亦可成高血压病的病机之一。

三、高血压的中医药施治

艾颖娜(徒):请老师讲一下高血压,即中医眩晕病的治疗原则。

苏亚秦(师):眩晕的治疗原则主要是虚补实泻,调整阴阳。虚者以精气虚居多,精虚者填精生髓、滋补肾阴,气血虚者宜益气养血、调补脾肾。实证以痰火为常见,痰湿中阻者,宜燥湿祛痰,肝火偏盛者,则当清肝泻火,肝阳上亢、化火生风者,则宜清镇潜降。本病发生多以阴虚阳亢者居多,治疗当以清火滋阴潜阳。

魏菊萍(徒):请老师具体讲讲您治疗高血压的临床经验。

苏亚秦(师):尽管上述对高血压病的病因病机影响因素繁多，但我在数十年的临床经验摸索中，能确诊为高血压病型的不外以下3型：①收缩压及舒张压均高者；②仅收缩压高；③仅舒张压高。确诊高血压且无并发症者，均可以自拟"降压汤"为基础方进行加减治疗，该方由天麻、钩藤、葛根、地龙、杜仲、生石决明(先煎)、川芎等药味组成，功效平肝潜阳、活血通络。对于1级高血压患者，在改善生活方式的基础上服用该方可有效控制血压，2级及3级高血压患者一般需联用降压药。

魏菊萍(徒)：3种类型的高血压患者运用该方有何区别？

苏亚秦(师)：这个问题非常好，仅收缩压高者，基础方中可加清泻肝火之药品如龙胆草、黄连、栀子、秦皮、夏枯草、知母、寒水石等；仅舒张压高者，基础方中加重潜镇固涩之类如龙骨、煅牡蛎、紫石英、磁石、代赭石等药；若收缩压及舒张压均高者，在基础方中用药时两者兼顾之。

艾颖娜(徒)：我国高血压患者多有盐敏感型高容量的特点，需要酌加利水之品吗？

苏亚秦(师)：是的，利水祛湿之剂不可缺少，如防己、车前子等以减少血管的容积。另外夜寐安稳也有助于高血压的平稳控制，可视具体情况酌加镇静安神之品。若肝阳过亢者，可考虑加二花、连翘、蒲公英、板蓝根、绿豆、金钱草、半边莲等类平肝阳之品。在施治过程中，还可予降脂抗黏药物如决明子、姜黄、红曲、水蛭、三七、大黄等以降低血管内的阻力，以增加血流速度，保持降压药物的效果。

苏亚秦(师)：另外，我还要强调一下，我平常看病时非常注重看病人的舌脉，这对判断瘀血的轻重有很重要的临床意义。遵循平肝潜阳、活血通络的治疗原则，在用量上应根据病人的体质来决定，但我主张君药的用量要稍大一些，要不然药效不明显。

魏菊萍(徒)：谢谢老师，通过您的讲解，让我深刻地理解了高血压和心肝肾密切相关，把中医和现代医学结合起来，更理解到中医讲的气滞血瘀、肝阳上亢和现代医学所说的情志因素、血液黏稠度之间的关系,从脉象的弦、数、洪可以了解血管的紧张度和血管容积的压力,从舌脉可以判断病人瘀血的程度。在治疗上不仅要按照中医的辨证,更要结合病人的病情从降血脂、活血化瘀、通经络几个方面去分析。对单纯的收缩压高和舒张压高用药的考虑,或有并发症时用药都要灵活,要从病人的整体考虑,不能教条,用药的剂量因人而异,不能拘泥。

第四节　苏亚秦与张栩、艾颖娜师徒对话(心力衰竭)

一、中医对心力衰竭的认识

张栩(徒):请老师讲讲中医对心力衰竭是如何认识的?

苏亚秦(师):心力衰竭是临床常见危重疾病,是大多数心血管疾病的最终归宿,也是最主要的死亡原因。我国过去以风心病心衰为主,但近年来随着疾病谱的变化,冠心病、高血压已跃升为心衰基础病的前两位。如何预防和治疗心衰已成为我国心血管病领域的重要问题,近年来,随着中医药工作者的不懈努力,中医药治疗心力衰竭已取得了丰硕的成果。本病在中医古籍中无单列病名,其临床表现首见于宋代赵佶编纂的《圣济总录·心脏门》。本病在中医学主要归属于"心悸""怔忡""喘证""水肿""痰饮"等病证范畴,部分左心衰夜咳和咯血、右心衰瘀血性肝硬化和胸腹腔积液则当分属于中医学"咳嗽""血证""积聚""悬饮""支饮""鼓胀"等范畴。

张栩(徒):心力衰竭的实质是什么?

苏亚秦(师):心力衰竭就是心功能极度减弱,如不及时抢救就有生命危险。心肌因种种原因收缩无力,不能射出足够的血液到外周血管中去满足全身组织代谢的需要时,就会发生心力衰竭。引起心力衰竭的原因除了心脏本身的疾病如先天性心脏病、心肌炎、心肌病、心内膜炎及严重的心律失常以外,其他疾病如重度贫血、急性溶血、重症肺炎、脓毒血症、肾功能衰竭、大量静脉输液及外科手术并发症等,均可导致心力衰竭的发生及加重。

张栩(徒):心力衰竭的临床表现有哪些?

苏亚秦(师):心力衰竭分为右心衰、左心衰和全心衰。右心衰竭典型的临床表现是以体循环瘀血为主,出现消化道症状如腹胀、纳差、恶心、呕吐等,查体可见颈静脉怒张、肝颈静脉回流征阳性、肝大、全身浮肿等水钠潴留体征。左心衰竭以肺循环瘀血为主,可出现劳力性呼吸困难、端坐呼吸甚至急性肺水肿、咳嗽、咯粉红色泡沫痰、少尿及肾功能损害症状等,查体可见肺部湿啰音、心脏扩大、肺动脉瓣第二心音亢进及舒张期奔马律等。右心衰继发于左心衰而形成全心衰。心衰患者急性加重可见多汗、肢冷、面色㿠白,重症患者可见发绀、纳呆脘胀甚则呕吐、脉细如绝、肺部湿性啰音增加、肝脏进行性增大、肢体水肿,颈静脉怒张等表现。

张栩(徒):请问老师心力衰竭与心律失常有何关系?

苏亚秦(师):心力衰竭多由器质性心脏病所致,而某些心律失常亦可诱发心力衰竭。如快速室上性心律失常(心房纤颤、心房扑动、阵性室上速)使心室充盈减少和心排血量降低而导致心力衰竭。心动过缓、房室传导阻滞等亦因心排血量降低而致心力衰竭。心力衰竭本身可伴发各种类型的心律失常。

二、中医对心力衰竭病因病机的认识

张栩(徒):中医对心力衰竭的病因病机是如何认识的?

苏亚秦(师):心衰的病因多为复杂,可以外感六淫病邪或过度劳累而诱发;或先天缺陷,心气虚弱,心血瘀阻,心脉失养;或风湿热邪痹阻经络,病久及心,致使心血耗伤,宗气亏虚,心脉失运;或六淫病毒之邪直接侵袭心脏,引起血运失常;或经年久咳,肺肾气虚,影响血运,累及于心等。心衰的总病机是由于心脾肾阳气虚衰,不能运化水湿及鼓动营血,因而造成水湿内停,瘀血阻络,形成本虚标实的病理改变。水湿、瘀血为标,气虚为本,气、血、水三者相互影响,交互为病,形成了心衰互为因果的恶性病理循环。瘀从气虚来,水由阳虚生,血瘀气益虚,水泛阳更损,水得瘀愈聚,瘀得水而愈痼,水瘀交阻导致心衰的进一步发展。

三、心力衰竭的中医药施治

张栩(徒):请问老师,中医治疗心衰的原则是什么?

苏亚秦(师):要抓住温阳益气、行水活血的治疗原则。

张栩(徒):请问老师,您治疗心衰有何经验?

苏亚秦(师):我在多年的临床实践中,采用中医药如自创的温阳利水煎加减,治疗了许多心力衰竭的患者,改善了他们的生活质量,延长了他们的寿命,取得了较为满意的临床疗效。但随着现代医学的发展,如冠心病介入术的开展、先天性心脏病手术的改进、风湿性心脏瓣膜的置换及新型心律失常治疗药物的出现等,虽均使心力衰竭患者相对减少了,但中医学治疗心力衰竭的任务并未减少,反而增加了,因此我们要发挥中医药调理人体免疫力、增强抵抗力的优势,以补充现代医学的不足,同时也要吸收现代医学的长处。我经过长期的临床验证,在原有温阳利水煎的基础上,进一步自创出了益泵三方的新的治疗方法。

艾颖娜(徒):"益泵"顾名思义是否可理解为标本兼治使心功能获益从而改善心衰症状、改善预后?

苏亚秦(师):你的理解很正确,益泵三方是根据全心衰、右心衰、左心衰的不同病因病机特点及临床表现分而创制。

张栩(徒):益泵三方的组成、功效分别是什么?

苏亚秦(师):全益泵汤(全心衰)处方组成:制附片、葶苈子、北五加皮、防己、泽泻、车前子、丹参、川芎、桃仁、紫石英、茯神、柏子仁、党参、黄芪、白术;功效:温阳利水、活血安神。右益泵汤(右心衰)处方组成:制附片、肉桂、吴芋、防己、茯苓、车前子、川芎、红花、牛膝、柏子仁、朱砂、酸枣仁、黄芪、白术、甘草;功效:强心利水、益气通络。左益泵汤(左心衰)处方组成:制附片、北五加皮、干姜、防己、猪苓、泽泻、桃仁、三棱、元胡、紫石英、酸枣仁、茯神、党参、马齿苋、杏仁、百部;功效:扶阳活血、补虚清肺。

艾颖娜(徒):我理解这三方的区别主要在利水与活血的侧重不同。

苏亚秦(师):你的理解基本正确,心力衰竭病变其位在心,全心衰为大循环及小循环的功能均衰竭减退;右心力衰竭仅为大循环(体循环)功能衰减,表现以水肿为甚,治当以利水除湿为重点;左心力衰竭主要表现为肺循环功能障碍如胸闷气短、端坐呼吸等,其实质主要为肺部瘀血水肿致血氧交换困难,治则以活血化瘀为主。但必须认识到,心脏是一个整体,一旦一个部位功能障碍,虽然一时未能波及其他房室,但日久则必然累及全心脏,故在治疗及预防上均要考虑到这方面。另外,上述方剂剂量,以具体患者病情体质、施药季节、地域情况而定,不可拘泥。

张栩(徒):益泵三方应该如何加减呢?

苏亚秦(师):你的问题很好,落实到个体上务必要随证加减。若见阳虚明显、畏寒肢冷者,可酌加菟丝子、肉苁蓉、补骨脂、淫羊藿、仙茅温补肾阳之品;若见有阴虚表现者,则加麦冬、五味子、女贞子等。一旦心力衰竭,必然导致心率快速,在施方给药时多用减慢心率之品如:丹参、川连、柏子仁等。

张栩(徒):在心衰的中药治疗中,临床中还应注重哪些方面?

苏亚秦(师):心衰的中药治疗中,首先注重温阳药,同时注重益气药、温阳药、活血药、利水药、理气药、养心阴药、敛心气药的应用。益气药:心主血脉,气为血帅,气行则血行,宜重用益气药如红参、黄芪、太子参等。温阳药:心气虚,心阳衰微是心衰的主要病因病机,用温补肾阳,温通心阳的药,如制附片、北五加皮、补骨脂、淫羊藿、吴茱萸、干姜、福寿草等。活血药:心阳衰微导致血行不畅,血脉瘀阻,在治疗的整个过程中均应运用活血药,如丹参、桃仁、红花、五灵脂、赤芍、鸡血藤等。利水药:心阳虚久则可致肺、脾、肾皆虚,可见水湿运行不畅、气化不力,最终导致水液代谢失调出现水肿、咳喘等症状,利水药的应用对于消退水肿,改善症状至关重要,常用猪苓、云苓、泽泻、葶苈子、车前子、益母草、冬瓜皮、赤小豆等以健脾利湿、泻肺利水。理气药:心气虚者多有气滞血瘀、血脉瘀阻,宜应用理气药,且理气药有助于提高活血利水药的效果,常用川芎、木香、香附、郁金、枳壳等。

艾颖娜(徒):请问老师,急性心衰的抢救中如何发挥中医药的优势?

苏亚秦(师):临床救治病人,尤其是急危重症患者,一定不能拘泥于中医,急性心衰的救治需争分夺秒,西药救治精准速效当为首选,如果病情需要可择时配合中医药,如属饮凌心肺致暴喘不得卧的急性肺水肿患者可配合独参汤;饮邪暴盛所致重度浮肿者,急予真武汤加己椒苈黄丸加减,浓煎汁饮服;真心痛伴厥脱(低排或泵衰竭),可予参附龙牡汤、独参汤饮服,或参附注射液、参麦注射液静滴。

张栩(徒):心力衰竭患者的生活调摄应如何进行?

苏亚秦(师):心力衰竭患者病后多气血虚弱、体力不支,首先病人要有良好的心理状态、乐观的精神,要对疾病有一个正确认识,使病人生理、心理都处于接受治疗的最佳状态。其次要注意扶助正气,增强体质,提高抗病能力,可适当进行力所能及的体力活动或脑力活动,如散步、打太极拳等,但必须以不感到劳累为原则。

张栩(徒):平时可以吸氧吗?

苏亚秦(师):每日可低流量间断吸氧 1～2 次,每次 30min 左右,要注意吸氧装置的卫生清洁,避免交叉感染。

张栩(徒):饮食方面应当如何注意?

苏亚秦(师):建议少食多餐,不宜吃得过饱,饱食后胃肠道过度充盈,使横膈抬高,会增加心脏负担。吃易于消化的食物,心衰患者常伴有胃肠道瘀血,会影响食物消化吸收,开始进流食、半流食,症状缓解后改为软食,另外晚饭应早些吃,宜清淡,晚饭后不进或少进食品和水分。特别强调要限制钠盐,这是控制心力衰竭最为恰当的措施,为了减轻水肿,应限制食盐每日约3g以内为宜。适当限制蛋白质及热能的摄入,以免增加心脏负荷。保持大便通畅也很重要。

艾颖娜(徒):心衰的患者常应用利尿剂,利水渗湿类中药也会增加尿液排泄,临床常说"见尿补钾",心衰患者需要每天坚持补充钾盐、钙剂吗?

苏亚秦(师):对慢性心衰患者原则上利尿剂应长期最小剂量维持,电解质紊乱确实是长期应用利尿剂最容易出现的副作用,特别是高血钾或低血钾均可导致严重后果,利水渗湿类中药因为可以增加排尿所以也有可能导致电解质紊乱。但是规律用药基础上合理的饮食摄入可以减少甚至避免电解质紊乱的发生,至于何为合理,需要根据个人情况逐渐摸索,不仅是血钾、血钙,还要注意因为限盐有可能发生低钠血症,这类患者需要定期复查电解质,缺了需补,不缺不补,也要注意利尿剂应用导致尿酸升高、糖及胆固醇代谢紊乱的副作用。

张栩(徒):苏老师,通过您的讲授我体会到中医药治疗心衰旨在整体调节发挥优势,《神农本草经》中"凡欲治病,先察其源,候其病机"的论述,强调了辨病和辨证的重要性。心力衰竭是危重病证,将西医的病与中医的证相结合,运用病证结合的方法,明确西医疾病诊断,把握中医证候规律,有利于更准确地对病情做出判断,及时选择最为恰当的治疗措施。西医辨病能够明确心力衰竭的基本病因病理,把握疾病的变化规律,判断患者心脏功能状况和预后。中医辨证能够在辨病基础上从整体水平审视患者的全身机能状态,详查心脏病变与其他脏器的相互影响,治疗时强调直接针对病程中的证候表现,采用补偏救弊、扶正祛邪的多种措施,以恢复机体自身的正常生理功能,增强抗病御邪的能力,在提高生活质量、改善预后、减少心衰复发等方面具有优势和特色。

苏亚秦(师):必须明确把握病机是关键,心力衰竭的中医病机已达成共识,基本病机以气虚、阳虚为本,瘀血、水湿为标,治疗以益气温阳、活血利水为基本治法。心力衰竭是一种进展性病变,在发病初期,气虚血瘀是心衰的基本证候,而心阳虚是疾病发展的标志,多见于心衰中后期。在心衰的中后期,心阳方虚累及肾阳,致命门火衰,肾阳虚亏,气不化津,津失输布,则停而为水,因此水湿是最终的病理产物。因此,针对心衰发展的不同时期,应分期论治,主要证候有所侧重,辨证论治,详审证情,谨系病机,兼顾他证。近年来中医药对心力衰竭辨证认识和治疗策略也取得了很大进展,对心力衰竭的证候要素、证候类型及其演变规律有了较为系统和统一的认识。临床实践显示中医药治疗心力衰竭具有一定的疗效优势,日渐成为治疗心力衰竭的重要组成部分,发挥着其独特的作用。

第五节　苏亚秦与魏菊萍、艾颖娜师徒对话(心律失常)

一、中医对心律失常的认识

魏菊萍(徒):苏老师,请您谈谈对心律失常的认识?

苏亚秦(师):心律失常是指心脏激动的频率、节律、起源部位、传导速度与激动次序的异常。引起心律失常的病因有冠心病、心肌病、心肌炎和风心病等,此外,还包括自主神经功能失调、电解质紊乱、内分泌失调、麻醉、低温、药物及中枢神经疾病等。

艾颖娜（徒）：请问老师，心律失常是如何分类的？

苏亚秦（师）：按激动形成异常可分为窦性心律失常如窦性心动过缓、窦性心动过速、窦性停搏、窦性心律不齐，以及异位心律如房扑、房颤、逸搏等；按激动传导异常可分为生理性干扰及房室分离，病理性如房室传导阻滞、室内传导阻滞、房室间传导途径异常等；按心率快慢可分为快速性心律失常如心动过速、扑动、颤动，缓慢性心律失常如窦性心动过缓、窦房传导阻滞、房室传导阻滞、病态窦房结综合征等。

魏菊萍（徒）：请问老师，中医学对心律失常是如何认识的？

苏亚秦（师）：在中医学中虽无心律失常的病名，但本病主要归属于中医学"心悸""怔忡"等范畴，部分可归于"胸痹""喘证""眩晕""厥证"等范畴。《素问·三部九候论》中说："参伍不调者病"，最早记载了脉律不齐是疾病的表现。《素问·平人气象论》中说："脉绝不至曰死，乍疏乍数曰死。"最早认识到心悸时严重脉律失常与疾病预后的关系。汉代张仲景在《伤寒论》及《金匮要略》中以惊悸、心下悸、心动悸为病证名，认为其主要病因有惊扰、水饮、虚损及汗后受邪等，记载了心悸时表现的结、代、促脉及其区别，提出了基本治则及炙甘草汤等治疗心悸的常用方剂。

艾颖娜（徒）：那心悸有何临床表现？

苏亚秦（师）：心悸是指气血阴阳亏虚或痰饮瘀血阻滞，心失所养，心脉不畅，引起以心中急剧跳动，惊慌不安，不能自主为主要表现的一种病证。心悸发作时常伴有气短、胸闷，甚至眩晕、喘促、晕厥，脉象或数或迟或节律不齐。心悸可因惊恐、劳累而发，时作时止，不发时如常人，病情较轻者为惊悸；若终日悸动，稍劳尤甚，全身情况差，病情较重者为怔忡。惊悸日久不愈者亦可转为怔忡。

二、中医对心律失常病因病机的认识

魏菊萍（徒）：我们知道心律失常最常由器质性心脏病如风湿性

心脏病、冠状动脉硬化性心脏病、肺心病、先天性心脏病、心肌炎后遗症、甲状腺功能异常等引起。严重的电解质与酸碱平衡失调如严重的高钾血症、低血钙可使心肌的收缩力减弱,产生室内传导阻滞使心搏骤停,严重低血钾可致室颤。严重酸中毒可抑制心肌收缩力,对儿茶酚胺反应降低导致心搏骤停。某些药物如洋地黄、奎尼丁、锑剂、氯喹、羟萘苄芬宁、安眠药中毒等均可引起严重心律失常。甚至正常心脏由于疲劳、喝浓茶、冷饮、烟酒刺激及情绪激动等也可发生心律失常。那么中医学是如何解释心律失常的病因病机的?

苏亚秦(师):中医认为心律失常的发生多由于心、肾、脾阳气衰微阴寒内盛及痰阻、血瘀寒邪引起,临床常见的有气滞、血瘀、寒凝、痰阻及气阴两虚。临床表现不仅有胸闷、心悸、气短、疲乏等心气虚弱证候,常伴有面色㿠白、畏寒、眩晕昏厥、腰膝酸软等心肾阳虚之特点。心悸病位在心,但其发病和肺脾肝肾四脏功能失调相关。心悸的病因虽有上述,然病机不外乎气血阴阳亏虚,心失所养,或邪扰心神,心神不宁。病理变化主要有虚实两方面:虚者为气血阴阳亏损,使心失所养,以致心悸;实者多由痰火扰心,水饮上凌或心血瘀阻,气血运行不畅而引起。虚实之间可以相互夹杂或转化,实证日久,病邪伤正,可分别兼气血阴阳之亏损,而虚证也可因虚致实,兼见实证的表现。

魏菊萍(徒):心悸的诊断要点有哪些?

苏亚秦(师):心悸的诊断要点有以下3点:①自觉心中悸动不安,心搏异常,或快速或缓慢,或跳动过重,或忽跳忽止,呈阵发性或持续不解,神情紧张,心慌不安,不能自主,可见数、促、结、代、缓、沉、涩、迟等脉象。②常伴有胸闷不舒、易激动、心烦寐差、颤抖乏力、头晕等症,老年患者可伴有胸痛、喘促、汗出肢冷,或见晕厥;③发作常由情志刺激、惊恐、紧张、劳倦过度、饮酒饱食等因素而诱发。

魏菊萍(徒):老师,我还是不能明确鉴别心悸与怔忡。

苏亚秦(师):《证治汇补·惊悸怔忡》中说:"惊悸者,忽然若有所惊,惕惕然心中不宁,其动有时。惊悸发病,多与情绪有关,可由骤遇惊恐,忧思恼怒,悲哀过极或过度紧张而诱发,多为阵发性,病来虽速,病情较轻,实证居多,病势轻浅,可自行缓解,不发时如常人。怔忡者,心中惕惕然,动摇不静,其作也无时。怔忡多由久病体虚,心脏受损所致,无精神等因素亦可发生,常持续心悸,心中惕惕,不能自控,活动后加重,多属虚证,或虚中夹实,病来虽渐,病情较轻,不发时亦可兼见脏腑虚损症状。心悸日久不愈亦可形成怔忡。

魏菊萍(徒):请老师谈谈心悸的辨证要点是什么?

苏亚秦(师):心悸的辨证要点从以下几方面谈起:①心悸的病位在心,心的病变也可以导致其他脏腑功能失调,其他脏腑病变亦可影响及心。故临床上应分清心与其他脏腑的病变关系,有利于治疗的轻重缓急。②自觉症状:即患者有无心跳、心慌而不能自主的自觉症状。③区别心悸的性质是实证还是虚证,是阴虚还是阳虚,是血瘀还是痰阻。④辨明心悸怔忡:惊悸发病,常因惊而悸,以实证为多,但也有内虚的因素存在。怔忡则以虚证为多见,并无外因,时发心悸,胸闷不舒,甚则心痛时作。⑤要突出辨证论治的特点。

三、心律失常的中医药施治

魏菊萍(徒):请问老师,心律失常即中医心悸的治疗原则是什么?

苏亚秦(师):虚证以养血安神为主,实证以活血化瘀、清热化痰为主。更要遵循青少年多毒瘀,中壮年多气瘀,老年多痰瘀的治疗法则。心悸的治疗应分虚实,虚证分别应以补气、养血、滋阴、温阳,实证则应祛痰化饮、活血化瘀。但本病以虚实错杂为多见,且虚实的主次,缓急之不同,故治疗时应当兼顾。同时,由于心悸以心神不宁为其病理特点,故应配入镇静安神之药。

艾颖娜(徒):请老师具体讲讲您的用药经验。

苏亚秦(师):好的,这里讲一下我的自拟方"复律汤",由鹿寿草、鹿角胶、甘松、黄连、苦参、三七粉、丹参、麦冬、山楂、羌活、元胡、柏子仁、炙甘草等药组成,功效益气活血、滋阴调律。这个方子快慢虚实兼顾,当然具体运用中要因人、因时、因地而异,不可拘泥。

艾颖娜(徒):老师您能举例讲一下如何加减运用吗?

苏亚秦(师):比如青少年多毒瘀,故在应用时多加清热解毒之药,如大青叶、板蓝根、连翘、紫花地丁、蒲公英、鱼腥草等药;中壮年多气瘀,故多用疏肝解郁理气之类,如柴胡、郁金、香附、菖蒲、远志、青皮、木香、乌药、薤白等药;老年人多痰瘀,故多加用祛湿化痰药,如热痰较重时可用川贝母、浙贝母、竹沥、瓜蒌、天竺黄等清热化痰药,寒痰较重时可用半夏、南星、白芥子、桔梗等温肺化痰药。

魏菊萍(徒):老师您能谈谈心悸的转归和预后如何?

苏亚秦(师):首先要考虑每个人的原发病变以及个人体质、生活条件、文化程度,其转归各不相同;其次,心悸仅为偶发、短暂、阵发者一般易治,反复发作或长时间持续发作者较难治;此外,气血阴阳虚损较轻,未见瘀血、痰饮之标证,病损脏腑单一,治疗及时得当,脉象变化不显著者,病证多能痊愈,其中以青少年居多。若脉象过数、过迟、频繁结代或乍疏乍数者,治疗棘手,或因失治、误治,预后较差,甚至原发病程度较重而并发症多者,如喘息、胸痹心痛、厥证、脱证等,如预后差,甚至可发生猝死,此类型以老年患者居多。

魏菊萍(徒):日常生活中心悸如何预防?

苏亚秦(师):预防自调切记2点:①保持乐观情绪,避免惊恐刺激及忧思恼怒,病情轻者可从事力所能及的体力或脑力活动,以增强自身抵抗力及免疫力,病情较重者应多卧床休息,安心静养。②忌过饥、过饱,烟酒及刺激性食物,避免过劳及外感,以少量多餐为宜,清淡饮食,病久体弱者可每日间断低流量吸氧,以助心肺供氧充足为佳。